Günter Rademacher
Kälberkrankheiten

Günter Rademacher

Kälberkrankheiten

Ursachen und Früherkennung
Neue Wege für Vorbeugung und Behandlung

3., korrigierte Auflage

116 Farbfotos
 9 Tabellen

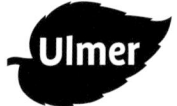

Dr. Günter Rademacher ist Facharzt an der Medizinischen Tierklinik der Universität München. Er kennt die Probleme der Landwirte und Tierärzte aus über 20 Jahren Berufspraxis. Allein in der EU-weit führenden Klinik für Kälberkrankheiten betreut er jährlich über 1000 Kälber als Patienten.

Bildnachweis
Großes Umschlagfoto: Reinhard-Tierfoto, Heiligkreuzsteinach. Alle anderen Fotos stammen vom Autor/Klinik für Wiederkäuer der LMU München (Lehrstuhl für Innere Medizin und Chirurgie der Wiederkäuer)

Bibliografische Information der Deutschen Nationalbibliothek
Die Deutsche Bibliothek verzeichnet diese Publikation in der Deutschen Nationalbibliografie; detaillierte bibliografische Daten sind im Internet über http://dnb.ddb.de abrufbar.

Das Werk einschließlich aller seiner Teile ist urheberrechtlich geschützt. Jede Verwertung außerhalb der engen Grenzen des Urheberrechtsgesetzes ist ohne Zustimmung des Verlages unzulässig und strafbar. Das gilt insbesondere für Vervielfältigungen, Übersetzungen, Mikroverfilmungen und die Einspeicherung und Verarbeitung in elektronischen Systemen.

© 2003, 2007 Eugen Ulmer KG
Wollgrasweg 41, 70599 Stuttgart (Hohenheim)
email: info@ulmer.de
Internet: www.ulmer.de
Lektorat: Werner Baumeister
Herstellung: Hermann Maxant
Einbandentwurf: Atelier Reichert, Stuttgart
Satz: Satz+Layout Peter Fruth GmbH, München
Druck und Bindung: Freiburger Graphische Betriebe, Freiburg
Printed in Germany

ISBN 978-3-8001-5565-1

Inhaltsverzeichnis

Vorwort _____ 7

1 Merkmale gesunder und kranker Kälber _____ 9

Regelmäßige Gesundheitskontrolle – Einschätzung von Krankheitssymptomen _____ 9

Körpertemperatur 10
Körperverfassung
  (Konstitution) 10
Körperhaltung 12
Verhalten 13
Tränke- und Futteraufnahme 13
Ohren, Augen, Nase 14
Haarkleid, Haut, Unterhaut ... 15
Sichtbare Schleimhäute 15
Gelenke 15
Nabel 15
Atmung 16
Bauch 16
Kotabsatz 16
Harnabsatz 17

2 Allgemeine Vorbeugemaßnahmen _____ 19

1 Eigene Nachzucht 19
1.1 Zeitraum um die Geburt _____ 19
Allgemeines 19
Muttertierimpfung 19
Abkalbung 20
Geburtshilfe 20
Versorgung des neugeborenen Kalbes 21
Biestmilchversorgung 21
Eingefrorenes Erstkolostrum . 22
Schutztränkung 22
Qualität des Kolostrums 22
Kolostrum-Ersatzpräparate ... 22
1.2 Aufstallung des Kalbes _____ 23
Einzelhaltung von Kälbern 23
Gruppenhaltung von Kälbern . 26
1.3 Tränkung und Fütterung in den ersten Lebenswochen _____ 26
Verabreichen von Milch 26
Anbieten von Wasser, Heu und Kraftfutter 27
Salzlecksteine 29

2 Zukaufkälber _____ 29
2.1 Allgemeines _____ 29
2.2 Grundsätze beim Zukauf _____ 29
2.3 Einstellungsuntersuchung und Gesundheitskontrolle in den ersten 2 bis 4 Wochen nach Zukauf _____ 30

Tierärztliche Einstellungsuntersuchung 30
Temperaturkontrolle 31

3 Impfungen _____ 31

3 Häufig begangene Fehler in der Kälberhaltung _____ 33

1 Einsatz so genannter »Diät- oder Ersatztränken« _____ 33

2 Zwangstränkung 38

4 Kälberkrankheiten _____ 39

1 Infektionskrankheiten _____ 39
1.1 Neugeborenen-Durchfall _____ 39
1.2 Durchfall älterer Kälber _____ 49
Kokzidiose 49
Salmonellose (Kälbertyphus) . 51
BVD-MD 52
Magen-Darm-Wurmkrankheit 60
1.3 Rindergrippe (Enzootische Bronchopneumonie; Lungenentzündung) _____ 62
1.4 BRSV-Infektion _____ 69

Inhaltsverzeichnis

- 1.5 IBR ___ 72
- 1.6 Ohrentzündung ___ 74
- 1.7 Nabelentzündung ___ 75
- 1.8 Vielörtliche Gelenksentzündung (Polyarthritis) ___ 78
- 1.9 Bakterielle Allgemeininfektion (Septikämie) und Gehirn-Hirnhaut-Entzündung ___ 79
- 1.10 ISTMEM (Schlafkrankheit) ___ 81
- 1.11 Kälberdiphtheroid (Nekrobazillose) ___ 81
- 1.12 Stomatitis papulosa (Ansteckende knötchenförmige Maulschleimhaut-Entzündung) ___ 82

2 Organkrankheiten ___ 83

- 2.1 Pansentrinken ___ 83
- 2.2 Pansenblähung und Wiederkehrendes Aufblähen (Rezidivierende Tympanie) ___ 88
  - Pansenblähung mit Vergrößerung der Gasblase; Wiederkehrendes Aufblähen (Rezidivierende Tympanie) ___ 88
  - Pansenblähung mit schaumiger Durchmischung des Panseninhaltes ___ 91
- 2.3 Erkrankungen des Labmagens ___ 93
  - Einfache Labmagenüberdehnung (-erweiterung) ___ 94
  - Labmagenverlagerung nach links ___ 95
  - Labmagenverlagerung nach rechts (mit oder ohne Drehung) ___ 96
  - Labmagengeschwüre ___ 96
  - Labmagenanschoppung ___ 98
- 2.4 Darmverschluss ___ 99
  - Darmverkrampfung oder Darmaufgasung ___ 100
  - Darmdrehung (Darmscheibendrehung, Darmverschlingung, Blinddarmdrehung) ___ 100
  - Darmeinschiebung oder Darmanschoppung (Darmverstopfung) ___ 100
  - Verklebung oder Verwachsung von Eingeweideteilen ___ 101
- 2.5 Harnröhrenverschluss ___ 101
- 2.6 Mögliche Komplikationen des Harnröhrenverschlusses ___ 103
  - Ansammlung von Harn im Unterhautgewebe (Harnödem) ___ 103
  - Ansammlung von Harn in der Bauchhöhle (Uroperitoneum) ___ 105
- 2.7 Bauchfellentzündung (Peritonitis) ___ 107
- 2.8 Erkrankungen von Haarkleid, Haut und Unterhaut ___ 109
  - Haarausfall ___ 109
  - Läuse- und Haarlingsbefall ___ 110
  - Kälber- oder Glatzflechte (Trichophytie) ___ 112
  - Umfangsvermehrungen im Bereich der Unterhaut ___ 114
- 2.9 Jungtierleukose ___ 117
- 2.10 Spastische Parese ___ 118

3 Mangelkrankheiten und Vergiftungen ___ 120

- 3.1 Blutarmut (Anämie) ___ 120
- 3.2 Weißmuskelkrankheit (Muskeldystrophie; Vitamin-E-/Selen-Mangel) ___ 122
- 3.3 Hirnrindennekrose (Sternguckerkrankheit; Vitamin-B_1-Mangel) ___ 124
- 3.4 Tetanie der Milchkälber (Magnesium-Mangel) ___ 125
- 3.5 Kochsalzvergiftung (Hypernatriämie, Wasser-Mangel) ___ 125
- 3.6 Bleivergiftung ___ 127
- 3.7 Kupfervergiftung ___ 128

4 Angeborene Erkrankungen ___ 129

- 4.1 Nabelbruch ___ 130
- 4.2 Angeborene Gliedmaßenverkrümmung ___ 132
- 4.3 Angeborene Herzfehler ___ 134
- 4.4 Missbildungen im Bereich der Darmanlage ___ 135
  - Verschluss des Enddarmes ___ 135
  - Unvollständige Darmanlage ___ 135
- 4.5 Erbkrankheiten bei Braunvieh-Kälbern ___ 136

5 Sonstige Kälberkrankheiten ___ 137

- 5.1 Trinkschwäche ___ 137
- 5.2 Auffällige Atmung unmittelbar nach der Geburt ___ 141
- 5.3 Wundstarrkrampf (Tetanus) ___ 141
- 5.4 Kolik ___ 143

5 Tierschutz-Nutztierhaltungsverordnung ___ 147

6 Anhang ___ 151

Glossar ___ 151

Stichwortverzeichnis ___ 156

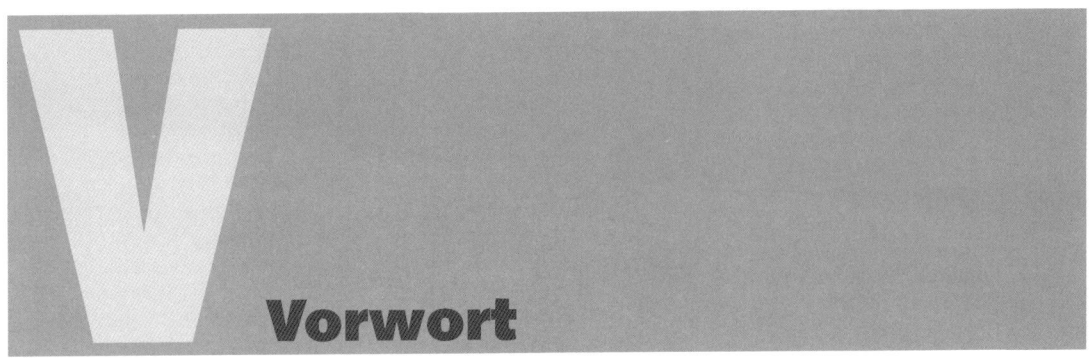

Vorwort

Im Rahmen von Vortragsveranstaltungen zum Thema Kälberkrankheiten beklagten in der Vergangenheit Landwirte und Tierärzte häufig den Mangel, dass die Mehrzahl der vielen neuen Erkenntnisse in diesem wichtigen Bereich in der Praxis nicht, beziehungsweise viel zu wenig bekannt seien. Es wurde oft angeregt, die aktuellen Erkenntnisse in einem Buch über Kälberkrankheiten zusammenzustellen.

Dieses sowie die Tatsache, dass die Verluste im Bereich der Kälberhaltung trotz aller Fortschritte in der Landwirtschaft und der Tiermedizin im Verlauf der letzten Jahrzehnte eher zunahmen sowie die unbestrittene Erkenntnis, dass über 80 % dieser Verluste aus betriebsspezifischen Managementproblemen resultieren, waren Anlass, ein entsprechendes Buch zu schreiben.

Das vorliegende Buch wurde primär für Bäuerinnen und Landwirte sowie für in der landwirtschaftlichen Ausbildung und Beratung tätige Personen und nicht zuletzt für Auszubildende geschrieben. Nach eigener Überzeugung ist es sicherlich auch gut geeignet, Tierärzten und Studierenden der Veterinärmedizin wertvolle Informationen zu liefern.

In allen Abschnitten des Buches werden primär solche Erkenntnisse und Erfahrungen dargestellt, die sich in über eineinhalb Jahrzehnten intensiver praktischer und wissenschaftlicher tierärztlicher Arbeit ergaben und bewährten. Neue Empfehlungen werden nur unter der Voraussetzung gegeben, dass sie sich in unserer Klinik bewährten, sich soweit wie möglich wissenschaftlich begründen und bei korrekter Durchführung sich insbesondere auch unter den Bedingungen der Praxis realisieren lassen. In diesem Zusammenhang sei angemerkt, dass an unserer Klinik gegenwärtig jährlich ca. 2000 Rinder stationär behandelt werden. Über zwei Drittel davon sind Kälber. Des Weiteren wurde Wert darauf gelegt, Erfahrungen aus dem alltäglichen Kontakt zur landwirtschaftlichen und tierärztlichen Praxis in der erforderlichen Weise zu berücksichtigen.

Im allgemeinen Teil des Buches werden dem Leser zunächst Informationen vermittelt, die ihm das Erkennen von Krankheitserscheinungen erleichtern sowie die grobe Einschätzung solcher Krankheitssymptome ermöglichen. Die Bedeutung der Früherkennung von Krankheiten durch regelmäßige Gesundheitskontrolle wird herausgestellt. Dies alles ist nach eigener Ansicht dringend erforderlich, da vielfach gerade bei den Kälbern der Behandlungsaufwand und insbesondere der Behandlungserfolg durch zu spätes Erkennen der Krankheiten und infolgedessen zu spätes Zuziehen eines Tierarztes sehr ungünstig beeinflusst werden. Durch die Beschreibung zahlreicher »allgemeiner Vorbeugemaßnahmen« bei Aufzucht- und Zukaufkälbern wird die Bedeutung dieses fast ausschließlich in den Zuständigkeitsbereich des Landwirtes gehörenden Komplexes herausgestellt. Dies soll dem Leser die Einsicht vermitteln, dass die meisten Kälberkrankheiten nicht als »unabwendbare Schicksalsschläge« auftreten, sondern vielmehr als Folge ungünstiger betriebsinterner Faktorenkonstellationen.

Im speziellen Teil werden die gegenwärtig bei uns bedeutendsten Kälberkrankheiten abgehandelt, einige davon erscheinen erstmals ausführlich im Rahmen eines Buches. Derzeit wichtige Infektionskrankheiten wie BVD/MD und IBR werden über die Bedeutung beim Kalb hinaus umfassend dargestellt. Einleitend stehen jeweils einige Hinweise zur Bedeutung, dem Vorkommen und dem Wesen der jeweiligen Erkrankung. Anschließend werden die Ursachen, gegebenenfalls krankheitsfördernde Faktoren

Vorwort

sowie die Krankheitsentwicklung dargestellt. Bei der Beschreibung der Krankheitssymptome wird soweit wie möglich die Krankheitsdauer berücksichtigt und zwischen Früh- und Spätsymptomen unterschieden.

Bezüglich der Behandlung werden jeweils die wesentlichen und erforderlichen Behandlungsmaßnahmen genannt, wobei versucht wird, die Prinzipien und Voraussetzungen für eine erfolgreiche Behandlung herauszustellen. Auf (häufig) begangene Behandlungsfehler wird zum Teil ausführlich eingegangen. Da das Buch nicht als Anleitung für Laienbehandlung gedacht ist, werden größtenteils keine Medikamentennamen und keine Dosierungen angegeben. Abschließend werden für jede Krankheit mögliche Vorbeugemaßnahmen aufgeführt.

Bleibt an dieser Stelle der Wunsch, dass es gelungen ist, dieses Buch in einer verständlichen Art und Weise zu schreiben. Der Autor ist davon überzeugt, dass der Inhalt des Buches dazu beitragen kann, die gegenwärtig viel zu hohen Verluste in der Kälberhaltung zu verringern, sowie das Wohlbefinden der mit der Betreuung der Kälber befassten Personen und nicht zuletzt das der Kälber zu verbessern.

Abschließend möchte ich mich bei den Personen bedanken, die in unterschiedlichster Art und Weise (Übernahme von Schreibarbeiten, Lesen von Korrekturen, Anfertigung von Bildern, Entlastung bei der täglichen Arbeit in der Klinik, fachliche Anregungen sowie gelegentlich erforderliche Motivation) am Gelingen des Buches beteiligt waren. In diesem Sinne seien Dr. Annette Friedrich, Dr. Tanja Grude, Professor Dr. Wolfgang Klee, Hannelore Köhler, Dr. Moritz Metzner, Gertraud Rademacher, Helga Teichert, Dr. Heike Wendel und insbesondere Dr. Annette Lorch und Dr. Ingrid Lorenz genannt. Mein besonderer Dank gilt darüber hinaus der Letztgenannten für ihre langjährige, stets loyale und motivierende Zusammenarbeit.

Dr. Günter Rademacher

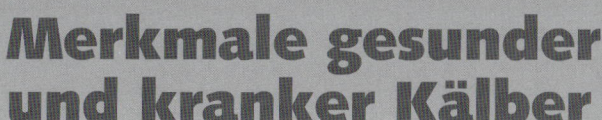

1 Merkmale gesunder und kranker Kälber

Regelmäßige Gesundheitskontrolle – Einschätzen von Krankheitssymptomen

Selbst unter optimalen Haltungs- und Fütterungsbedingungen und trotz aller Vorsichtsmaßnahmen sind Krankheitsfälle im Rinderstall nicht immer zu vermeiden. Dies liegt unter anderem daran, dass beim Ausbruch einer Erkrankung oft sehr unterschiedliche – teils vom Erkrankten, teils vom Umfeld ausgehende – Faktoren eine Rolle spielen.

In besonderer Weise kommt dies bei den beiden bedeutendsten Kälberkrankheiten – Durchfall neugeborener Kälber und Rindergrippe – zur Geltung, weil es sich in beiden Fällen um klassische Faktorenkrankheiten handelt. Bei beiden Krankheiten spielen bestimmte Erreger (infektiöse Faktoren) eine Rolle, die jedoch auch in vielen Betrieben vorkommen, in denen keine Krankheitsprobleme zu beklagen sind. Nur wenn andere (nichtinfektiöse) Faktoren hinzukommen, kann es zu unterschiedlich schweren Erkrankungen kommen.

Gerade bei den beiden genannten Faktorenkrankheiten wird es auch in Zukunft trotz aller Bemühungen nur bei günstiger Faktorenkombination gelingen, Krankheitsfälle auf ein Minimum zu reduzieren. Es ist jedoch möglich, durch **gezielte Vorbeugemaßnahmen** die Krankheitshäufigkeit zu senken und die Schwere der Erkrankungen zu mildern.

Zielsetzungen bei Kälberkrankheiten:
1. Durch **Vorbeuge (Prophylaxe)**
   – Krankheit verhindern,
   – Krankheitshäufigkeit senken,
   – Schwere der Erkrankung mildern.
2. Durch **Früherkennung**
   – Schäden am Tier verringern,
   – Behandlungsmöglichkeiten verbessern.

Bei genauem Studium dieses Buches wird dem Leser immer wieder auffallen, dass bei den meisten Krankheiten der frühzeitige Behandlungsbeginn von entscheidender Bedeutung für den Behandlungserfolg ist. Für die **Früherkennung** von Krankheiten ist eine regelmäßige, gründliche Gesundheitskontrolle der beste Garant. Nach der Tierschutz-Nutztierhaltungsverordnung ist das Befinden der Kälber bei Stallhaltung mindestens zwei Mal, bei Weidehaltung mindestens einmal täglich zu überprüfen.

Werden Kälberkrankheiten rasch erkannt, so lassen sich Schäden am Tier verringern und die Behandlungsmöglichkeiten sind wesentlich besser als es bei späterem Behandlungsbeginn der Fall wäre. Zudem ist der Behandlungsaufwand häufig wesentlich geringer, was nicht zuletzt wirtschaftliche Schäden reduziert.

Um eine effektive Gesundheitskontrolle betreiben zu können, müssen auch dem Landwirt die wesentlichen **Merkmale gesunder und kranker Kälber** bekannt sein.

Bei der Beurteilung der Tiergesundheit ist auf Folgendes zu achten:
▶ Höhe der Körpertemperatur,
▶ Körperverfassung, Körperhaltung und Verhalten,
▶ Tränke- und Futteraufnahme,
▶ Ohren- und Augenspiel,
▶ Haarkleid, Haut und Schleimhäute,
▶ Gelenke und Nabel,
▶ Atmung (Beschleunigung, Intensität, Husten, Stöhnen, Augen- und Nasenausfluss),
▶ Bauch (Abweichungen von der normalen Bauchform),
▶ Kot- und Harnabsatz.

Merkmale gesunder und kranker Kälber

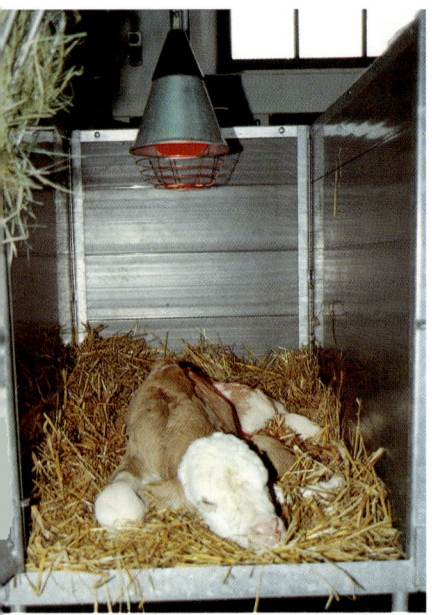

Abb. 1: An Neugeborenen-Durchfall erkranktes Kalb unter der Wärmelampe.
Kälber mit Untertemperatur sollten vorübergehend unter eine Wärmelampe gelegt werden. Für gesunde Kälber ist dies nicht erforderlich – ihnen kann es eher schaden.

Körpertemperatur

Die Körpertemperatur kann beim Rind mit einem üblichen Fieberthermometer oder einem elektronischen Digitalthermometer gemessen werden. Wichtig ist, dass das Thermometer hierzu weit genug in den Mastdarm eingeführt wird. Gegenwärtig laufen Untersuchungen, die Körpertemperatur von in Gruppen gehaltenen Kälbern in Verbindung mit der Tränkeaufnahme am Tränkeautomaten regelmäßig zu erfassen und automatisch aufzuzeichnen. Dies wäre besonders in größeren Betrieben eine erhebliche Erleichterung.

Die **normale Körpertemperatur von Kälbern** liegt zwischen **38,5 und 39,5 °C**. Sie unterliegt dabei gewissen Schwankungen, beeinflusst von Rasse, Tageszeit, Umgebungstemperatur und körperlicher Anstrengung.

Mögliche Gründe für Fieber beim Kalb:
- ▶ Infektionen und Entzündungen:
  – BRSV-Infektion,
  – IBR,
  – ISTMEM,
  – BVD-MD (nicht regelmäßig),
  – Lungen- und/oder Brustfellentzündung,
  – Nabelentzündung,
  – Ohrentzündung,
  – Gelenksentzündung,
  – Durchfall (selten!, am ehesten bei Salmonellose),
  – Blutvergiftung unterschiedlicher Ursache,
  – Gehirn-Hirnhaut-Entzündung,
  – Herzklappen- und Herzbeutelentzündung,
  – Nierenentzündung,
  – Blasenentzündung,
  – Bauchfellentzündung,
  – Entzündung der Pansenschleimhaut,
  – Kälberdiphtheroid,
  – Phlegmone,
  – Abszess.
- ▶ Folgen von Behandlungsmaßnahmen:
  – Venenentzündung,
  – Entzündungen im Bereich von Injektionsstellen.
- ▶ Sonstige Gründe:
  – Kochsalzvergiftung,
  – Überhitzung (Transport, Sonneneinstrahlung),
  – Reaktion auf bestimmte körperfremde Stoffe.

Von **Fieber** spricht man bei einer Erhöhung der Körpertemperatur über 39,5 °C. Als Ursache hierfür kommen alle möglichen Infektionen durch Viren und Bakterien sowie verschiedene nichtinfektiöse Gründe in Frage.

Untertemperatur tritt unter anderem bei Schockzuständen (z. B. Flüssigkeitsverlust bei Durchfall) auf. Sinkt die Körpertemperatur auf Werte von unter 37 °C, so ist dies bezüglich der Heilungsaussichten ein schlechtes Zeichen. Die Körperoberfläche fühlt sich dann auffallend kühl an. Kälber mit Untertemperatur sollten bis zur Normalisierung der Körpertemperatur unter einen Wärmestrahler gelegt werden **(Abb. 1)**.

Körperverfassung (Konstitution)

Gesunde Kälber sollten eine dem Alter entsprechende Größe und Entwicklung zeigen. Dabei wird insbesondere beurteilt, ob die Rippen, die Rückenlinie und verschiedene vorstehende Knochenpunkte (Schulterblatt, Hüftknochen) der Rasse entsprechend von Muskulatur bedeckt sind. Soweit die Möglichkeit besteht, sollte man mehrere Kälber gleicher Altersgruppe miteinander vergleichen.

Ungünstig zu beurteilen sind sehr mastige Kälber, genauso wie abgemagerte. Was den schlechten Ernährungszustand betrifft, ist abzuklären, ob die Kälber an Unterernährung leiden (qualitativ oder quantitativ unzulängliche Fütterung, siehe hierzu auch Seite 26 »Milchmenge«), oder ob sie infolge irgendwelcher Krankheiten in den Zustand der Auszehrung (Kachexie) geraten sind **(Abb. 2 und 3)**.

Letzteres ist ein häufig zu beklagender Zustand bei Kälbern, die während des Durchfalls nach **unzeitgemäßen Diätvorstellungen** getränkt werden (siehe auch Seite 33 ff. »Diät«).

Einschätzen von Krankheitssymptomen

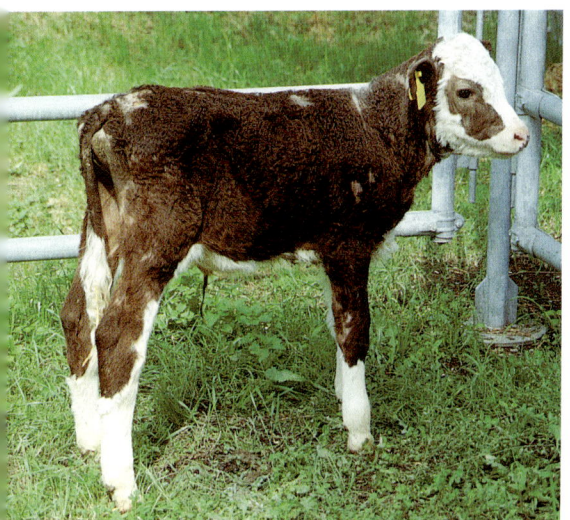 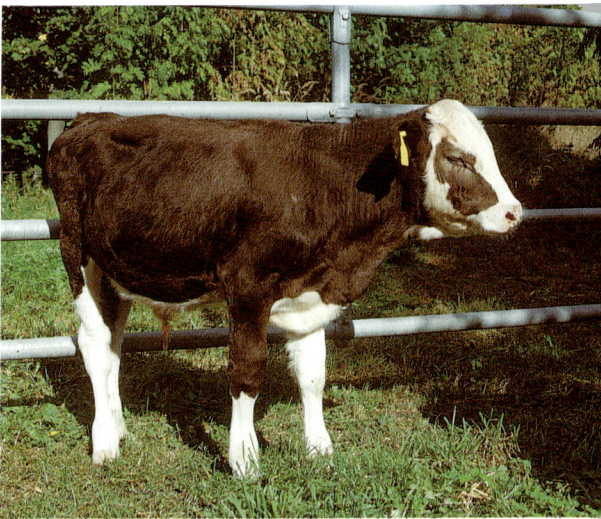

Abb. 2: Kümmerndes Kalb.
Dieses 4 Monate alte Kalb war in den ersten Lebenswochen an Durchfall und anschließend an einer schweren Lungenentzündung erkrankt. Teile der Lunge blieben dauerhaft geschädigt. Der Haarausfall war vor allem die Folge von Läusebefall. Das Körpergewicht des Kalbes betrug zum Zeitpunkt der Einlieferung in die Klinik nur 47 kg.

Abb. 3: Das Kalb aus Abb. 2 nach 3 Monaten.
In dieser Zeit hatte das Kalb bereits über 70 kg (!) zugenommen. Außer dem mittlerweile guten Ernährungszustand fällt insbesondere das glatte Haarkleid auf. Neben einer sachgemäßen Behandlung der Lungenentzündung und des Läusebefalls war die Aufstallung im Freien Hauptgrund für die erfreulich gute Entwicklung.

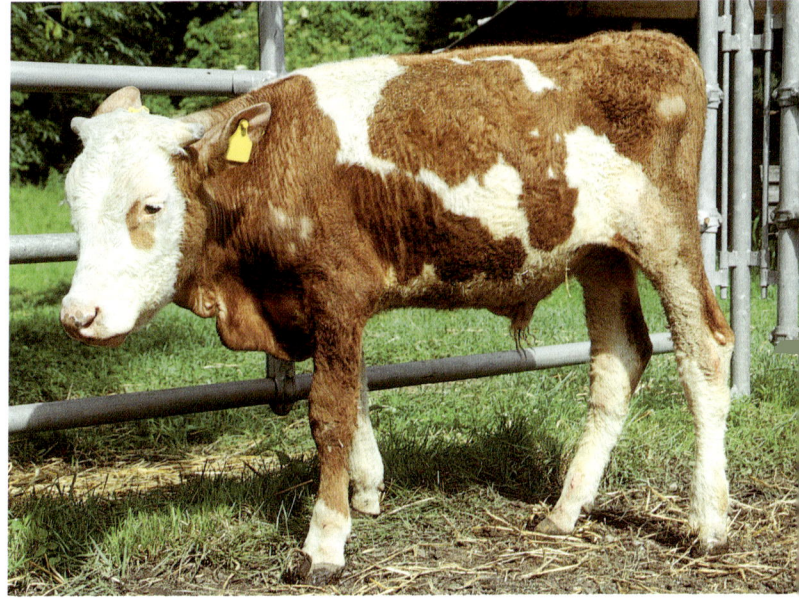

Abb. 4: Kümmernder Mastbulle.
Chronisch kranke Rinder fallen vielfach schon durch ihren unproportional großen Kopf auf. Es gibt viele Gründe, weswegen Kälber und Jungrinder kümmern können (vergleiche Abb. 5).

Merkmale gesunder und kranker Kälber

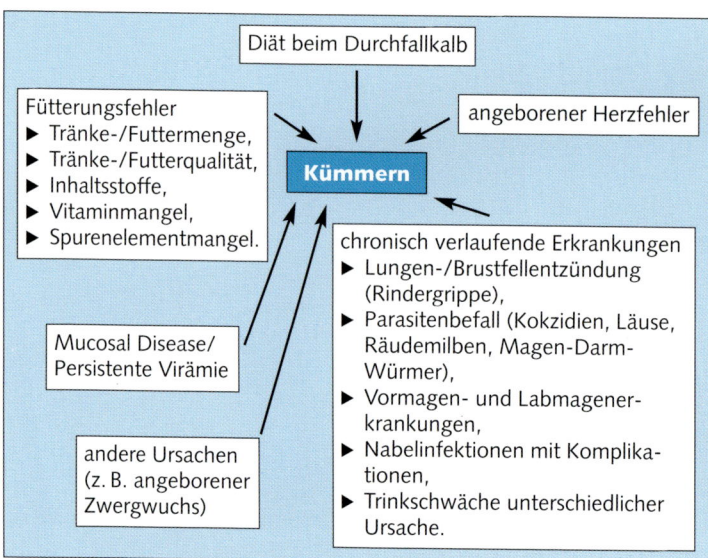

Abb. 5: Mögliche Ursachen für Kümmern beim Kalb.

Chronisch *kranke Kälber* und Jungrinder fallen außer durch den schlechten Ernährungszustand oft durch ihren unproportional großen Kopf auf **(Abb. 4)**. Eine Auswahl möglicher Ursachen für Kümmern beim Kalb ist der **Abb. 5** zu entnehmen. Zu erheblichen Leistungseinbußen kommt es in vielen Fällen durch Parasitenbefall, der ohne Krankheitserscheinungen verläuft. Dies gilt besonders für den Befall mit Kokzidien, Magen- Darm-Würmern und Räudemilben. Die dadurch eintretenden wirtschaftlichen Ausfälle übersteigen die durch Krankheit oder Totalverluste entstehenden um ein Mehrfaches.

Körperhaltung

Unter dem Begriff der Körperhaltung versteht man den anatomischen Gesamteindruck des Tieres. Dabei wird die Haltung von Ohren, Kopf, Hals, Schwanz und Gliedmaßen in Relation zum Rumpf sowie der Verlauf der Rückenlinie beurteilt.

Gesunde Kälber zeigen eine straffe, aufrechte Körperhaltung. Die Rückenlinie verläuft gerade, und alle Gliedmaßen werden gleichmäßig belastet. Liegende Kälber stehen üblicherweise bei Annäherung des Menschen auf oder lassen sich ohne große Mühe auftreiben.

Kranke Kälber zeigen häufig mehr oder weniger deutliche Abweichungen von der normalen Körperhaltung, die mitunter so »typisch« sind, dass sie dem gründlichen Beobachter wertvolle Hinweise zu Art und Schwere der Erkrankung liefern.

Von der Norm abweichende Körperhaltungen sind unter anderem:
▶ Aufgekrümmter Rücken/ aufgezogener Bauch,
▶ nach vorne gestreckter oder hängender Kopf,
▶ breitbeiniges Stehen und Gehen (sägebockartig! **[Abb. 6]**),

Abb. 6: Kalb mit sägebockartiger Körperhaltung.
Diese sehr auffällige Körperhaltung wird von Kälbern bei ganz unterschiedlichen Krankheitsproblemen eingenommen (u.a. Wundstarrkrampf, verschiedene Darmverschlusszustände, Harnröhrenverschluss, eingeklemmter Nabelbruch).

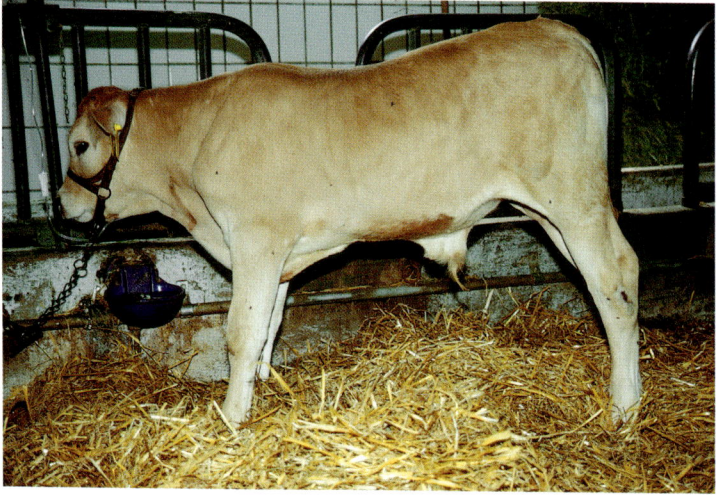

Einschätzen von Krankheitssymptomen

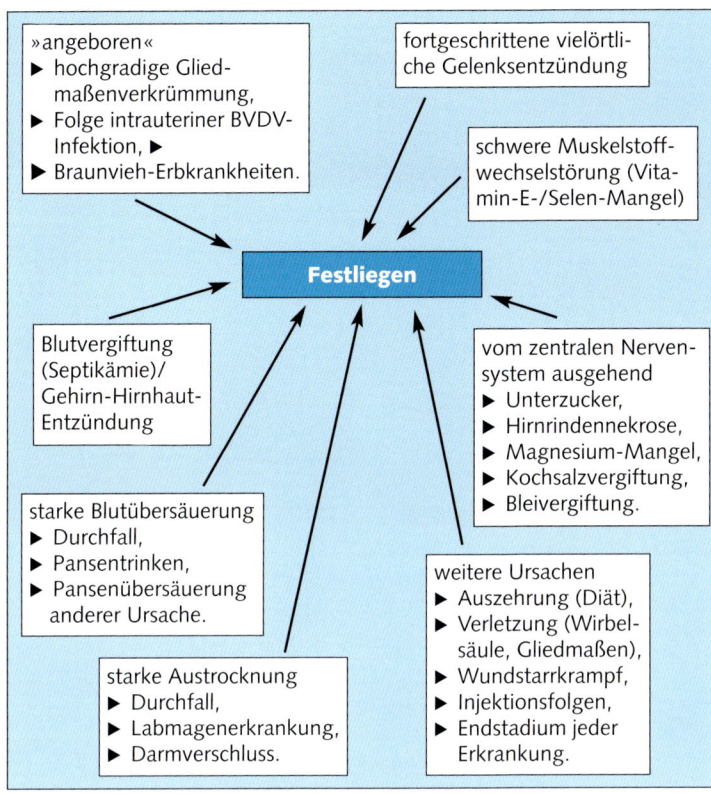

Abb. 7: Mögliche Ursachen für Festliegen beim Kalb.

Krankheiten, in deren Verlauf das Symptom »Überstrecken von Kopf und Hals« beobachtet werden kann:
Hirnrindennekrose (Sternguckerkrankheit)
Gehirn-Hirnhaut-Entzündung
Kochsalzvergiftung
Tetanie der Milchkälber
Bleivergiftung
Wundstarrkrampf
Unterzucker
lokale Prozesse im Bereich des Wirbelkanals (Verletzungen, Entzündungen)
Missbildungen im Bereich des zentralen Nervensystems

▶ abgehaltener Schwanz,
▶ Entlasten einzelner Gliedmaßen,
▶ Festliegen (siehe **Abb. 7**),
▶ Überstrecken von Kopf und Hals.

Verhalten

Unter Verhalten versteht man die Reaktion des Tieres auf verschiedene Umweltreize sowie den Ablauf verschiedener regelmäßiger Lebensäußerungen. Je nach Temperament und Charakter zeigen *gesunde Kälber* ein aufmerksames, lebhaftes Verhalten in der Gruppe. Durch verschiedene Aktivitäten (Schlagen mit dem Schwanz, Schütteln des Kopfes, Wedeln mit den Ohren) werden Fliegen regelmäßig abgewehrt. Je nach Erfahrungen mit dem Menschen sind sie ihm gegenüber neugierig und interessiert oder ängstlich zurückhaltend.

Kranke Kälber sind oft auffallend müde, matt, teilnahmslos oder schläfrig. Sie sondern sich zum Teil von der Gruppe ab, zeigen wenig Aktivität und liegen viel. Auf bestimmte Veränderungen im Stall (Geräusche, Personen) zeigen sie nur herabgesetzte oder keine Reaktionen. Kranke Kälber reagieren nur wenig auf eine Belästigung durch Fliegen. Oft fallen sie schon alleine dadurch auf, dass sich ungleich mehr Fliegen auf ihnen befinden als auf Nachbartieren.

Abnorme Verhaltensweisen wie Lecken, Jucken, Scheuern, Kolik, Leerkauen und Stöhnen sind für den geübten Beobachter vergleichsweise einfach zu erkennen. Bei verschiedenen schmerzhaften Prozessen reagieren Kälber oft mit Zähneknirschen. Kälber mit schwerer Bauchfellentzündung drücken bisweilen minutenlang das Flotzmaul ins Wasser, ohne dass sie dabei trinken (Abb. 73, Seite 98). Die Gründe für diese Verhaltensweise sind bislang nicht geklärt.

Tränke- und Futteraufnahme

Das Verhalten bei der Nahrungsaufnahme gibt wertvolle Hinweise für die Beurteilung des Wohlbefindens der Kälber. *Gesunde Kälber* sind während der Tränkezeiten erwartungsvoll und trinken die angebotene Tränke (soweit sie mengenmäßig den Bedürfnissen des Kalbes entspricht) zügig und vollständig. Sie wedeln dabei mit dem Schwanz und stoßen unter-

Merkmale gesunder und kranker Kälber

schiedlich oft mit dem Kopf gegen den Eimer beziehungsweise gegen das Euter, falls sie an der Kuh trinken.
Je nach Hungergefühl und angebotener Tränkemenge hält die Sauglust noch an, obwohl die Tränke schon aufgezehrt ist. Die Kälber besaugen dann oft die leeren Eimer, die Boxeneinrichtung, Personen oder Nachbartiere.
Mit zunehmendem Alter fressen Kälber auch angebotenes Heu, Kraftfutter und Silage und kauen regelmäßig wieder. Angebotenes Wasser wird je nach Außentemperatur, Festfutteraufnahme und körperlicher Aktivität in unterschiedlichen Mengen getrunken – es muss immer zur freien Aufnahme zur Verfügung stehen.
Kranke Kälber kommen während der Futterzeit nicht zum Trog oder sie bleiben sogar liegen. Die Tränke- oder Futtermenge wird mit weniger Elan nur zögerlich und/oder unvollständig aufgenommen. Kälber, die schlecht trinken, fallen oft schon alleine dadurch auf, dass die Umgebung des Mauls und der Kehlgang milchverklebt sind, weil ihnen ein Teil der aufgenommenen Milch wieder aus dem Maul gelaufen ist. Kranke Kälber ziehen sich zum Teil während der Futteraufnahme vorübergehend zurück oder legen sich rasch wieder hin. Sie zeigen kein regelmäßiges Wiederkauen.
Die Ursachen für die herabgesetzte oder verweigerte Nahrungsaufnahme können sehr vielfältig sein. Zu denken ist an:
▶ Art und Qualität des Futters (z. B. unbekanntes Futter, zu heiße oder zu kalte Tränke, verdorbenes Futter),
▶ lokale Veränderungen in der Maulhöhle (z. B. Schleimhautentzündung, Verletzungen),
▶ allgemeine Erkrankungen.

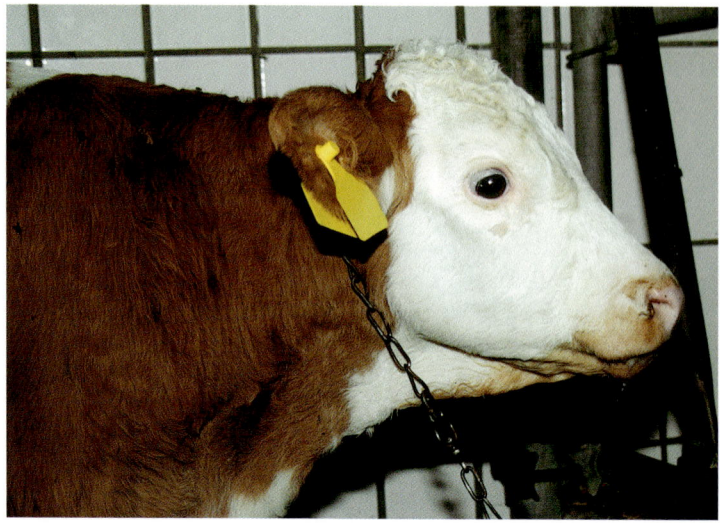

Abb. 8: Gesichtsausdruck eines schwer kranken Kalbes.
Markant ist der leere, glanzlose und starre Blick. Das Kalb macht einen leidenden Eindruck. Das Flotzmaul und der Kehlgang sind auffallend nass (siehe hierzu auch Abb. 73).

Ohren, Augen, Nase

Die Betrachtung dieser Sinnesorgane ergibt sehr wertvolle Hinweise für die Beurteilung des Gesundheitsstatus von Kälbern. *Gesunde Kälber* haben normalerweise stehende Ohren und zeigen ein lebhaftes Ohrenspiel (Ohren dienen auch der Fliegenabwehr im Bereich des Kopfes). Die Lidspalten sind gleich weit geöffnet und die Augenhöhlen von den Augäpfeln voll ausgefüllt. Die Umgebung der Augen ist trocken. Die Farbe der Bindehaut und der Lidränder ist blassrosa oder rassespezifisch pigmentiert. Mit wachen, glänzenden Augen reagieren gesunde Kälber prompt auf Umweltreize. Die Nasenöffnungen sind normalerweise gleich weit und ihre Umgebung ist stets sauber.
Kranke Kälber fallen häufig schon durch ihre hängenden Ohren auf. Wenn auch noch die Ohrmuschel stark verschmutzt ist oder gar Sekret (Eiter) aus dem Gehörgang fließt, können dies Hinweise auf eine Ohrentzündung (Seite 74) sein. Kranke Kälber haben häufig einen »typischen« leeren und glanzlosen (leidenden) Blick **(Abb. 8)**. Die Lidspalten sind oft nicht voll geöffnet und es erfolgt seltener ein Lidschlag.
Bei Flüssigkeitsverlusten (z. B. bei Durchfall) oder bei Auszehrung liegen die Augäpfel tief, so dass sich ein Spalt zwischen Augapfel und Augenhöhle abzeichnet (Abb. 20). Je nach Krankheitsart können die Blutgefäße am Augapfel stark hervortreten oder schlecht bzw. nicht sichtbar sein. Gerötete Bindehäute und Lidränder sowie Tränen- oder Sekretfluss sind Hinweise auf allgemeine oder lokale (besonders bei einseitigem Auftreten) Entzündungsvorgänge.

Einschätzen von Krankheitssymptomen

Da sich kranke Rinder seltener oder nicht mehr mit der Zunge die Nasenöffnungen und das Flotzmaul belecken, sind diese oft verschmutzt und mit Sekret verschmiert – dies ist also nicht immer nur ein Hinweis auf eine Erkrankung der Atemwege!

Mögliche Gründe für das Einsinken der Augäpfel:
- Flüssigkeitsverlust nach außen
  - bei Durchfall,
- Flüssigkeitsverlust in den Magen-Darm-Trakt
  - Labmagenverdrehung,
  - Darmverschluss,
  - Pansenübersäuerung,
- Flüssigkeitsverlust in die Bauchhöhle
  - Labmagenzerreißung nach Verdrehung,
  - durchgebrochenes Labmagengeschwür,
  - bei verschiedenen Darmverschlusszuständen,
- Abmagerung aus unterschiedlichen Gründen (hinter dem Augapfel gelegenes Fettdepot wird abgebaut!).

Haarkleid, Haut und Unterhaut

Bei Warmstallhaltung sollte das Haarkleid gepflegter *gesunder Kälber* (von individuellen Abweichungen abgesehen) geschlossen, glattanliegend und glänzend sein. Unter den Bedingungen der gesundheitsfördernden Iglu- oder Kaltstallhaltung haben Kälber besonders in der kalten Jahreszeit ein dichteres, längeres und struppigeres Haarkleid. Die Haut und die Unterhaut von Kälbern sind glatt und weich-elastisch. Eine angehobene Hautfalte verstreicht unmittelbar und vollständig.
Kranke Kälber haben oft ein stumpfes, langes und manchmal auffallend verschmutztes Haarkleid. Aufgestellte Haare, Schuppenbildung und Haarausfall unterschiedlicher Ausprägung deuten auf verschiedene mehr oder weniger spezifische Erkrankungszustände hin (u. a. Ektoparasitenbefall, Seite 111; Pilzbefall, Seite 112; Pansentrinken, Seite 83).
Bei ausgezehrten und ausgetrockneten Kälbern lässt die Hautelastizität nach, eine angehobene Hautfalte verstreicht nur noch verzögert oder nicht mehr. Verschiedene krankhafte Umfangsvermehrungen, die im Bereich von Haut und Unterhaut auftreten können (Tabelle 9), werden auf Seite 115 gesondert beschrieben.

Sichtbare Schleimhäute

Die Schleimhäute des Flotzmaules, der Naseneingänge, der Maulhöhle, der Augenlider, der Vorhaut und der Scham sind bei *gesunden Kälbern* blassrosa (soweit sie nicht rassebedingt pigmentiert sind), gut durchsaftet, glänzend und unversehrt.
Je nach Art der *Erkrankung* sind farbliche Abweichungen (blass, gelblich, gerötet, bläulich; **Tabelle 1**), Glanzlosigkeit, entzündliche oder geschwürige Veränderungen, Blutungen, Sekretauflagerung oder Krustenbildung festzustellen.

Mögliche Ursachen für entzündliche oder geschwürige Veränderungen an den sichtbaren Schleimhäuten beim Rind:
- Mucosal Disease (MD)
- Stomatitis papulosa
- Kälberdiphtheroid
- Sonnenbrand
- lokale Verätzung
- Verletzung

Gelenke

Die Gelenke sollten »proportioniert« sowie trocken und stabil erscheinen.
Aufgetriebene und vermehrt gefüllte sowie abnorm gebeugte, gestreckte oder bewegliche Gelenke können Folge angeborener oder durch Verletzung bzw. Infektion hervorgerufener Leiden sein. »Rachitische Krankheitszustände« treten dagegen unter gegenwärtigen Haltungs- und Fütterungsbedingungen praktisch kaum noch auf.

Nabel

Im Bereich des Nabels können zahlreiche Komplikationen (Entzündungen verschiedener Art, Seite 75; Brüche, Seite 130) vorkommen. Nach der Geburt sollten keine stär-

Tabelle 1: Mögliche Ursachen für Abweichungen von der normalen, blassrosa Schleimhautfarbe beim Rind

Schleimhautfarbe	mögliche Ursachen
blass	unterschiedliche Formen der Blutarmut (Seite 120)
gelblich	Verfärbung durch Gallenfarbstoffe (z. B. bei vermehrtem Zerfall von roten Blutkörperchen oder Gallengangsverschluss)
gerötet/rötlich	lokale oder allgemeine Entzündungsvorgänge, Allergiereaktion
bläulich (Zyanose)	schwere Erkrankung des Kreislauf- und/oder Atmungsapparates

Merkmale gesunder und kranker Kälber

keren bzw. länger anhaltenden Blutungen auftreten. Die Nabelschnur trocknet üblicherweise nach etwa 4 Tagen ein und fällt im Alter von etwa 2 Wochen ab. Der Nabelstrang ist bei gesunden Kälbern vergleichsweise dünn, weich und nicht druckempfindlich. An der Bauchwand sollte keine Öffnung (Bruchpforte) zu fühlen sein.

Der krankhaft veränderte Nabelstrang ist mehr oder weniger verdickt, derb und druckempfindlich. Bisweilen entleert sich aus einer Fistelöffnung unangenehm riechendes Sekret (Eiter). Eine über den 5. Lebenstag hinaus feuchte Nabelschnur sowie feuchte oder nasse Haare in der Nabelgegend deuten ebenfalls auf krankhafte Prozesse hin.

Bei Nabelbrüchen sollte der Bruchinhalt weich und nicht druckempfindlich sowie problemlos durch die Bruchpforte in die Bauchhöhle zurückzuschieben sein. Ist die Betastung schmerzhaft oder lässt sich der Bruchinhalt nicht in die Bauchhöhle schieben, so kann eine Einklemmung von Bruchsackinhalt (Netz, Labmagen, Darm) vorliegen. Bei älteren Kälbern ist es bisweilen schwierig, Nabelbrüche von Nabelabszessen zu unterscheiden.

Atmung

Die Atmung sollte am besten am ruhenden, liegenden Kalb beurteilt werden. *Gesunde Kälber* atmen ruhig und gleichmäßig – je nach körperlicher Anstrengung und den Umweltverhältnissen (Temperatur, Feuchtigkeit, Sauerstoff- und Schadgasgehalt der Stallluft) sind 20–40 Atemzüge pro Minute normal.

Kranke Kälber (besonders solche mit Atemwegserkrankungen) atmen meist beschleunigt, angestrengt, zum Teil sogar pumpend (Bauchatmung). Husten, Stöhnen, Keuchen, Röcheln deuten genauso wie Nasen- oder Augenausfluss auf krankhafte Prozesse – nicht nur im Bereich des Atmungsapparates – hin.

Bauch

Der Bauch *gesunder Kälber* ist gleichmäßig gewölbt. Beide Hungergruben (die rechte mehr als die linke) zeichnen sich deutlich ab und die Bauchdecke fühlt sich weich an.

Auf *krankhafte Zustände* weisen sowohl eine abnorme Füllung des Bauches als auch tief eingefallene Flanken hin. Ein aufgezogener Bauch und eine gespannte Bauchdecke sind nicht selten Ausdruck schwer wiegender Baucherkrankungen (siehe auch Bauchfellentzündung, Seite 107).

Kotabsatz

Gesunde Kälber setzen meist mehrmals am Tag Kot ab und zwar bevorzugt unmittelbar nach dem Aufstehen. Dabei wird der Rücken leicht aufgekrümmt und der Schwanz angehoben. Normaler Kot ist von breiiger Konsistenz und alters- sowie fütterungsabhängig gelb, grünoliv oder braunoliv.

Häufiges Drängen auf Kot mit oder ohne klagende Lautäußerungen weist auf schmerzhafte Prozesse im Bereich des Enddarms (Kokzidiose, Seite 49 ff.), der Bauchhöhle (Darmverschluss, Seite 99; Harnröhrenverschluss, Seite 101; Verklebungen, Seite 101) oder möglicherweise auf eine schwer wiegende Allgemeinerkrankung hin.

Bei einer After-Schwanzlähmung kann der Schwanz überhaupt nicht angehoben werden. Er ist deshalb oft auffallend verschmutzt. Häufiger Absatz von dünn-fließendem Kot ist bei Durchfall unterschiedlicher Ursache zu beobachten.

Mögliche Gründe für eine vermehrte Füllung des Bauches beim Kalb:

1. Vermehrte Füllung links
– Pansenblähung (mit Vergrößerung der Gasblase),
– Labmagenverlagerung nach links.

2. Vermehrte Füllung rechts
– Labmagenverlagerung nach rechts (meist mit Drehung),
– Blinddarmaufgasung mit oder ohne Drehung,
– Darmverschluss unterschiedlicher Art.

3. Vermehrte Füllung beidseits
– unter 2. genannte Leiden bei gleichzeitiger Pansenblähung,
– unter 2. genannte Leiden im fortgeschrittenen Krankheitsstadium (oft mit Bauchfellentzündung),
– Pansenblähung mit schaumiger Durchmischung des Inhaltes,
– in den Netzbeutel hinein durchgebrochenes Labmagengeschwür bei gleichzeitiger Verlagerung des Labmagens nach links,
– im Nabelbruch eingeklemmter Labmagen,
– vom embryonalen Harngang ausgehender Abszess (Urachusabszess; Abb. 46–49),
– Pansen- und/oder Labmagenüberladung,
– Flüssigkeit (z. B. Harn) in der Bauchhöhle (birnenförmig),
– Gas in der Bauchhöhle (tonnenförmig).

Einschätzen von Krankheitssymptomen

Fehlender Kotabsatz sowie farbliche Veränderungen (siehe besonders Meläna, Seite 152, Abb. 71) und größere Beimengungen von Schleim und/oder Blut sind bei Labmagenerkrankungen (Seite 93) und verschiedenartigen Darmverschlusszuständen (Seite 99) sowie auch beim Harnröhrenverschluss (Seite 101) möglich.

Setzen mehrere Kälber gleichartig veränderten Kot ab, muss immer auch an fütterungsbedingte Ursachen gedacht werden.

Harnabsatz

Gesunde Kälber setzen mehrmals am Tag Harn ab. Dies erfolgt bei weiblichen Tieren unter Aufkrümmen des Rückens und Abhalten des Schwanzes, bei männlichen Rindern dagegen ohne wesentliche Haltungsauffälligkeiten (meist wird nur der Schwanz leicht angehoben). Der Harn ist hellgelb bis farblos und klar. Die Pinselhaare männlicher Kälber sind immer feucht.

Häufiges Absetzen kleinerer Harnmengen, spritzerweiser Harnabsatz sowie getrübter oder geröteter Harn weisen auf eine Entzündung im Bereich der Blase oder der Nieren hin. Bei männlichen Kälbern kommt es nicht selten zu einer Behinderung des Harnabsatzes (Harnröhrenverschluss, siehe Seite 101). Sie stehen dann oft sägebockartig mit abgehaltenem Schwanz und unter dem Anus ist ein rhythmisches Pulsieren zu beobachten. Bei Harnröhrenverschluss sind die Pinselhaare meist trocken.

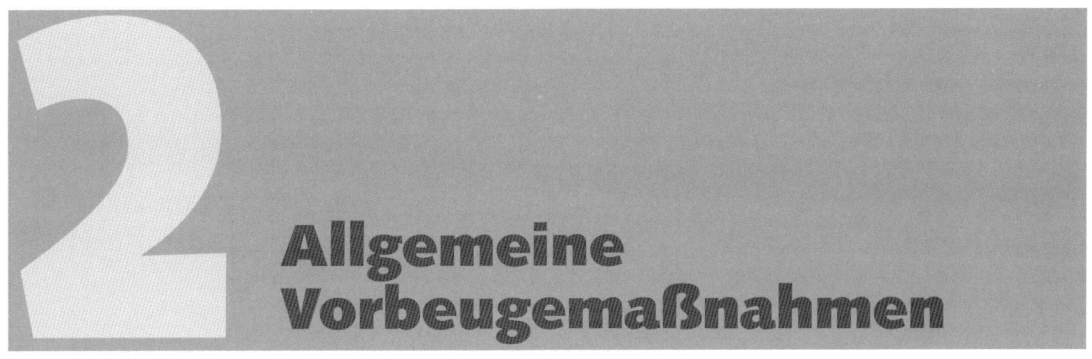

2 Allgemeine Vorbeugemaßnahmen

Viele Kälberkrankheiten haben nicht nur eine Ursache. Verschiedene Fütterungs- und Haltungsfehler (z. B. schlechtes Stallklima) sowie mangelhafte Hygiene in unterschiedlichen Bereichen belasten die Kälber und schwächen ihre Widerstandskraft. Unter diesen Voraussetzungen können sich Erreger, mit denen die Tiere unter günstigen Bedingungen fertig werden, stark vermehren und schädigend auf die Kälber einwirken.

So kommt es infolge des Zusammenwirkens verschiedener Faktoren zum Ausbruch einer Krankheit. Solchen »Faktorenkrankheiten« (z. B. Durchfall neugeborener Kälber und Rindergrippe) kann deshalb nur durch vielfältige Maßnahmen vorgebeugt werden. Sicher verhindert werden können sie gegenwärtig nicht.

1 Eigene Nachzucht

1.1 Zeitraum um die Geburt

Allgemeines – Die Krankheitsvorbeuge bei den Kälbern beginnt schon (z. T. lange) vor der Geburt. So kann der Anteil von Schwergeburten bei Erstgebärenden vielfach allein durch den gezielten Einsatz von Vatertieren mit niedriger Schwergeburtenquote deutlich gesenkt werden. Eine weitere Voraussetzung hierfür ist natürlich, dass das Rind zum Zeitpunkt der Besamung bzw. Belegung die rassespezifische Zuchtreife erreicht hatte. Tragende Färsen sollten so gefüttert werden, dass sie zum Zeitpunkt der Kalbung weder verfettet, noch zu mager sind. Die Erstgebärenden sollten spätestens im 7. Trächtigkeitsmonat in die Kuhherde eingegliedert werden, damit sie ausreichend lange Gelegenheit haben, sich mit den verschiedenen Krankheitserregern der Herde auseinander zu setzen. In Beständen, in denen dies nicht beachtet wird, zeigt sich beispielsweise immer wieder, dass die Kälber der Erstgebärenden im Vergleich zu denen älterer Kühe rascher und schwerer an Durchfall erkranken.

In diesem Sinn sollte es auch vermieden werden, hochtragende Färsen oder auch Kühe »kurz« vor dem Kalbetermin zuzukaufen. Ihnen bleibt zu wenig Zeit, um sich mit dem stallspezifischen Erregerspektrum auseinander zu setzen. Das Kolostrum dieser zugekauften Kalbekühe enthält logischerweise keine oder eine nur geringe Konzentration stallspezifischer Antikörper, und ihre Kälber sind deshalb bedeutend krankheitsgefährdeter. Die Kühe sollten ca. 6–8 Wochen vor der anstehenden Kalbung trockengestellt werden. In dieser Zeit müssen sie bedarfsdeckend gefüttert werden. Genau wie Färsen sollte auch die trockenstehende Kuh keinesfalls verfetten. Im Hinblick auf die Krankheitsvorbeuge bei den Kälbern ist es für alle hochtragenden Rinder wichtig, dass sie auch mit Mineralstoffen, Vitaminen und Spurenelementen bedarfsdeckend versorgt werden. Bei bekannter Mangelversorgung können bestimmte Wirkstoffe (z. B. Vitamin E oder das Spurenelement Selen) in der Trockenstehphase über angereichertes Mineralfutter oder über Spritzen zugeführt werden.

Muttertierimpfung

In Durchfall-Problembeständen und in Beständen, die nicht zu Problembeständen werden wollen, sollte eine **Muttertierimpfung** durchgeführt werden. Hierfür stehen gegenwärtig von verschiedenen Firmen Kombinationsvakzinen zur Verfügung, die u. a. Rota- und Corona-Viren als Komponenten beinhalten. Die Kühe werden damit

Allgemeine Vorbeugemaßnahmen

(nach jeweiliger Empfehlung des Herstellers) in der Trockenstehphase (die Erstgebärenden in der Hochträchtigkeit) zwei Mal geimpft. Sie bilden daraufhin gegen die im Impfstoff enthaltenen »abgeschwächten« Erreger vermehrt Abwehrstoffe, die sich im Kolostrum anreichern. Im Vergleich zu ungeimpften ist bei den geimpften Kühen die Antikörperkonzentration im Kolostrum höher und die Phase der Ausscheidung verlängert.

Die Kälber haben aber ausschließlich dann den vollen Nutzen aus der Muttertierimpfung, wenn sie vorschriftsmäßig und lange genug (10–14 Tage lang) die Milch ihrer geimpften Mutter bekommen. Der Erfolg der Muttertierimpfung steht und fällt also mit der **Kolostrumversorgung** (Seite 21 und 22) und der Tränkung der Kälber in den ersten 2 Lebenswochen (Seite 26).

Die Muttertierimpfung hat den großen Vorteil, dass die Kälber selbst keinerlei Impfbelastung ausgesetzt sind. Im Sinne der Vorbeuge sollte diese Maßnahme in einem Bestand langfristig durchgeführt werden. Sie als alleiniges Allheilmittel zu betrachten, wäre aber auch nicht richtig, da sie meist nur im Zusammenspiel mit anderen Verbesserungen im Bestand (Geburtshygiene, Aufstallung, Tränkung) zur »vollen« Wirkung kommt.

Abkalbung

Es muss davon ausgegangen werden, dass auch gesunde erwachsene Rinder meist größere Mengen von Krankheitserregern ausscheiden (z. B. Durchfallerreger mit dem Kot).

Die Auswahl und die Gestaltung des Geburtslagers muss dieser Tatsache Rechnung tragen. Es ist beispielsweise nicht richtig, die Kühe im Laufstall abkalben zu lassen.

Unter den Bedingungen der *Anbindehaltung* sollte die Geburt auf einem frischen Strohlager erfolgen. Bei *Laufstallhaltung* empfiehlt es sich, die Kuh rechtzeitig in eine geeignete, regelmäßig sauber(!) gereinigte **Abkalbebox** zu bringen. Hierfür ist es erforderlich, bei hochtragenden Kühen regelmäßig auf Anzeichen der nahenden Geburt zu achten (z. B. Anschwellen der Scham, Einfallen der Beckenbänder, Vergrößerung des Euters, Einschießen der Milch, Abgang von zähem Schleim). Auch die Abkalbebox muss reichlich mit frischem Stroh eingestreut werden.

Besonders in Durchfall-Problembetrieben muss die Kuh nach der Kalbung möglichst rasch wieder (nach dem komplikationslosen Abgang der Nachgeburt) in die Herde zurückgegliedert werden. Das Kalb sollte sofort nach dem Trockenreiben getrennt aufgestallt werden (siehe Seite 23 ff.). Diese Forderung wird von manchen Landwirten und Tierärzten als »hartherzig« und die Bedeutung der »Kuh-Kalb-Beziehung« missachtend empfunden. Hierzu sei deshalb folgendes angemerkt: Auch der Autor dieses Buches würde sich wünschen, dass Kuh und Kalb nach der Kalbung möglichst lange zusammenbleiben könnten. Bei Mutterkuhhaltung – unter der Voraussetzung, dass genügend Weidefläche zur Verfügung steht – bietet dies zunächst meist ideale Aufzuchtbedingungen. Unter den Bedingungen gegenwärtiger Stallhaltung wird der mögliche Vorteil einer rascheren Kolostrumversorgung vielfach durch den enorm hohen Keimdruck auf die Neugeborenen mehr als wettgemacht. Hinzu kommt, dass allein die Tatsache, dass Kuh und Kalb zusammen sind, nicht in jedem Fall Gewähr für eine ausreichende Kolostrumaufnahme ist.

Bezüglich des »Trennungsschmerzes« ist es sicherlich für Kalb und Kuh schlimmer, nach 1–2 Tagen »auseinander gerissen« zu werden als unmittelbar nach der Kalbung. Die Abkalbebox darf keinesfalls zu einer »Krankenbox« verkommen, weil sich sonst die Geburtsstätte bald zu einem Ort größter Keimanreicherung entwickelt. In der Planung moderner Laufställe sollten deshalb für abkalbende und kranke Kühe voneinander völlig getrennte Bereiche vorgesehen werden. Auch die Kuh mit Nachgeburtsverhaltung muss umgehend von der Abkalbe- in die Krankenbox umgestallt werden.

Geburtshilfe

Im Rahmen der **Geburtshilfe** ist darauf zu achten, dass das Kalb nicht übermäßig mit Keimen belastet wird. Die Hände und Arme des Geburtshelfers sowie die Umgebung der Geburtswege sollten mit Wasser und Seife gesäubert werden. Die Geburtsstricke oder -ketten müssen zwischen den Kalbungen immer sauber und trocken aufbewahrt werden. Die staubige Fensterbank oder ein Haken in der Stallwand sind hierfür keine geeigneten Orte!

Es ist sicherlich richtig, den Geburtsablauf zu kontrollieren, jedoch darf keine übereilte Geburtshilfe geleistet werden. Eine unsachgemäße Vorgehensweise ist vielfach die Ursache für Krankheitsprobleme beim Kalb und bei der Kuh. In vielen Betrieben werden Kälber (und natürlich auch die Mütter) während des übereilten Auszuges durch die noch nicht ausreichend geweiteten Geburtswege übermäßig belastet.

Großrahmige Kälber sind dabei naturgemäß besonders betroffen. Die Kälber sind anschließend viel zu er-

Eigene Nachzucht

schöpft, um das fristgemäß angebotene Kolostrum zu trinken (siehe auch Seite 137 ff.). Da die betroffenen Kälber nicht bzw. nicht ausreichend mit kolostralen Antikörpern versorgt werden, sind sie im Weiteren wesentlich anfälliger gegen verschiedene Infektionserreger!

Falls es überhaupt erforderlich ist, sollte beim Auszug nur »mit den Wehen« gezogen werden. Bei Komplikationen muss rechtzeitig ein Tierarzt hinzugezogen werden. Für Kalb und Kuh wäre es oft am schonendsten (und für den Landwirt am wirtschaftlichsten), wenn bei Schwergeburten rechtzeitig ein Kaiserschnitt durchgeführt würde.

Versorgung des neugeborenen Kalbes

Besteht beim Kalb der Verdacht, dass es während der Geburt Fruchtwasser eingeatmet hat (röchelndes, hustendes Kalb), so sollte es kurzfristig an den Hinterbeinen hochgehoben und der Schleim aus der Nase herausgestrichen werden. Im Übrigen gibt es eine Reihe verschiedener Gründe für eine auffällige **Atmung** unmittelbar nach der Geburt. Einige davon und weitere Sofortmaßnahmen werden auf Seite 141 genannt.

Die Frage nach der Notwendigkeit einer **Nabelversorgung** wird kontrovers diskutiert. Die Nabeldesinfektion alleine entscheidet nicht darüber, ob mehr oder weniger Nabelentzündungen auftreten. Vielmehr ist ein Zusammenhang mit dem Keimdruck in einzelnen Betrieben herzustellen. So kommt es in Beständen mit hohem Anteil an Nachgeburtsverhaltungen, Klauengeschwüren und anderen eitrigen Entzündungen bei den Kühen oft auch zu gehäuftem Auftreten von Nabelentzündungen. Dies ist besonders in Ställen zu beobachten, bei denen die Abkalbebox unvernünftigerweise gleichzeitig als Krankenbox genutzt wird. Des Weiteren zeigt sich immer wieder, dass die Häufigkeit von Nabelentzündungen eher zunimmt, wenn zu viel am Nabel manipuliert wird. Auf der anderen Seite gibt es zahlreiche Aufzuchtbetriebe, die über Jahre hinweg keinerlei Nabelversorgung durchführen und trotzdem keine auffällige Häufung von Nabelentzündungen feststellen müssen.

Wenn überhaupt eine Nabeldesinfektion vorgenommen wird, empfiehlt es sich, den Nabel nach der Geburt mit Jodtinktur zu übergießen. Ansonsten sollte der Nabel möglichst wenig berührt werden. In diesem Sinne sollten unnötige Manipulationen wie Ausstreifen der Nabelschnur oder Einmassieren der Jodlösung unbedingt unterlassen werden.

Eine wichtige Maßnahme stellt hingegen das »**Trockenreiben**« des Kalbes dar. Dies sollte mit sauberem Stroh erfolgen. Es ist u.a. Voraussetzung dafür, dass die Kälber auch in der kalten Jahreszeit sofort in Iglus verbracht werden können.

Biestmilchversorgung

Das Kalb wird in eine feindliche, mit zahlreichen Krankheitserregern belastete Umwelt hineingeboren. Es muss sich mit diesen Keimen bereits während des Geburtsvorganges auseinander setzen. Auf Grund der besonderen Verhältnisse in der Gebärmutter des Rindes bekommt das Kalb die Schutzstoffe (= Antikörper) gegen die stallspezifischen Erreger nicht über das Blut schon während der Trächtigkeit, sondern ausschließlich über die **Biestmilch** (= **Kolostrum**). Darin sind die Schutzstoffe besonders angereichert. Zudem ist das Kolostrum sehr reich an Vitaminen und anderen Wirkstoffen.

Daher ist es von zentraler Bedeutung, dass das Neugeborene nach der Geburt schnellstmöglich über das Kolostrum mit den stallspezifischen Antikörpern versorgt wird. Dies ist entscheidend für die Abwehrkraft (den Immunstatus) des Kalbes.

Nach dem gegenwärtigen Stand der Erkenntnisse kann folgende Empfehlung zur **Biestmilchversorgung** gegeben werden:
▶ Innerhalb der ersten 3 Lebensstunden sollte das Kalb **1,5–2,0 Liter Erstkolostrum** selbstständig trinken (würde es 3 Liter trinken, so wäre dies noch günstiger).
▶ Nach weiteren ca. 3 Stunden sollte es nochmals etwa **1,5–2,0 Liter Erstkolostrum** aufnehmen.

Diese 2. Gabe ist besonders in Betrieben mit gehäuftem Auftreten von Durchfällen in den ersten Lebenstagen zu empfehlen.

Nur wenn das Kalb trotz aller Bemühungen seitens der betreuenden Person bis zu diesem Zeitpunkt noch keine Biestmilch aufgenommen hat, kann die Gesamtmenge (ca. 4 Liter) in 2 Portionen mit der Sonde eingegeben werden. Die vereinzelt empfohlene grundsätzliche zwangsweise Verabreichung der Kolostralmilch mit Sonde oder Drencher wird vom Autor strikt abgelehnt (siehe hierzu Seite 38).

Allgemeine Vorbeugemaßnahmen

Die *Antikörper* erfüllen im Wesentlichen 2 Funktionen:
- In den ersten Stunden nach der Geburt können sie aus dem Darm »ins Blut« aufgenommen werden. Sie kreisen dort einige Zeit und sind zur Abwehr von Infektionserregern (z. B. solchen der Rindergrippe) wichtig. Nach einigen Wochen bis Monaten sind sie meist verbraucht, und das Kalb muss eigene Antikörper gegen diese Erreger bilden. Die Durchlässigkeit der Darmwand für diese Schutzstoffe (dabei handelt es sich um große Eiweißkörper) ist unmittelbar nach der Geburt am größten. Sie nimmt dann rasch ab.
- Ein weiterer Nutzen ist, dass sie örtlich im Darm gegen die verschiedenen Durchfallerreger wirken. Vereinfacht ausgedrückt könnte man dies so beschreiben, dass die Keime abgefangen und blockiert werden, bevor sie ihre durchfallverursachende Schadwirkung entfalten können. Diese Funktion der Antikörper ist nicht an die frühe Aufnahme gebunden. Sie erklärt jedoch den Nutzen, der sich aus einer fortdauernden Muttermilchverabreichung während der ersten 10–12 Lebenstage ergibt (siehe unten!).

Die Kuh sollte bald nach der Kalbung gemolken werden, weil es mit zunehmender Milchsekretion zu einer Verringerung der Antikörperkonzentration kommt.

In den ersten Lebenstagen sollte das Kalb möglichst 3 Milchmahlzeiten erhalten. Dabei sollte so lange wie möglich (in Problembeständen und bei Muttertierimpfung mindestens 10–12 Tage lang) die Milch der Mutter getränkt werden, weil sich besonders in den ersten Tagen nach der Kalbung noch vermehrt Antikörper in der Milch befinden, die für die lokale Infektionsabwehr im Darm des Kalbes von Bedeutung sind.

Eingefrorenes Erstkolostrum

In Aufzuchtbetrieben sollte stets eine ausreichende Menge **eingefrorenes Erstkolostrum** für verschiedene »Notfallsituationen« zur Verfügung stehen. Hierzu kann überschüssiges Erstkolostrum älterer Kühe in Portionen von 0,5–1 Liter eingefroren werden. Die Haltbarkeit eingefrorenen Kolostrums beträgt etwa 1 Jahr. Bei Bedarf kann das Kolostrum im Wasserbad aufgetaut und verabreicht werden.

> **»Notfallsituationen« für den Einsatz von eingefrorenem Erstkolostrum:**
> - Kuh stirbt bei oder unmittelbar nach der Kalbung,
> - Kuh ist an einer schweren Euterentzündung erkrankt (oder hat eine andere schwere Krankheit),
> - Kuh gibt keine bzw. keine ausreichende Menge Milch,
> - Kuh war nicht trockengestellt oder hat wesentlich zu früh gekalbt,
> - Kuh hat in den Tagen vor der Kalbung schon die »Milch laufen lassen«,
> - Kuh wurde (unvernünftigerweise) erst kurze Zeit vor dem Abkalbetermin zugekauft (keine stallspezifischen Antikörper im Kolostrum),
> - Schutztränkung (siehe unten).

Schutztränkung

Den **Schutzeffekt des Kolostrums** kann man sich noch weiter zu Nutze machen, indem man den Kälbern zu Zeiten größter Durchfallgefahr zwischen dem 4. und 10. Lebenstag täglich einmal 0,5 bis 1 Liter eingefrorenes oder frisches Erstkolostrum zufüttert.

Die Portionen sind gegebenenfalls bei ca. 40 °C im Wasserbad aufzutauen und der normalen Tränke zuzugeben. Dies geschieht am sinnvollsten im Rahmen der Mittagstränke, weil die Milch dieser Tränke sowieso aufgewärmt werden muss. Durch diese Maßnahme besteht im Darm ein größerer Schutz gegen die Durchfallerreger.

Qualität des Kolostrums

Es gibt verschiedene Methoden, die **Qualität des Kolostrums** der Kühe zu überprüfen. Darüber wurde (und wird) vergleichsweise häufig geschrieben.

Dazu ist folgendes anzumerken:
- Dass alle Kühe eines Bestandes minderwertiges Kolostrum bilden, ist ein äußerst seltenes Ereignis.
- Es ist aber bekannt, dass Kühe ab der 3. Laktation Kolostrum besserer Qualität geben als jüngere Kühe.
- Letztendlich ist es entscheidend, welche Menge Kolostrum innerhalb welcher Zeit ein Kalb aufnimmt. Das qualitativ beste Kolostrum nützt wenig, wenn es nicht rechtzeitig in ausreichender Menge in das Kalb kommt!

Kolostrum-Ersatzpräparate

In jüngster Zeit werden von verschiedenen Herstellern vergleichsweise teuere »Kolostrum-Ersatzpräparate« angeboten, die die Kälber mit Antikörpern versorgen sollen. Beim Studium der Vorzüge dieser zum Teil mit klangvollen Namen bezeichneten Präparate könnte man glauben, dass es nichts Einfacheres gibt, als Krankheiten junger Kälber durch die Verabreichung solcher Mixturen vorzubeugen.

Eigene Nachzucht

Hierzu ist folgendes anzumerken:
- Es gibt keine billigere, hochwertigere, ausgewogenere und vor allem auf das Kalb stallspezifisch zugeschnittenere Antikörpermischung als das Kolostrum seiner gesunden Mutter. Versäumnisse bei der Kolostrumversorgung können mit diesen Präparaten meist nicht ausgeglichen werden. Für Notfallsituationen (siehe Seite 22) sollte deshalb eingefrorenes Erstkolostrum bereitgehalten werden.
- Die Empfehlung einzelner Hersteller, solche Produkte innerhalb der ersten Lebensstunden zusammen mit dem Kolostrum der Mutter zu verabreichen, sichert hoffentlich in einzelnen Betrieben – wenn auch wesentlich kostspieliger als es sein müsste – die Kolostrumversorgung.

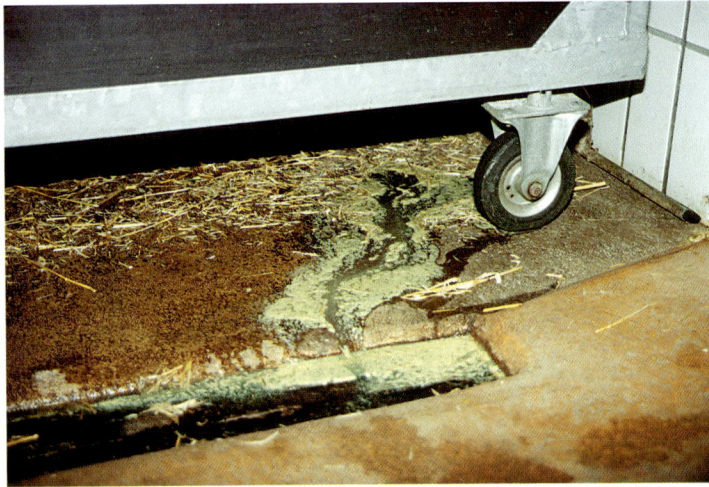

Abb. 9: Früherkennung von Durchfall.
Für das frühzeitige Erkennen von Durchfall sind Kälberboxen mit hochgestelltem und perforiertem Boden am besten geeignet. Je breiter die »Wasserstraße« in der Kotlache ist, desto wässriger ist der Kot.

1.2 Aufstallung des Kalbes

Eine Reihe von Anforderungen in Bezug auf die Haltung von Kälbern unterschiedlichen Alters ist in der Tierschutz-Nutztierhaltungsverordnung festgelegt. Diesbezüglich sei ausdrücklich auf die Seiten 147 ff. verwiesen.

Einzelhaltung von Kälbern

Oberstes Ziel in den ersten Wochen nach der Geburt muss sein, die Kälber einem möglichst geringen Keimdruck auszusetzen. Das neugeborene Kalb muss deshalb, unmittelbar nachdem es trocken gerieben wurde, getrennt von der Mutter unter besten Umweltverhältnissen aufgestallt werden. Die Stallgasse hinter den Kühen oder irgendwelche dunkle und feuchte Ecken im Kuhstall sind hierfür nicht geeignet.

Unter herkömmlicher Warmstallhaltung wäre ein vom Kuhstall völlig **abgetrenntes Kälberabteil** mit gutem Klima (viel Lichteinfall, ausreichend Luftraum, geringer Schadgasgehalt, geeignete Temperatur und Luftfeuchtigkeit, kein Zug) wünschenswert. Die Kälber sollten hierin in den ersten 2 Lebenswochen in Einzelboxen gehalten werden. Boxen mit hoch gestellten und perforierten Böden sind am leichtesten zu reinigen. Außerdem ist unter dieser Voraussetzung die Früherkennung des Durchfalls **(Abb. 9)** am einfachsten. Die Boxen müssen vor jeder Belegung sauber gereinigt und mit frischem Stroh eingestreut werden. Die Reinigung mit Dampfstrahler ist allen anderen Methoden überlegen. Da Stallabteile für neugeborene Kälber in der Regel nicht im Rein-Raus-Verfahren geführt werden können, ist eine vernünftige Reinigung mit Dampfstrahler bei stationär eingebauten Boxen meist nicht möglich. Diesbezüglich bieten fahrbare Boxen **(Abb. 10, Seite 24)** große Vorteile, da sie außerhalb des Stalles mit Dampfstrahler gereinigt werden können. Die anderen Kälber werden durch den verwirbelten Dampf in keiner Weise belastet. Wenn die Boxen abgetrocknet sind, können sie gleich wieder neu belegt werden.

Unter mitteleuropäischen Witterungsverhältnissen ist jedoch die Aufstallung in **Iglus** die ideale Haltungsform für neugeborene Kälber in den ersten Lebenswochen **(Abb. 11,** Seite 25). Zu keiner Jahreszeit ist unter Stallbedingungen ein günstigeres Stallklima vorstellbar als im Außenbereich. Die *UV-Strahlung der Sonne* leistet zudem wertvolle Dienste bei der Erregerbekämpfung.

Damit die Vorteile der Iglu-Haltung voll ausgeschöpft werden können,

Allgemeine Vorbeugemaßnahmen

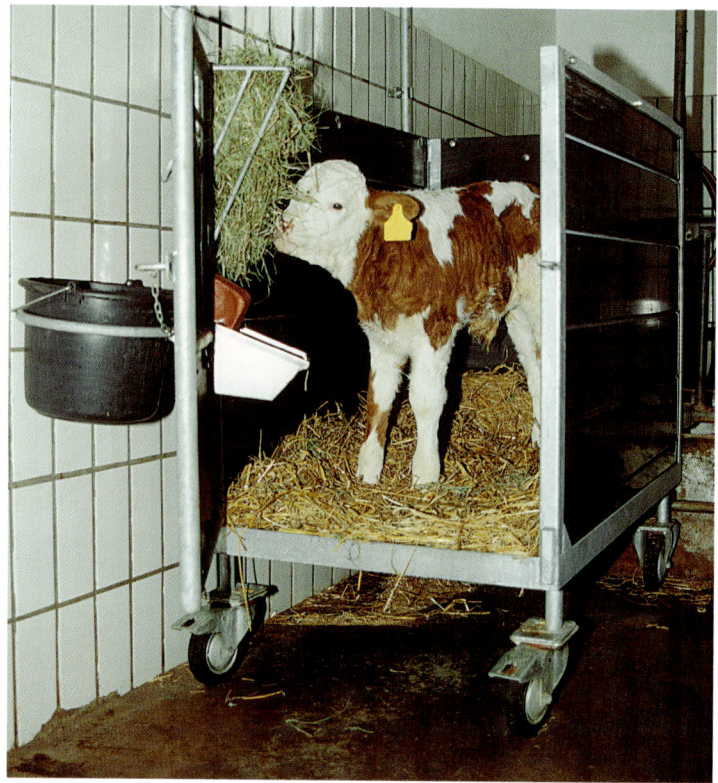

Abb. 10: Vorbildliche Aufstallung und Fütterung von Kälbern.
Unter den Bedingungen herkömmlicher Stallhaltung sind fahrbare Einzelboxen der hier gezeigten Art für die Aufstallung der neugeborenen Kälber am besten geeignet, weil sie mit dem Dampfstrahler außerhalb des Stalles gereinigt werden können. Diese Art der Reinigung ist allen anderen Methoden überlegen. Wasser, bestes Heu, geeignetes Kraftfutter und ein Salzleckstein sollten den Kälbern frühzeitig (spätestens ab der 2. Lebenswoche) zur freien Aufnahme angeboten werden.

müssen jedoch einige Grundsätze beachtet werden:
- Die Iglus müssen an einem geeigneten Standort aufgestellt werden. Sie müssen tatsächlich im Freien stehen und mit der Öffnung von der Wetterseite weg zeigen. In irgendwelchen Schuppen, Maschinenhallen oder Scheunenabteilen aufgestellte Iglus (dies ist häufiger der Fall als man glauben mag) können die zu Grunde liegende Idee der »Freilufthaltung« in keiner Weise verwirklichen.
Wichtig ist, dass sie im Sommer vor starker Sonneneinstrahlung geschützt sind. Eine Schatten spendende Baumreihe oder ein Vordach leisten hier wertvolle Dienste.
- Die Iglus sollten nach Möglichkeit auf befestigtem Untergrund stehen, der vor jeder Neubelegung gründlich gereinigt werden muss. Steht eine solche Fläche nicht zur Verfügung, so sollte vor jeder Neubelegung jeweils der Standort gewechselt werden.
- Ebenso wie die Kälberboxen müssen auch die Iglus zwischen den einzelnen Belegungen – am besten mit Dampfstrahler – gründlich gereinigt werden.
- Das Kalb muss nach der Geburt gut trocken gerieben und danach sofort ins Iglu verbracht werden. Dieses muss besonders im Winter gut mit Stroh eingestreut werden. In sehr kalten Zeiten kann in der ersten Nacht ein Pressballen vor den Eingang gelegt werden. Gesunde Neugeborene können mitteleuropäische Kältegrade bei korrekter Iglu-Haltung problemlos ertragen.
- Die geringere Keimbelastung im Iglu kommt unter anderem nur dann voll zur Geltung, wenn jeweils nur ein Kalb pro Iglu gehalten wird.
- Im Freien gehaltene Kälber haben besonders in der kalten Jahreszeit einen etwas höheren Energiebedarf als Kälber in herkömmlicher Stallhaltung. Dies muss bei der Bemessung der Tagesmilchmenge berücksichtigt werden.

Eigene Nachzucht

Abb. 11: Aufstallung neugeborener Kälber in Iglus.
Unter mitteleuropäischen Witterungsverhältnissen sind Iglus die ideale Haltungsform für Kälber in den ersten Lebenswochen. Damit die Vorteile der Iglus voll ausgeschöpft werden, müssen die auf Seite 24 und 25 genannten Grundsätze unbedingt beachtet werden.

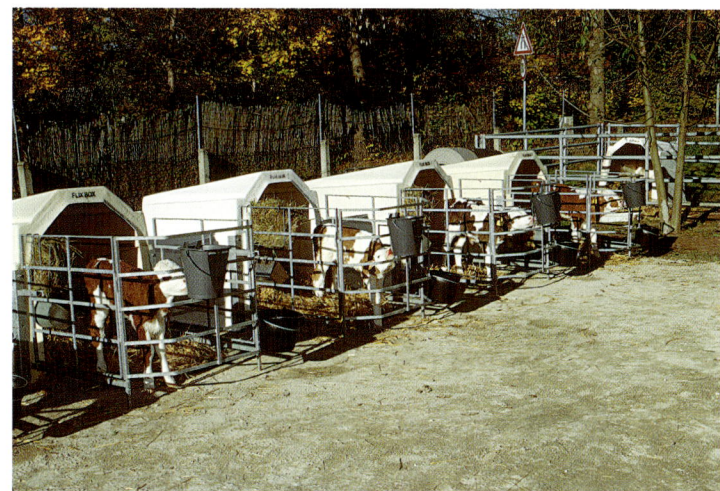

- Auch in Iglus gehaltene Kälber sollten (spätestens ab der 2. Woche; im Sommer von Anfang an) stets freien Zugang zu Wasser haben. Dass dieses an wenigen Tagen im Jahr einfriert, darf kein Grund sein, den Kälbern das Wasser ganz vorzuenthalten. Ebenso wird Heu und Kälberkorn häufig nicht angeboten, mit dem Argument, dass es bei Regen nass wird. Auch hier gibt es verschiedene praktikable Lösungsmöglichkeiten.
- Iglus sind für die Haltung gesunder Kälber bestens geeignet. Sollten Kälber im Iglu krank werden – auch das kommt vor, besonders dann, wenn Fehler gemacht werden – dann müssen sie bei kühler Witterung in Boxen im Stall untergebracht werden.
- Auf die »Iglu-Phase« sollte keine Aufstallung im warmen, feuchten Stall folgen. Die anschließende Aufstallung im Kaltstall wäre von großem Vorteil.

Wie die Erfahrungen der letzten Jahre zeigen, hat sich die Iglu-Haltung in zahlreichen Problembetrieben bestens bewährt. Dies gilt besonders für Betriebe, in denen immer wieder gehäuft Neugeborenen-Durchfälle und Lungenentzündungen auftraten. In manchen Ortschaften sind die Aufzuchtbetriebe geschlossen zu dieser Aufstallungsform für neugeborene Kälber übergegangen. Die wichtigsten Voraussetzungen für eine erfolgreiche Iglu-Haltung sind, dass von Anfang an eine ausreichende Anzahl Iglus angeschafft wird (die Kälber sollen mindestens 2 Wochen im Iglu bleiben) und die vorstehend beschriebenen Grundsätze beachtet werden.

Auf der anderen Seite sind immer wieder einzelne Landwirte von der Iglu-Haltung enttäuscht. Bei der genauen Befragung stellt sich meist heraus, dass bestimmte Fehler gemacht wurden, die zum »Versagen« dieser Haltungsform geführt haben.

Häufige Fehler bei der Haltung junger Kälber in Iglus:
- Ungeeignete Iglus (alle möglichen Eigenbaukonstruktionen aus Holz und anderen Materialien),
- ungeeigneter Standort (z. B. in Gebäuden),
- kein fester Untergrund,
- keine regelmäßige Reinigung zwischen den Belegungen,
- Kälber werden zu spät (nach einem vorübergehenden Aufenthalt im Stall/in der Abkalbebox) ins Iglu gebracht,
- mehrere Kälber werden in einem Iglu gehalten,
- Verabreichen zu geringer Milchmengen (aus der unbegründeten Angst heraus, Milch könnte zu Durchfall führen); die Kälber haben dann einen Energiemangel,
- mangelhafte Gesundheitskontrolle.

Allgemeine Vorbeugemaßnahmen

Gruppenhaltung von Kälbern

Über 2 Wochen alte Kälber werden gewöhnlich **in Gruppen** gehalten. Auch hierfür sind die in der Tierschutz-Nutztierhaltungsverordnung niedergelegten Vorschriften (Platzbedarf, Stallklima ...) zu beachten (vergleiche Seite 147 ff.). Aus tierärztlicher Sicht seien im Hinblick auf eine Keimreduzierung und zur Erleichterung der regelmäßigen Kontrolle der Tiere einige **Empfehlungen** gegeben:

▸ Auch im Aufzuchtbetrieb sollten die einzelnen Stallabteile im Rein-Raus-Verfahren geführt werden.
▸ Eine gründliche Reinigung mit Dampfstrahler zwischen den einzelnen Belegungen ist erforderlich, um die Belastung der Kälber durch verschiedene Erregergruppen (Viren, Bakterien, Innen- und Außenparasiten, Pilze) herabzusetzen.
▸ Für die regelmäßige Gesundheitskontrolle ist es erforderlich, dass die Kälber in überschaubaren Gruppen gehalten werden. Hierfür ist auch eine entsprechende Beleuchtung Voraussetzung.
▸ Für die Untersuchung und gegebenenfalls die Behandlung kranker Kälber müssen bestimmte Vorrichtungen eingeplant werden. Es wäre besonders sinnvoll, wenn eine Krankenbox für schwer kranke Kälber vorhanden wäre.
▸ Bezüglich der Gruppenzusammensetzung ist darauf zu achten, dass verschiedene Altersgruppen gebildet werden. Häufig wird der Fehler gemacht, dass wenige Tage alte Kälber (unmittelbar nach der Biestmilchphase) mit mehrere Monate alten zusammen gehalten werden. Der Stress und die Keimbelastung für die jungen Kälber nehmen unter diesen Bedingungen erhebliche Ausmaße an. Eine Erhöhung der Erkrankungsrate (Durchfall, Lungenentzündung, Läuse- und Haarlingsbefall, Hautpilze) ist dadurch in vielen Fällen vorprogrammiert.

Bezüglich der **Gruppenbildung** wäre nachfolgende Handhabung wünschenswert:
– Die Kälber sollten nicht vor Ablauf der 2. Lebenswoche in größeren Gruppen gehalten werden. Dies gilt besonders für Betriebe, in denen Durchfälle junger Kälber gehäuft auftreten.
– Altersmäßig sollte mindestens zwischen einer »**Babygruppe**« (Kälber im Alter von über 2 bis ca. 5–6 Wochen) und einer »**Kindergruppe**« (ältere Kälber bis zur Entwöhnung) unterteilt werden.
– Die Stallabteile sollten so bemessen sein, dass jeweils die gesamte Gruppe geschlossen umgestallt werden kann.
– Bereits bei der Planung von Kälberställen mit Automatentränkung ist darauf zu achten, dass der Tränkeautomat so platziert wird, dass er für verschiedene Gruppen nutzbar ist.

1.3 Tränkung und Fütterung in den ersten Lebenswochen

Verabreichen von Milch

In den ersten Lebenswochen liegt das **Fassungsvermögen des Labmagens** bei ca. 1,5–2 Litern. Der Tagesbedarf an Milch beträgt in dieser Zeit 10–12 % der Körpermasse des Kalbes. In Anbetracht dessen ist in dieser Zeit dreimaliges Tränken mit (je nach Gewicht des Kalbes) jeweils 1–2 Liter besser als zweimaliges Tränken mit entsprechend größeren Mengen. Letzteres ist zwar mit weniger Zeitaufwand verbunden und wird auch häufig problemlos praktiziert, in Problembeständen mit gehäuft auftretenden Durchfällen sollte die Tagesmilchmenge jedoch auf 3 Mahlzeiten verteilt werden. Die Labgerinnung und die weiteren Verdauungsvorgänge können dadurch optimal ablaufen.

Der Zeitpunkt, wann von Vollmilch- auf **Milchaustauschertränke** umgestellt wird, ist vielfach von betriebsspezifischen Faktoren abhängig. In Durchfall-Problembeständen sollte dies nicht vor Ablauf der 2. Lebenswoche geschehen. Je weniger Inhaltsstoffe tierischer Herkunft im Milchaustauscher enthalten sind, desto mehr weichen die erforderlichen Verdauungsvorgänge von denen der Vollmilch-Verdauung ab, und der Darm wird vorübergehend zusätzlich belastet. Auch der Wechsel von Muttermilch auf Milchaustauscher bei Auftreten von Durchfall ist nicht zu empfehlen, da neben dem eben beschriebenen Nachteil auch die lokale Infektionsabwehr im Darm des Kalbes herabgesetzt wird, weil nur mit der Muttermilch (zumindest in den ersten 10–12 Tagen nach der Kalbung) erregerspezifische Antikörper in den Darm gelangen.

In den ersten 2 Lebenswochen ist für jedes Kalb ein eigener **Tränkeeimer** empfehlenswert. Die Tränkeverabreichung über »Nippeleimer« (Nuckeleimer) kommt dem Trinken an der Kuh am nächsten. Die Kälber werden am besten schon bei der ersten Biestmilchverabreichung an diese Tränketechnik gewöhnt. Die Tränkeeimer sollten nach jeder Benutzung mit heißem Wasser gereinigt und zwischen den Tränkezei-

Eigene Nachzucht

ten trocken (umgestülpt) gelagert werden. Vor der Benutzung ist es sinnvoll, sie wiederum mit heißem Wasser auszuspülen. Dies hat den Nebeneffekt, dass die eingefüllte Milch nicht zu rasch abkühlt – das ist besonders bei kalter Witterung und bei Iglu-Haltung von Vorteil. Die Saugnippel müssen regelmäßig zerlegt und gereinigt sowie erforderlichenfalls ausgetauscht werden, ansonsten können sie gefährliche Infektionsquellen darstellen.
Wenn den Kälbern **Kalttränke** verabreicht werden soll, so müssen sie von Anfang an an dieses Verfahren gewöhnt werden.

Anbieten von Wasser, Heu und Kraftfutter

Unabhängig davon, welches Aufzuchtverfahren bevorzugt wird, sollte der Landwirt immer bestrebt sein, durch frühes Anbieten von Wasser, Heu und Kraftfutter die *Vormagenentwicklung* der Kälber zu fördern (Abb. 10).
In diesem Sinne sollte den Kälbern bereits ab den ersten Lebenstagen **Wasser** stets zur freien Aufnahme zur Verfügung stehen. Gemäß der Tierschutz-Nutztierhaltungsverordnung (Seite 147 ff.) ist dies nach Ablauf der 2. Lebenswoche zwingend vorgeschrieben. Das Wasser sollte bei kalter Witterung – besonders bei Aufstallung in Iglus – stets leicht angewärmt werden. Wasser soll von den Kälbern schluckweise in den Pansen getrunken werden. Es darf deshalb auf keinen Fall über Nuckeleimer angeboten werden, weil sonst die Gefahr besteht, dass es unter Schluss der Schlundrinne in den Labmagen gelangt.
Für die sachgemäße Trinkwasserversorgung sind Selbsttränken oder übliche Eimer **(Abb. 12)** geeignet. Die oft geäußerte Befürchtung, die Kälber könnten sich mit Was-

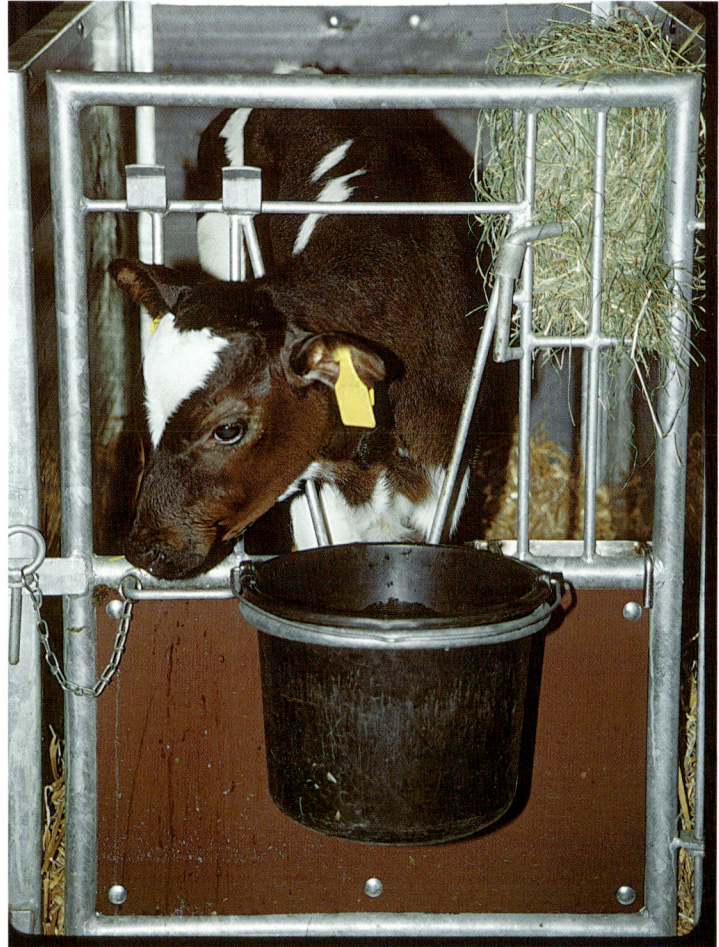

Abb. 12: Anbieten von Wasser für Kälber in Einzelhaltung.
Wasser einwandfreier Qualität sollte den Kälbern bereits ab den ersten Lebenstagen stets zur freien Aufnahme zur Verfügung stehen. Nach Ablauf der 2. Lebenswoche ist dies laut Tierschutz-Nutztierhaltungsverordnung zwingend vorgeschrieben! Wasser soll schluckweise von oben aus dem Eimer getrunken werden – man darf es auf keinen Fall über Nuckeleimer anbieten.

ser »übersaufen«, ist völlig unbegründet. Wenn Wasser immer zur freiwilligen Aufnahme angeboten wird, kann es keinerlei Schaden verursachen.
Wasser ist aus verschiedenen Gründen notwendig:

▶ Mit zunehmendem Alter wird der Flüssigkeitsbedarf durch die Tagesmilchmenge nicht mehr gedeckt.
▶ Die Kälber müssen auch zwischen den Tränkezeiten ihren Durst stillen können.

Allgemeine Vorbeugemaßnahmen

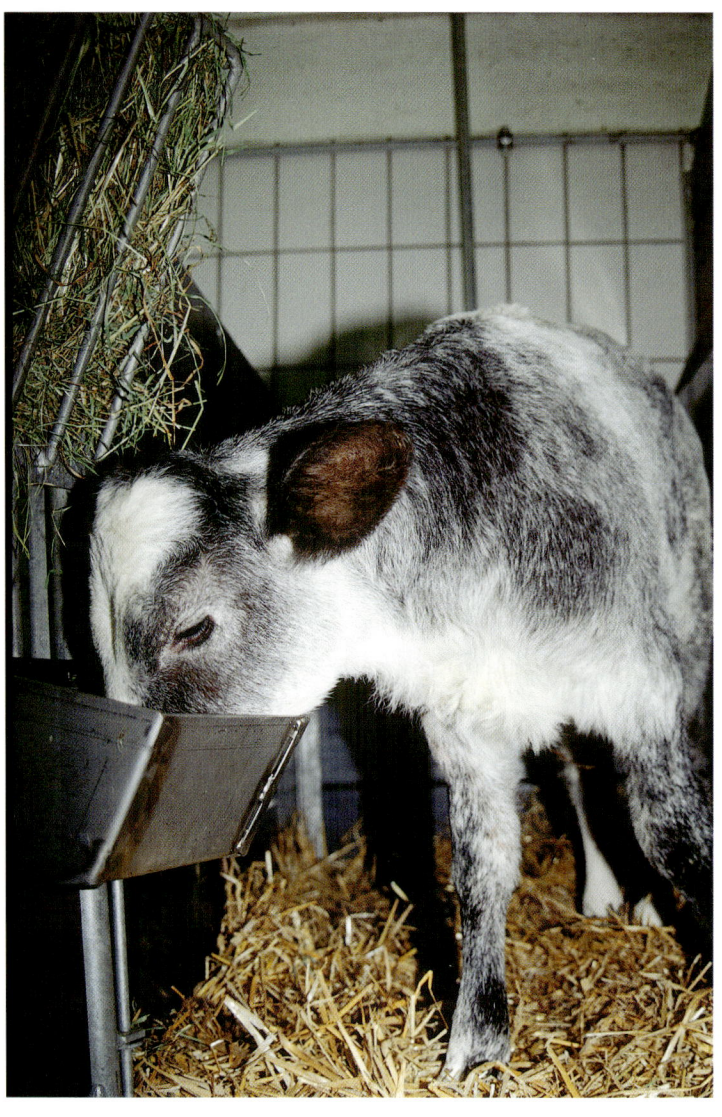

Abb. 13: Zufüttern von Kraftfutter.
Für eine rasche Vormagenentwicklung ist das frühzeitige Anbieten von Kraftfutter besonders wichtig. Spätestens zu Beginn der 2. Lebenswoche sollten kleine Mengen Kälberkorn zur freien Aufnahme vorgelegt werden. Dieses erst knapp 1 Woche alte Kalb der Rasse Weißblaue Belgier nimmt das erweiterte Nahrungsangebot bereits wahr.

▶ Wasser stimuliert die Festfutteraufnahme und ist für ein ausgeglichenes Vormagenmilieu erforderlich. So wird beispielsweise beobachtet, dass Kälber mit schwerer Pansenübersäuerung infolge Pansentrinken häufig große Mengen Wasser trinken. Dadurch kommt es zu einer Verdünnung der Säurekonzentration und vermutlich zur Verringerung des Reizes an der Schleimhaut.

Auch **Heu** und **Kraftfutter** sollte den Kälbern schon nach wenigen Lebenstagen (spätestens ab der 2. Lebenswoche) in kleinen Mengen zur freien Aufnahme angeboten werden. Dafür ist blattreiches Heu bester Qualität vorzusehen. Von besonderer Bedeutung für eine rasche Vormagenentwicklung ist die Zufütterung von Kraftfutter. Dieses wird zunächst in kleinen Mengen angeboten **(Abb. 13).** Es ist wichtig, dass es täglich frisch vorgelegt wird. Angefeuchtetes, nicht verbrauchtes Kraftfutter muss aus der Futterschale entfernt werden, da es sonst verschimmelt und Ursache für Verdauungsstörungen sein könnte.

Es ist bekannt, dass Kälber pelletiertes oder gequetschtes Kraftfutter lieber fressen als gemahlenes. Das Kraftfutter sollte bestimmten Ansprüchen genügen. Industriell hergestellte Formulierungen haben gegenüber Eigenmischungen den Vorteil, dass sie meist mit wichtigen Wirkstoffen angereichert und pelletiert sind.

Die Festfutteraufnahme kann ausschließlich über die angebotene Tagesmilchmenge gesteuert werden. Kälber, denen unvernünftigerweise große Mengen Vollmilch (Übermilch) getränkt werden, beginnen meist erst spät und in geringerem Maße mit der Aufnahme von Raufutter als solche, deren Tränkemenge beispielsweise nach

dem Frühentwöhnungsverfahren auf täglich 6 (bis 8) Liter begrenzt wird. Umgekehrt können die Kälber gewöhnlich erst dann entwöhnt werden, wenn sie täglich etwa 800–1 000 g Kraftfutter fressen.
Je fließender die Übergänge vom reinen Milchkalb zum Wiederkäuer gestaltet werden können, desto gleichmäßiger verläuft im allgemeinen die körperliche Entwicklung der Kälber.

Salzlecksteine

Salzlecksteine werden von den Kälbern erfahrungsgemäß gerne angenommen. Sie stimulieren sichtbar die Aufnahme von Wasser und somit indirekt auch die Festfutteraufnahme. Wie wissenschaftliche Untersuchungen an unserer Klinik gezeigt haben, können beispielsweise ältere Kälber mit Durchfall ihre Flüssigkeits- und Elektrolytverluste auf einfache Art und Weise ausgleichen, wenn ihnen ein Salzleckstein zur Verfügung steht und sie stets freien Zugang zu Wasser haben.
Zu den rechtlichen Grundlagen sowie verschiedenen Details bezüglich Haltung, Tränkung und Fütterung von Kälbern unterschiedlicher Altersgruppen sei ausdrücklich auf die ab Seite 147 abgedruckte Tierschutz-Nutztierhaltungsverordnung und die einschlägige Fachliteratur verwiesen.

2 Zukaufkälber

2.1 Allgemeines

Kälber werden meist von Fressererzeugern und Mästern zugekauft, eine geringere Bedeutung kommt dem Zukauf in Zuchtbetrieben zu. Je nach Produktionsrichtung, individueller Betriebsstruktur, Region und Rasse befinden sich diese Tiere zum Zeitpunkt der Vermarktung daher in sehr unterschiedlichem Alter.
Dies muss unter anderem bei der Einschätzung ihrer Ansprüche, der jeweiligen Krankheitsgefährdung oder ihres Reaktionsvermögens auf durchgeführte Impfungen unbedingt berücksichtigt werden.
Der **Gesundheitszustand** zugekaufter Kälber kann aus verschiedenen Gründen beeinträchtigt sein:
▶ Durch Stress unterschiedlicher Ursache (z. B. Transport, Vermarktung, Gruppenbildung, Stall- und Futterwechsel) kommt es letztendlich zu einer Herabsetzung der körpereigenen Abwehr, wodurch die Kälber »krankheitsanfälliger« werden.
▶ Während der Vermarktungsphase und in den ersten Wochen nach der Gruppenbildung im neuen Betrieb findet ein ständiger Austausch von Krankheitserregern statt. Gegen die »Keime der anderen« besitzen die Kälber meist keine spezifischen Schutzstoffe. Dies ist besonders dann der Fall, wenn größere Gruppen mit Kälbern unterschiedlichster Herkunft zusammengestellt werden.
▶ Erschwerend kommt hinzu, dass gerade in der Hauptvermarktungsphase (zwischen 4. und 8. Woche) der durch die Biestmilch erworbene passive Schutz nachlässt, ein nennenswerter aktiver Schutz jedoch noch nicht aufgebaut ist.
Aus all diesen und weiteren Gründen sind gehäufte Erkrankungen bei den zugekauften Kälbern vorprogrammiert. Damit auftretende Krankheiten rasch erkannt werden, bedarf es einer sorgfältigen Tierkontrolle besonders in den ersten etwa 3–4 Wochen nach Zukauf.

2.2 Grundsätze beim Zukauf

Um die Krankheitshäufigkeit von **Zukaufkälbern** zu senken, sollten bestimmte **Grundsätze** beachtet werden:
▶ Die Kälber sollten keinesfalls vor Ablauf der 2. Lebenswoche zugekauft werden, da sie in dieser Zeit besonders anfällig gegen *Durchfallerkrankungen* sind. Dass diese Forderung von sehr praktischer Bedeutung ist, zeigt ein Blick auf die am häufigsten auftretenden Krankheiten in Fressererzeuger- und Mastbetrieben. Während im norddeutschen Raum Durchfall unmittelbar nach »Rindergrippe« rangiert, kommt dieser Krankheit in süddeutschen Zukaufbetrieben weit weniger Bedeutung zu.
Dies liegt hauptsächlich daran, dass schwarzbunte und rotbunte Kälber häufig bereits im Alter von ca. 2 Wochen oder gar noch jünger vermarktet werden.
Bei der in Süddeutschland dominierenden Rasse Deutsches Fleckvieh liegt der Hauptvermarktungszeitraum dagegen zwischen der 4. und 8. Woche.
▶ Es sollte jeweils auf die *Herkunft der Kälber* geachtet werden. Am günstigsten wäre es sicherlich, wenn die Tiere aus wenigen bekannten Betrieben der Region zugekauft würden. Des Weiteren wäre es von Vorteil, wenn die Kälber vom Käufer persönlich ausgesucht und transportiert würden.
▶ Bezüglich des *Alters* und des *Entwicklungszustandes* sollten homogene (gleichmäßige) Gruppen zusammengestellt werden. Die Qualität der zugekauften Kälber kann vom Käufer leichter beurteilt werden, wenn ihm die wesentlichen Merkmale

Allgemeine Vorbeugemaßnahmen

gesunder bzw. kranker Kälber geläufig sind (siehe hierzu die Seiten 9–17). Grundsätzlich sind sowohl ausgezehrte als auch mastige Kälber krankheitsanfälliger als normal ernährte.
▶ Die zugekauften Kälber sollten mindestens in den ersten 3–4 Wochen in einem Quarantänestall untergebracht werden. Dieses Stallabteil im Rein-Raus-Verfahren zu betreiben sowie eine gründliche Reinigung mit Dampfstrahler zwischen den einzelnen Belegungen sind unverzichtbare Maßnahmen zur Absenkung der Keimbelastung. Während der ersten ca. 4 Wochen nach Zukauf sind die Kälber vermehrt krankheitsgefährdet (siehe oben und Rindergrippe). In dieser Zeit reagieren sie besonders sensibel auf Stallklimamängel.

Die Mindestansprüche der Kälber in Bezug auf die wesentlichen Stallklimafaktoren sind in der ab Seite 147 abgedruckten Tierschutz-Nutztierhaltungsverordnung aufgeführt. Grundsätzlich sind gesunde Kälber bei trockener und zugfreier Unterbringung gegenüber niedrigen Umgebungstemperaturen unempfindlich. Eine Aufstallung in Kalt- oder Offenställen wäre im Sinne der Krankheitsvorbeuge von Vorteil. Schon bei der Auswahl der Kälber müsste mehr darauf geachtet werden, ob sie für die jeweilige Stallform geeignet sind. Für Tiere aus Iglu-Haltung bietet der Kaltstall die ideale Folgeaufstallung. In Warmställen sind sie erfahrungsgemäß krankheitsanfälliger. Umgekehrt kann man im Warmstall aufgezogene Kälber nicht zu jeder Jahreszeit plötzlich in einen Kaltstall verbringen. Es sollte möglichst konsequent eine Aufstallungsart (kalt oder warm) beibehalten werden. Dies zu verwirklichen, ist in Fressererzeuger- und Mastbetrieben nicht immer möglich – ein entsprechender Eintrag im Kälberpass wäre eine denkbare Information für den Käufer.

2.3 Einstellungsuntersuchung und Gesundheitskontrolle in den ersten 2–4 Wochen nach Zukauf

Der Käufer eines Kalbes hat grundsätzlich die berechtigte Erwartung, ein gesundes Kalb zu erwerben.
Es kann jedoch davon ausgegangen werden, dass ein Teil der vermarkteten Kälber mit – teils bekannten, teils unbekannten – Mängeln behaftet ist. Falls diese angeborenen oder erworbenen Mängel die Leistungsfähigkeit wesentlich beeinträchtigen, sollten betroffene Kälber zurückgegeben oder ein Preisnachlass vereinbart werden. Werden solche Tiere behalten, so wäre es empfehlenswert, sie vom Tag des Zukaufes an gezielt zu behandeln.

Tierärztliche Einstellungsuntersuchung

Die mit Abstand effektivste Möglichkeit, Gesundheitsmängel bei den zugekauften Tieren festzustellen, stellt eine **tierärztliche Einstellungsuntersuchung** der Kälber am Tag des Zukaufes (spätestens am darauf folgenden) dar. Dabei wird der geschulte Tierarzt innerhalb kürzester Zeit die wesentlichen Gesundheitsmängel erfassen.
Überprüft werden unter anderem:
▶ Die *Körpertemperatur* (wird vom Landwirt gemessen; vergleiche »tägliche Temperaturkontrollen«, Seite 31),
▶ das *Erscheinungsbild* (der optische Eindruck; z. B. Körperhaltung, Verhalten, Schleimhautfarbe, Beschaffenheit des Haarkleides [insbesondere Ektoparasitenbefall oder Hautpilzerkrankung sowie auf bestehenden oder zurückliegenden Durchfall hinweisende Anzeichen wie Kotverschmutzung oder umschriebener Haarausfall], Nasen- oder Augenausfluss, Sekretverschmutzung des Gehörgangs, Bauchumfang),
▶ der *Nabel* (Entzündung oder Bruch),
▶ die *Gliedmaßen* und *Gelenke* (Verkrümmung, Entzündung),
▶ das *Herz* und die *Lungen* durch kurzes Abhören auf angeborene Herzfehler und gegebenenfalls bereits bestehende Lungenentzündung.

Dies erscheint sehr aufwändig; der geübte Untersucher bewältigt dieses »Programm« jedoch in einer Zeit von etwa einer Minute. Diese Einstellungsuntersuchung macht sich dann »bezahlt«, wenn entsprechende Konsequenzen aus den erhobenen Befunden gezogen werden.
Folgende Handlungsweise wäre empfehlenswert:
▶ *Rückgabe* des Kalbes oder Preisnachlass, gegebenenfalls gezielte Behandlung bei angeborenem Herzfehler, Nabelbruch, schwerer Nabelentzündung, vielörtlicher Gelenksentzündung, fortgeschrittener (chronischer) Lungenentzündung (besonders wenn umfangreiche Lungenbezirke bereits unheilbar geschädigt sind – dies ist beim Abhören der Lunge einfach und sicher zu erkennen!), sonstigen erheblichen Schäden.

▶ *Gezielte Behandlung* bei Blutarmut, Ektoparasitenbefall, Hautpilzerkrankung, Nabelentzündung, Lungenentzündung (falls die eingetretenen Schäden noch nicht zu umfangreich sind).

Temperaturkontrolle

Für zugekaufte Kälber sind die ersten 2–4 Wochen nach Zukauf die Zeit mit der größten Krankheitsgefährdung. Die mit Abstand bedeutendste Erkrankung ist in dieser Zeit die Rindergrippe. Die besten Behandlungsaussichten bestehen bei dieser Erkrankung, wenn die Krankheit früh erkannt und dann umgehend sachgemäß behandelt wird (vergleiche Seite 62 ff.).

Da bei der akuten Lungenentzündung ein Anstieg der **Körpertemperatur** als frühes Krankheitssymptom auftritt, bewährt es sich – je nach Dynamik der Durchseuchung – in den ersten 2–4 Wochen nach Zukauf täglich einmal die Körpertemperatur zu messen. Dies ist bei im Fanggitter fixierten Kälbern mit Hilfe eines elektronischen Thermometers leicht möglich.

Diese Empfehlung mag auf den ersten Blick praxisfremd erscheinen. Auf diese Art und Weise können jedoch frühe Krankheitsstadien der Rindergrippe erfasst werden. Das ist die wichtigste Voraussetzung für eine erfolgreiche und kostengünstige Behandlung.

Bei Haltungsformen mit Automatentränkung steht meist keine Fixiermöglichkeit für Kälber zur Verfügung. Aus diesem Grunde wird gegenwärtig an Methoden gearbeitet, die Körpertemperatur der Kälber sowie bestimmte Kriterien für Krankheit bzw. Gesundheit während des Trinkens am Automaten zu erfassen und aufzuzeichnen. Sollten diese Bemühungen erfolgreich verlaufen, ergäbe sich ein erheblicher Fortschritt in der Gesundheitskontrolle derart gehaltener Kälber.

3 Impfungen

Verschiedene **Impfungen** können zur Verbesserung der Abwehrlage (des Immunstatus) eines Rindes beitragen. Gegen folgende Kälberkrankheiten stehen derzeit Impfstoffe zur Verfügung:

> **Kälberkrankheiten, gegen die geimpft werden kann:**
> ▶ Neugeborenen-Durchfall
> ▶ Salmonellose
> ▶ BVD-MD
> ▶ »Rindergrippe« (gegen Viren, Bakterien und Mykoplasmen)
> ▶ BRSV-Infektion
> ▶ BHV1-Infektion (IBR)
> ▶ Trichophytie
> ▶ Wundstarrkrampf

Es wäre unangebracht und aus tierärztlicher Sicht sogar unverantwortlich, an dieser Stelle pauschale Impfempfehlungen zu geben. Letztendlich müssen durchzuführende Impfmaßnahmen immer auf die Belange eines Betriebes zugeschnitten sein. Dabei sind jeweils betriebsspezifische Faktoren, das Alter und der Immunstatus der Impflinge und nicht zuletzt auch marktpolitische und regionale Rahmenbedingungen zu berücksichtigen, wie dies beispielsweise bei BHV1 (und neuerdings in einzelnen Regionen auch bei BVD-MD) der Fall ist.

Dem Tierarzt obliegt dabei die Pflicht, den Landwirt über die Möglichkeiten, aber auch die Grenzen – gegebenenfalls die Gefahren – einer Impfung aufzuklären. Die Tatsache, dass dies häufig nicht in ausreichendem Maße geschieht, führt zu zahlreichen Ernüchterungen und Enttäuschungen in diesem Zusammenhang. Allein ein Blick auf die verschiedenen Arten von Impfstoffen (Industrievakzinen, stallspezifische Impfstoffe, Lebendimpfstoffe, Totimpfstoffe, Monoimpfstoffe, Kombinationsimpfstoffe, markierte Impfstoffe) mag die Komplexität in diesem Bereich verdeutlichen.

Die Kälber selbst können geimpft oder die Impfung kann in Form einer Muttertierimpfung durchgeführt werden. Die bekannteste derartige Impfung stellt die Muttertierimpfung gegen Rota- und Corona-Viren im Rahmen der Vorbeuge gegen Neugeborenen-Durchfall dar. Der Nutzen der Muttertierimpfung ist eng an die Kolostrumversorgung geknüpft (siehe Seite 21).

Verschiedene Anmerkungen zu einzelnen Impfungen sind jeweils im Abschnitt »Vorbeuge« bei der Beschreibung der Krankheiten zu finden.

Abschließend noch einige Anmerkungen zur Frage der Möglichkeiten bzw. Grenzen von Impfmaßnahmen:

Häufig zeigt sich, dass sowohl Landwirte als auch Tierärzte zu große Erwartungen in die krankheitsverhindernde Wirkung von Impfungen setzen. Deshalb sei noch einmal darauf hingewiesen, dass die meisten Impfungen nicht sicher vor der jeweiligen Erkrankung schützen können – zumindest aber wird in vielen Fällen durch die korrekt durchgeführte Impfung das *Erkrankungsrisiko* in unterschiedlichem Ausmaß gesenkt. Gerade bei Faktorenkrankheiten wie der Rindergrippe oder dem Neugeborenen-Durchfall kann der volle Nutzen aus Impfungen nur dann

Allgemeine Vorbeugemaßnahmen

gezogen werden, wenn parallel auch die Haltungsbedingungen den Erfordernissen der Tiere angepasst werden können.

Die **Grenzen von Impfungen** sollen noch an zwei **Beispielen** verdeutlicht werden:
- So ist es von entscheidender Bedeutung zu wissen, dass auch ein regelmäßig BHV1-geimpftes Rind unter besonderen Voraussetzungen (insbesondere in Stresssituationen) Virus ausscheiden kann.
- Eine wenig bekannte Tatsache ist auch, dass ein BVD-Virämiker durch keinerlei Impfmaßnahmen davor geschützt werden kann, irgendwann in seinem Leben tödlich an Mucosal Disease zu erkranken.

Anmerkungen zu Impfmaßnahmen in Zukaufbetrieben (Fressererzeugung, Mast):
- Die kritische Phase umfasst die ersten 3–4 Wochen nach Zukauf.
- Der Aufbau einer Immunität bei gesunden Kälbern nimmt mindestens 1 Woche in Anspruch.

- Die Immunantwort gestresster und/oder bereits erkrankter Tiere ist beeinträchtigt.
- Die zugekauften Kälber haben meist einen sehr unterschiedlichen Immunstatus.
- Das Immunsystem von Kälbern (besonders von sehr jungen) ist noch nicht ausgereift.
- Impfungen stellen vorübergehend eine zusätzliche Belastung für die Kälber dar.
- Eine alles abdeckende Impfung ist nicht möglich (Faktorenkrankheit!).

3 Häufig begangene Fehler in der Kälberhaltung

1 Einsatz so genannter »Diät- oder Ersatztränken«

In der Vergangenheit wurde empfohlen, bei Durchfall die Milch abzusetzen und stattdessen, so lange Durchfall besteht oder zumindest »einige Tage lang«, nur Glukose-Elektrolyttränken zu verabreichen. Leider wird diese Vorgehensweise vielerorts auch gegenwärtig noch praktiziert, obwohl auf Grund neuer Erkenntnisse diese Empfehlung nicht mehr aufrechterhalten werden kann. Heute weiß man nämlich, dass der Energiebedarf der

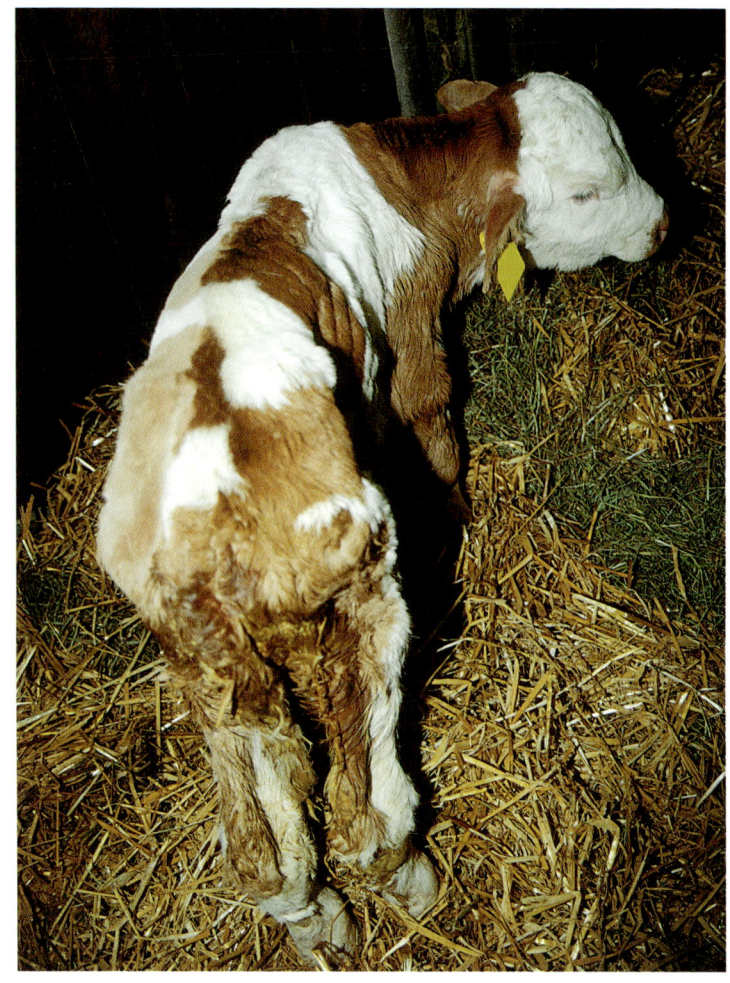

Abb. 14: Abgemagertes Kalb infolge unnötiger Diät.
Auf Grund überholter Diätvorstellungen wird den Kälbern während des Durchfalls leider noch häufig tagelang die Vollmilchtränke entzogen. Durch die Tränkung mit so genannten Diät- oder Ersatztränken kann der Energiebedarf der Kälber nicht gedeckt werden. Solche Kälber sterben oft erst nach Wochen an Erschöpfung. Sie verhungern regelrecht unter der Diät.

Häufig begangene Fehler in der Kälberhaltung

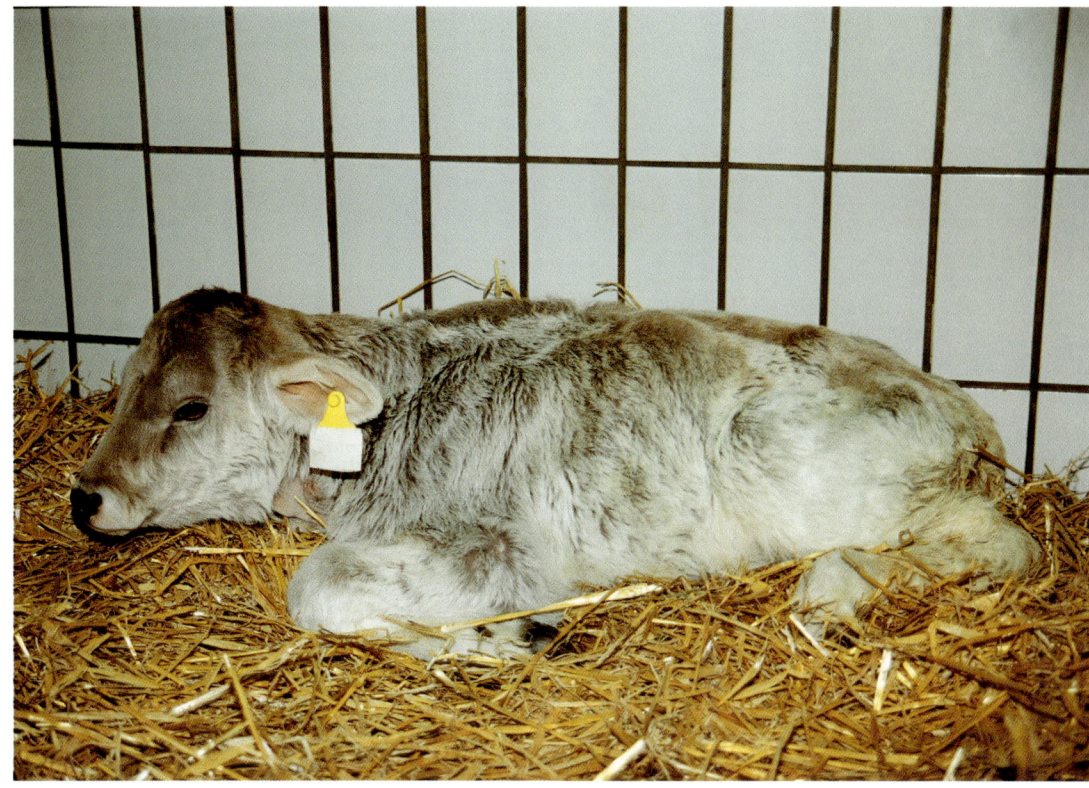

Abb. 15: Nach mehrtägigem Milchentzug und Tränkung mit so genannter Ersatztränke abgemagertes Kalb.
Derart geschwächte Kälber sind erfahrungsgemäß gegenüber anderen Erkrankungen sehr viel anfälliger als Kälber, die sich in guter körperlicher Verfassung befinden.

Kälber mit den meisten dieser Tränken nicht annähernd gedeckt werden kann.
Kälber, denen mehrere Tage die Vollmilch entzogen wird, magern zusehends ab. Derart geschwächte Tiere sind natürlich gegenüber anderen Erkrankungen sehr viel anfälliger. Wenn sie nicht an Durchfall oder irgendwelchen Folgekrankheiten (z.B. Rindergrippe) sterben, so verenden sie oft nach Tagen oder gar erst nach einigen Wochen an Erschöpfung – die Kälber verhungern regelrecht unter der Diät **(Abb. 14, 15, 16, 17 und 23).**

Es ist keine Seltenheit, dass in Betrieben über mehr oder weniger lange Zeiträume zahlreiche Kälber aus den genannten Gründen dahinsiechen. Auf der Suche nach der Ursache wird meist nach allen möglichen Erregern und anderen spektakulären Zusammenhängen gefahndet, an den Hungertod durch Energiemangel wird aus unerklärlichen Gründen in der Regel nicht gedacht.
Im Gefolge dieser »traditionellen« Empfehlungen zur Diät – und nicht zuletzt wohl auch aus wirtschaftlichen Gründen – wurde in den letzten Jahren der Markt von einer Vielzahl von »Diät- und Ersatztränken« überschwemmt. Die Erfahrungen an unserer Klinik (jährlich allein ca. 600 Kälber mit Neugeborenen-Durchfall!) sowie unzählige Beratungsgespräche mit Landwirten und Tierärzten belegen, dass durch die weit verbreitete Verabreichung solcher »Diät- und Ersatztränken« sowie durch fälschlicherweise als Milchersatz gegebene Elektrolyttränken (die als Zwischentränken zu den Milchmahlzeiten angeboten werden müssen; siehe Tränkeplan Seite 43) erheb-

Einsatz so genannter »Diät- oder Ersatztränken«

liche Schäden an den Kälbern angerichtet werden.

> **Neuere wissenschaftliche Untersuchungen haben zudem bewiesen, dass das Durchfallkalb keine Diät braucht.**

Dabei wurde der Krankheitsverlauf und die Gewichtsentwicklung der Kälber beurteilt, je nachdem, ob sie während der Durchfallphase mit Vollmilch weitergetränkt oder die früher empfohlene Diätregelung eingehalten wurde. Des Weiteren wurde untersucht, in welchem Maße Kälber mit Durchfall in der Lage sind, Milch zu verdauen.

Die Ergebnisse können wie folgt zusammengefasst werden:
- Kälber mit Durchfall können die Milchinhaltsstoffe annähernd so gut verwerten wie gesunde Kälber.
- Bezüglich der Krankheitsdauer und dem Krankheitsverlauf ergaben sich zwischen den unterschiedlich getränkten Kälbern beider Gruppen keine nennenswerten Unterschiede. Dies beweist, dass Vollmilch dem Durchfallkalb nicht schadet!
- Kälber mit beibehaltener Vollmilchtränke (siehe hierzu den Tränkeplan auf Seite 43) nahmen trotz Durchfall an Gewicht zu (zum Teil in erstaunlicher Weise), die Kälber mit Diätregelung nahmen dagegen ab. Dies ist das allerwichtigste Ergebnis! Die **Abb. 17** und **18** belegen in eindrucksvoller Weise die unterschiedliche Entwicklung von mit Vollmilch weitergetränkten Kälbern im Vergleich zu solchen, die während des Durchfalls eine »Diätphase« ertragen mussten.

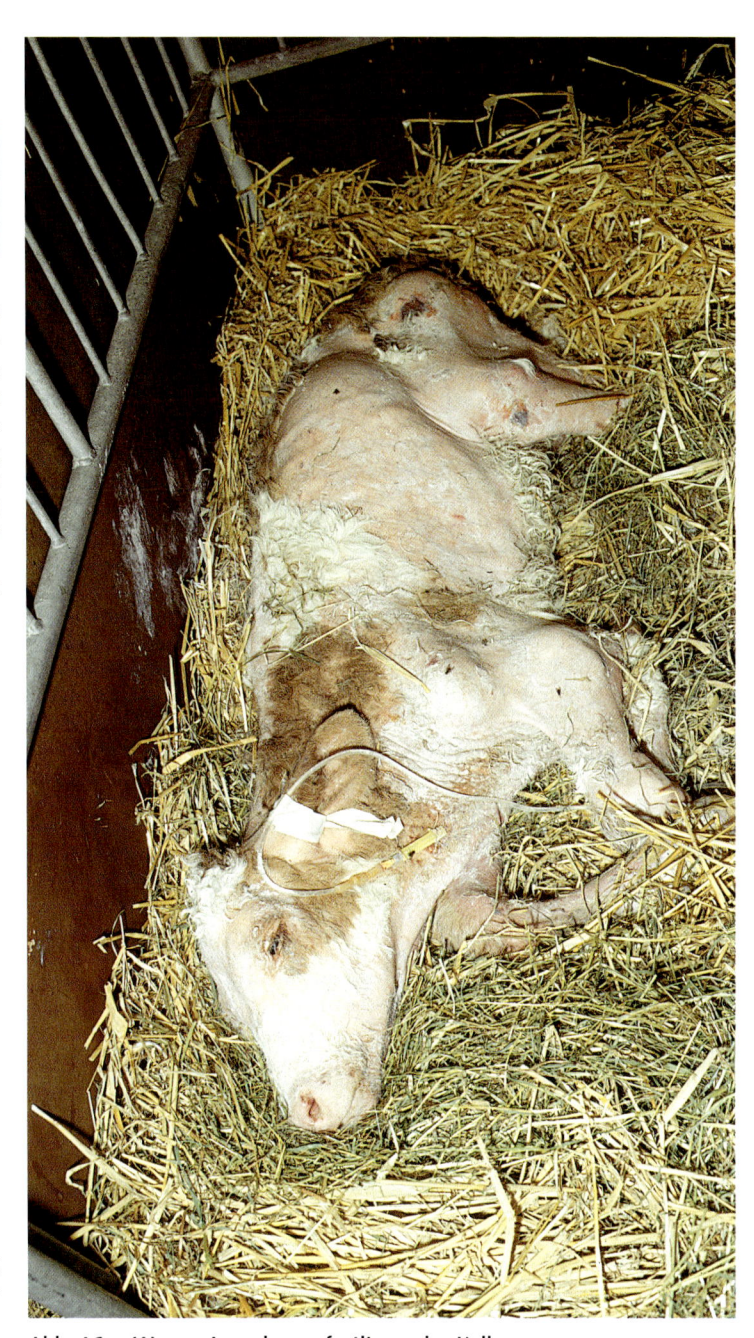

Abb. 16: Wegen Auszehrung festliegendes Kalb.
Es wurde über 1 Woche lang von der Vollmilchtränke abgesetzt, stattdessen wurde es mit einer »Diättränke« getränkt.

Häufig begangene Fehler in der Kälberhaltung

Vor dem Hintergrund dieser wissenschaftlichen Erkenntnisse und der jahrelangen praktischen Erfahrungen an Tausenden von Durchfallkälbern in unserer Klinik sowie in zahlreichen landwirtschaftlichen Betrieben ist dringend davon abzuraten, bei Durchfall die Milch abzusetzen. Der auf Seite 43 abgedruckte **Tränkeplan** für Kälber mit Neugeborenen-Durchfall hat sich in den vergangenen Jahren hervorragend bewährt und ist deshalb sehr zu empfehlen.

Neben dem offensichtlichen Problem des Energiemangels können sich beim »vorschriftsmäßigen« Einsatz der hier zur Diskussion stehenden Tränken noch weitere Probleme ergeben.

▶ Wie der Tabelle 6 (Seite 43) entnommen werden kann, setzt sich der Gesamt-Flüssigkeitsbedarf von Kälbern mit Durchfall aus 3 Anteilen zusammen:
– Dem **gewichtsabhängigen Grundbedarf** (ca. 10 % der Körpermasse des Kalbes),
– den **bereits eingetretenen Flüssigkeitsverlusten** (abschätzbar am Austrocknungsgrad der Kälber; **Tabelle 4**),
– den **laufenden Flüssigkeitsverlusten** (je nach Schwere des Durchfalls bis zu 7–8 Liter bei einem durchschnittlich schweren Kalb; **Tabelle 3**).

Viele der während Durchfallphasen als **Alleintränke** empfohlenen Tränken sollen nach Angaben der Hersteller in Mengen von 2(bis 3) × 2 Litern gegeben werden. Dass dadurch der Flüssigkeitsbedarf der meisten Durchfallkälber nicht annähernd gedeckt werden kann, ist angesichts eben aufgezeigter Bedarfswerte offensichtlich. Somit sind sie schon aus diesem Grund als Alleintränken nicht geeignet.

▶ Verschiedene »Diät- und Ersatztränken« enthalten Zucker oder Stärke pflanzlicher Herkunft (z. B. Leinsamen- oder Haferprodukte). Diese Tränken werden den Kälbern oft über Drencher oder Schlauch eingeschüttet, wodurch sie direkt in den Hauben-Pansen-Raum gelangen. Da junge Milchkälber noch keine nennenswerten Mengen an Enzymen für die Verdauung pflanzlicher Futterstoffe besitzen, vergären diese Tränkenbestandteile in den Vormägen, woraus sich eine **Pansenübersäuerung** mit schlimmsten Folgen entwickeln kann (siehe Pansentrinken, Seite 83 ff. und Gefahren der Zwangstränkung, Seite 38).

▶ Der Forderung vieler Landwirte, durch gezielte Behandlungsmaßnahmen den Durchfall zu stoppen, kann bei objektiver Betrachtung nicht nachgekommen werden, weil es »die Spritze gegen den Durchfall« nicht gibt. Vor diesem Hintergrund sind in den letzten Jahren jedoch mehrere Hersteller dazu übergegangen, Ersatztränken mit bestimmten **Inhaltsstoffen**, die im Darm **aufquellen** und größere Mengen Flüssigkeit binden, anzubieten. Bei Anwendung derartiger Tränken (besonders dann, wenn sie zu konzentriert oder zusammen mit darmberuhigenden Medikamenten gegeben werden) kann es zu einer **Darmanschoppung (Darmverstopfung)** kommen, an der die Kälber elendig sterben (siehe auch Seite 99 ff.). Hinzu kommt, dass Flüssigkeit, die im Darm gebunden wird, natürlich trotzdem dem Kreislaufsystem fehlt. Nicht selten werden uns Kälber in die Klinik gebracht, die nach Verabreichung solcher Tränken zwar keinen Durchfallkot mehr absetzen, jedoch stark ausgetrocknet sind.

▶ Parallel mit dem zunehmenden Einsatz von »Diät- und Ersatztränken« sowie von Flüssigkeits-Elektrolyttränken kam es in der Vergangenheit zu Fällen von **Kochsalzvergiftungen** (siehe auch Seite 125 ff.).
Die zwei Hauptursachen hierfür sind:
– Eine zu hohe Konzentration genannter Tränken (nach dem Motto »viel hilft viel«),
– Auflösung und Verabreichung in Milch oder Milchaustauscher anstatt in Wasser. Letzteres ist schon alleine deshalb abzulehnen, weil dadurch die Labgerinnung und weitere »Milchverdauungsvorgänge« beeinträchtigt werden können.

Mögliche Probleme beim Einsatz von Diät- oder Ersatztränken sowie von fälschlicherweise als Milchersatz verwendeten Flüssigkeits-Elektrolyttränken:
▶ Energiemangel,
▶ Flüssigkeitsmangel,
▶ unzureichende Verdauung pflanzlicher Inhaltsstoffe,
▶ Pansenübersäuerung,
▶ Darmanschoppung (Darmverstopfung),
▶ Kochsalzvergiftung,
▶ Beeinträchtigung der Labgerinnung und weiterer Verdauungsvorgänge bei Einmischen in Milch.

Einsatz so genannter »Diät- oder Ersatztränken«

Anmerkungen zum Einsatz von Flüssigkeits-Elektrolyttränken beim Durchfallkalb:

- Sie sind **lebensrettend** in Form von *Zwischentränken,* weil sie die Flüssigkeits- und Elektrolytverluste ersetzen (siehe Tränkeplan, Seite 43).
- Sie sind **kein Mittel gegen Durchfall,** deshalb sollte ihr Einsatz nicht abgebrochen werden, wenn der Durchfall nach wenigen Tagen nicht aufhört.
- Sie sind **kein Ersatz von Milch,** weil sie nicht annähernd den Energiebedarf der Kälber decken können.
- Sie müssen genau nach Vorschrift der Hersteller mit Wasser zubereitet werden, ansonsten besteht die Gefahr einer Kochsalzvergiftung.
- Sie dürfen nicht in Milch gegeben werden, weil dadurch die Labgerinnung und andere Verdauungsvorgänge ungünstig beeinflusst werden.
- Die meisten der am Markt angebotenen »Diät- oder Ersatztränken« sind für den Zweck des Flüssigkeits-Elektrolytersatzes nicht geeignet.

Jeweils 3 Wochen alte Kälber nach 2 Wochen andauerndem Durchfall.
Abb. 17: Das obere Kalb liegt wegen hochgradiger Auszehrung fest. Dieses Kalb wurde während des Durchfalls ausschließlich mit so genannten »Diät- oder Ersatztränken« getränkt.

Abb. 18: Das untere Kalb befindet sich in gutem Ernährungszustand. Es wurde während des 2 Wochen andauernden Durchfalls stets nach dem auf Seite 43 abgedruckten Tränkeplan getränkt. In dieser Zeit hatte es fast 6 kg zugenommen!

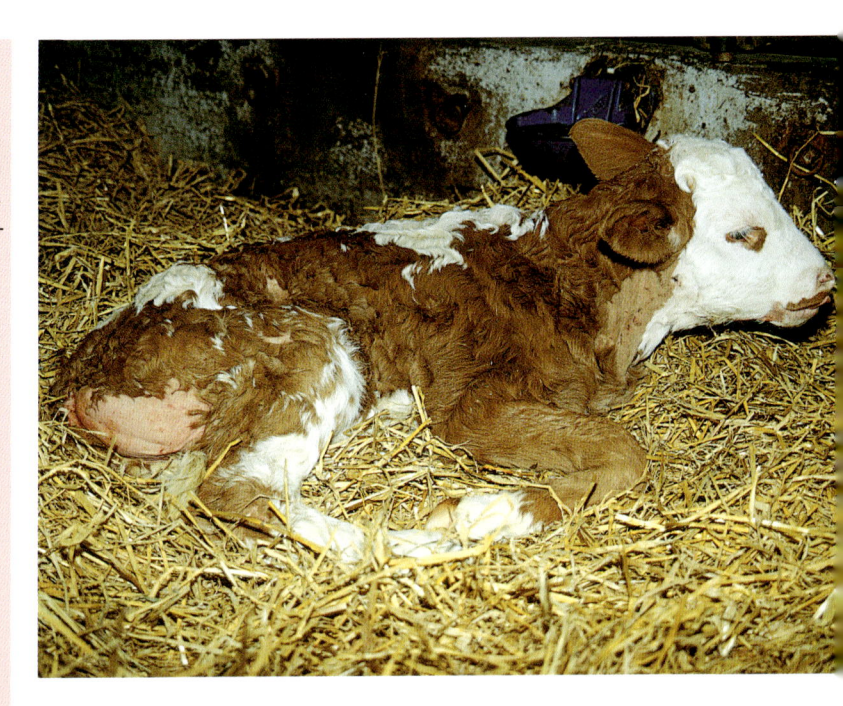

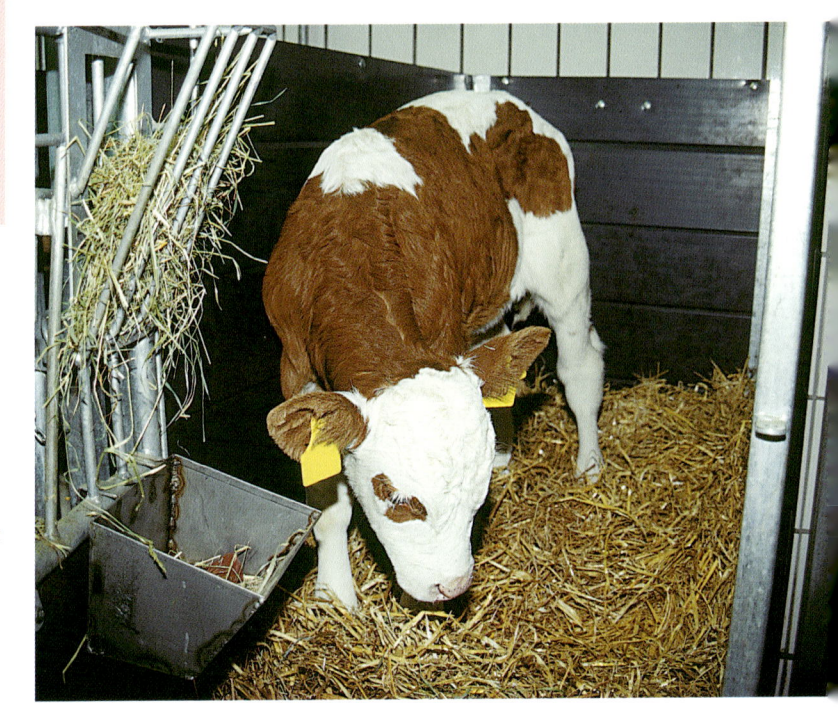

Häufig begangene Fehler in der Kälberhaltung

Schlussbemerkung zu »Diät- oder Ersatztränken« und Flüssigkeits-Elektrolyttränken:
▶ Neueste wissenschaftliche Untersuchungen haben bewiesen, dass Durchfallkälber keine Diät brauchen.
▶ Da aus medizinischer Sicht kein Bedarf besteht, verwundert es umso mehr, dass eine Vielzahl so genannter »Diät- und Ersatztränken« am Markt angeboten und auch verkauft wird. Zudem entbehrt die Zusammensetzung vieler Tränken jeglicher wissenschaftlicher Grundlage. Deshalb werden sie in der Regel auch als Futtermittel und nicht als Arzneimittel deklariert (für Arzneimittel ist eine Zulassung erforderlich!).
▶ Von »Diät- und Ersatztränken« müssen Flüssigkeits-Elektrolyttränken klar unterschieden werden. Letztere sind aus der Behandlung durchfallkranker Kälber nicht mehr wegzudenken. Flüssigkeits-Elektrolyttränken ersetzen die Verluste, die das Durchfallkalb erleidet. Im Einzelnen sind dies Wasser, Elektrolyte und Puffersubstanzen. Diese Tränken müssen nicht als Energielieferant fungieren, weil zu diesem Zweck die Kuhmilch in idealer Weise geeignet ist. Gute Elektrolyttränken haben deshalb nur einen geringen Energiegehalt, wobei die Energieträger (z. B. Traubenzucker) vornehmlich dem Zweck dienen, die Aufnahme der Elektrolyte und Puffer aus dem Darm ins Blut zu verbessern.
Gegenwärtig gibt es wenige brauchbare Flüssigkeits-Elektrolyttränken am Markt. Die Hersteller sollten diese nicht länger als Alleintränken, sondern als Zwischentränken zu den Milchmahlzeiten empfehlen (siehe Tränkeplan, Seite 43). Erste Bemühungen einzelner Firmen in diese Richtung zeichnen sich erfreulicherweise ab. Siehe auch Anmerkungen zum Einsatz von Flüssigkeits-Elektrolyttränken (Seite 37).

2 Zwangstränkung

Die leider häufig praktizierte Maßnahme, trinkschwache Kälber zwangszutränken, kann zu einer eigenständigen, bisweilen tödlich verlaufenden Erkrankung führen. Im Gegensatz zur aktiven Tränkeaufnahme kann sich bei der **Zwangstränkung** mit Drencher oder Schlundsonde die Schlundrinne (Magenrinne), die normalerweise die abgeschluckte Milch an den Vormägen vorbei in den Labmagen leitet, nicht schließen, weil die Tränke mit den Reizempfängern, die sich in der Rachenwand befinden, nicht in Berührung kommt. Die gesamte eingeschüttete Tränke gelangt deshalb immer in den Hauben-Pansenraum.
Wir bezeichnen dies als »**erzwungenes Pansentrinken**«. Beim Einschütten der Tränke mit der Flasche oder beim so genannten Einmelken der Tränke ins Maul ist die Situation nicht wesentlich anders, hier besteht zudem noch die Gefahr, dass den Kälbern Tränke in die Lunge läuft, wodurch schwere (schlecht bis nicht zu heilende) Lungenentzündungen entstehen können. Beim gesunden Milchkalb kann in begrenztem Umfang Vormageninhalt in den Labmagen weitertransportiert werden.
In vielen Fällen staut sich jedoch die eingeschüttete Tränke in den Vormägen, und es kommt zu den bisweilen schlimmen Folgen, wie sie beim Pansentrinken auf Seite 83 ff. beschrieben sind. Dabei besteht wenig Unterschied, ob Milch, Milchaustauscher, »Diät- oder Ersatztränke« oder eine energiereiche Elektrolyttränke eingeschüttet wurde. Aus all diesen Gründen muss von der Zwangstränkung strikt abgeraten werden.
Von diesem Grundsatz gibt es nur zwei Ausnahmen:
▶ Die Verabreichung von jeweils 1,5 Litern Erstkolostrum im Abstand von ca. 2–3 Stunden mit der Sonde, wenn das Kalb trotz aller Bemühungen die Kolostralmilchaufnahme in den ersten Lebensstunden verweigert.
▶ Die Eingabe reiner Flüssigkeits-Elektrolyttränken mit der Sonde in Mengen von 1–2 Litern bei Durchfallkälbern in Mutterkuhhaltung, welche die im Nippeleimer angebotene Zwischentränke verweigern, weil sie nur an der Zitze der Mutter trinken.
Im Übrigen haben trinkschwache Kälber meist ein anderweitiges Krankheitsproblem. Sie sollten deshalb rechtzeitig einem Tierarzt zur Untersuchung vorgestellt und von diesem gezielt behandelt werden (siehe Trinkschwäche, Seite 137 ff.). Zwangstränkung mit Drencher oder Maulsonde, gegebenenfalls bis zum Tod, ist schon allein aus Gründen des Tierschutzes abzulehnen.

4 Kälberkrankheiten

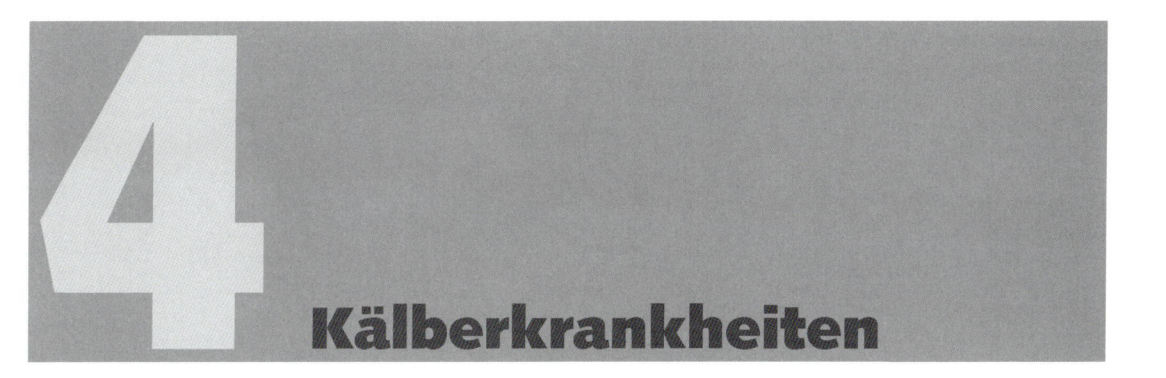

1 Infektionskrankheiten

1.1 Neugeborenen-Durchfall

Ungeachtet der jeweiligen Ursache spricht man dann von Neugeborenen-Durchfall, wenn die Kälber innerhalb der ersten 2–3 Lebenswochen an Durchfall erkranken. Er ist nach wie vor die häufigste und verlustreichste Erkrankung junger Kälber.

Angaben über durchschnittliche Erkrankungsraten verharmlosen nach eigener Anschauung das Problem, da in zahlreichen Aufzuchtbetrieben zu bestimmten Zeiten (besonders in der kalten Jahreszeit sowie dann, wenn viele Kälber gleichzeitig geboren werden) fast jedes Kalb an Durchfall erkrankt. Zu einer Verschärfung des Problems kommt es häufig auch bei der Vergrößerung eines Bestandes (erhöhter Keimdruck auf Grund einer größeren Anzahl neugeborener Kälber, geringere Betreuungsintensität für das einzelne Kalb).

Auch wenn die meisten Kälber nicht an den Folgen des Durchfalls sterben, so treten in vielen Problembeständen doch erhebliche Verluste auf. Unter anderem

- durch Kümmern sowie erhöhte Anfälligkeit dadurch geschwächter Kälber gegenüber anderen Krankheiten wie Lungenentzündung oder Pansentrinken,
- durch Kosten für tierärztliche Leistungen und Medikamente im Rahmen von Vorbeuge- und Behandlungsmaßnahmen.

Schwer wiegender als diese wirtschaftlichen Verluste ist oft gerade in »Problembetrieben« die seelische Belastung der die Kälber versorgenden Person(en) – vom Leid der kranken Kälber ganz zu schweigen.

1. Ursachen

Gegenwärtig kann man davon ausgehen, dass bei bestandsweise gehäuft auftretenden Durchfallerkrankungen neugeborener Kälber verschiedene Erreger, meist in Form von Mischinfektionen, beteiligt sind **(Tabelle 2)**.

Die mit Abstand bedeutendste Erregergruppe stellen hierbei die **Viren** dar. Besonders *Rota*- und *Corona-Viren* werden häufig aus dem Kot durchfallkranker Kälber isoliert. Beide Virusarten können bei jungen Kälbern schwere Durchfälle verursachen. Die »Schadwir-

Tabelle 2: Faktorenkrankheit Neugeborenen-Durchfall

infektiöse Faktoren	nichtinfektiöse Faktoren (betriebsintern; Management)
Viren – Rota-Viren, Corona-Viren – andere (Breda-, Calici-, Parvo-Viren) **Bakterien** – darmschädigende Stämme von *Escherichia Coli* **Einzeller** – Kryptosporidien **andere Erreger** – Pilze?	**Hygieneverhältnisse** – Geburtshygiene – Aufstallung der Kälber – Tränkehygiene **Immunstatus** (Abwehrlage) der Kälber – Kolostrumversorgung – Muttertierimpfung – Ernährung (körperliche Konstitution) **Betreuung** der Kälber

Kälberkrankheiten

kung« dieser Viren liegt darin, dass sie die Zellen der Darmschleimhaut befallen und zerstören. Die Regeneration der Schleimhaut erfolgt aus den tiefen Schichten der Darmwand heraus. Je nach »Aggressivität« der Erreger und körperlicher Verfassung der Kälber erfolgt diese Ausheilung des Darmes rasch (solche Kälber sind nie ein Problem – bei ihnen »wirken« alle Behandlungsmaßnahmen) oder erst nach mehreren Tagen (bei diesen Kälbern versagen dann häufig viele der »Wunder«-Mittel).

Die Bedeutung von *Coli*-**Bakterien** wurde in früheren Jahren wesentlich überschätzt. Heute weiß man, dass nur wenige Stämme von *Escherichia coli* auf Grund von besonderen Eigenschaften darmschädigende Fähigkeiten besitzen. Bei Kotuntersuchungen in Durchfall-Problembeständen werden nur selten solche Coli-Erreger nachgewiesen.

Die Isolierung von »normalen« (gutartigen) Coli-Keimen im Kot gelingt dagegen regelmäßig. Dies darf nicht verwundern, da Coli-Bakterien ja bekanntlich zur normalen Keimflora des Darmes gehören. Die durchfallverursachende Wirkung der darmkrankmachenden Coli-Bakterien geht von einem Toxin (Giftstoff) aus, das die Darmwand veranlasst, vermehrt Flüssigkeit in das Darmlumen abzugeben. Die Darmschleimhaut selbst wird durch die Coli-Bakterien – im Gegensatz zu den Viren – nicht geschädigt!

Als weitere Erreger können schließlich **einzellige Darmparasiten** (Kryptosporidien), besonders bei starkem Befall, Durchfälle verursachen. Sie verschlimmern gerade in Betrieben mit mangelhafter Hygiene die Situation oft weiter.

Inwieweit noch weitere Erreger (Pilze, andere Viren) am Durchfall-

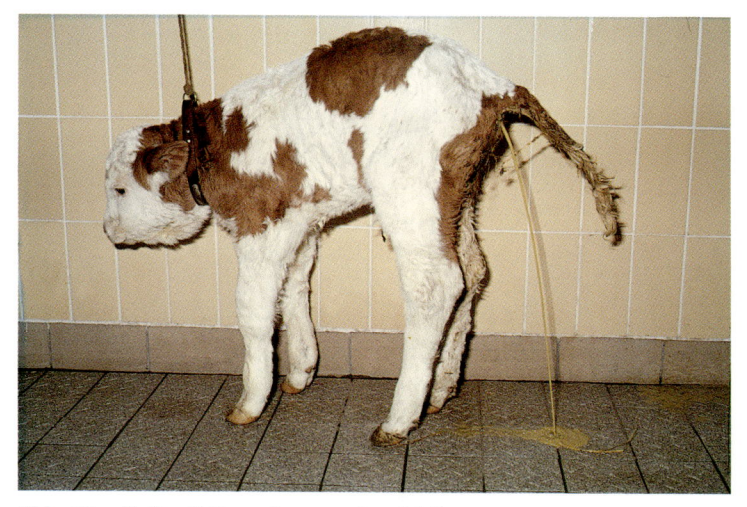

Abb. 19: Kalb mit Neugeborenen-Durchfall.
Dieses Kalb leidet an mittelschwerem Durchfall. Der Kot ist von suppiger Konsistenz und wird teilweise im Strahl abgesetzt. Die täglichen Wasserverluste liegen bei etwa 10 % der Körpermasse des Kalbes (4 Liter bei einem 40 kg schweren Kalb). Je wässriger die Kotkonsistenz ist, desto weniger ist der Analbereich kotverschmiert. Deshalb ist die Beurteilung des Analbereiches als Grundlage der Durchfallerkennung ungeeignet.

geschehen neugeborener Kälber beteiligt sind, muss in den nächsten Jahren durch gezielte Forschungsarbeiten noch weiter abgeklärt werden.

Das ändert jedoch nichts an der Tatsache, dass alle genannten Keime weit verbreitet sind und auch in Betrieben vorkommen, in denen *keine* Durchfallprobleme zu beklagen sind. Dies liegt zum einen an Unterschieden in den »krankmachenden« Eigenschaften der verschiedenen Erregerstämme sowie an der Zahl der aufgenommenen Keime (der Keimdruck wird deshalb bei vielen kranken Kälbern im Stall immer größer!).

Zum anderen spielen beim Neugeborenen-Durchfall eine Reihe **nichtinfektiöser Faktoren** (Aufstallungsform, Biestmilchversorgung, Fütterungsfehler – siehe unter Vorbeuge und **Tabelle 2**), die entscheidende Rolle, die von Betrieb zu Betrieb natürlich ganz unterschiedlich sein können. Da die oben genannten Erreger nur bei ungünstiger Konstellation der nichtinfektiösen Faktoren Durchfall verursachen können, bezeichnet man die Durchfallerkrankungen neugeborener Kälber als **Faktorenkrankheit**.

2. Folgen des Durchfalls

Unabhängig von den Ursachen bedeutet Durchfall in jedem Fall erhöhten Verlust von Flüssigkeit und den darin gelösten Elektrolyten und Puffersubstanzen (Natrium, Kalium, Chlorid, Hydrogenkarbonat). Zu diesen Verlusten kommt es dadurch, dass der Körper während der Durchfallerkrankung mehr Flüssigkeit in den Darm abgibt, als er aus dem Darm aufnimmt. Bei

Infektionskrankheiten

mittelschwerem Durchfall (suppiger Kot, **Abb. 19**) betragen die täglichen Wasserverluste etwa 10 % der Körpermasse (dies entspricht 4 Liter bei einem 40 kg schweren Kalb). Bei schwerem wässrigem Durchfall können diese Verluste bis auf annähernd 20 % ansteigen **(Tabelle 3)**. Würde man dies auf einen 80 kg schweren Menschen beziehen, so wären das 16 Liter am Tag!

Hinweise auf Austrocknung beim Kalb mit Durchfall:
▶ Aufgezogene Hautfalte verstreicht nur langsam oder bleibt stehen,
▶ Augäpfel sinken ein,
▶ Körperoberfläche wird kühler,
▶ Schleimhäute wirken kalt und trocken,
▶ Beeinträchtigung des Stehvermögens,
▶ Festliegen.

3. Krankheitserscheinungen

Eine frühzeitige Erkennung des Durchfalls ist Voraussetzung dafür, dass adäquate Behandlungsmaßnahmen rasch ergriffen werden können. Die Beurteilung der Analgegend oder der Feuchtigkeitsgehalt der Einstreu sind hierfür ungeeignet. Die sicherste Früherkennung ist bei Aufstallung des Kalbes in einer Box mit hoch gestelltem und perforiertem Boden gegeben (Abb. 9).

Neben Durchfall sind je nach Krankheitsschwere und -dauer noch weitere **Krankheitserscheinungen** zu beobachten (siehe hierzu auch die **Tabelle 4)**:
▶ Die Kälber werden *zusehends matt* und trinken nur noch schlecht oder überhaupt nicht mehr.

Tabelle 3: Neugeborenen-Durchfall des Kalbes: Höhe der täglichen Flüssigkeitsverluste in Abhängigkeit von der Schwere des Durchfalls

	Flüssigkeitsverlust/24 Stunden	
	ml/kg KM	Liter/Kalb (40 kg KM)
leichter Durchfall	ca. 40	ca. 1,6
mittelschwerer Durchfall	80–100	3,2–4,0
schwerer Durchfall	weit über 100 (bis ca. 200!)	über 4 (bis ca. 8)

▶ Infolge der Austrocknung ist die *Hautelastizität* der Kälber herabgesetzt (eine hochgezogene Hautfalte verstreicht nur noch verzögert oder gar nicht mehr).
▶ Wenn die *Augäpfel* einsinken **(Abb. 20)**, beträgt der eingetretene Flüssigkeitsverlust bereits mindestens 8–10 % der Körpermasse des Kalbes (4 Liter bei einem 40 kg schweren Kalb!).
▶ Bei noch höheren Verlusten kommen die Kälber zum *Festliegen* und verenden schließlich (Kreislaufschock).
▶ Als Folge von Hydrogenkarbonatverlusten kommt es zur *Blutübersäuerung,* wodurch das Allgemeinbefinden zunehmend beeinträchtigt wird. Die Kälber erscheinen dann bisweilen wie gelähmt **(Abb. 21)**.
▶ Wenn Kälber mit Durchfall längere Zeit schlecht trinken, oder wenn ihnen auf Grund überholter Diätvorstellungen die für die Deckung des Energiebedarfes unbedingt erforderliche Milchtränke entzogen wird, sinkt ihr *Blutzuckerspiegel* bedrohlich ab. Falls diese Tiere nicht sterben, magern sie doch zusehends ab und bleiben oft Kümmerer. Solche Kälber kommen bisweilen wegen Auszehrung allmählich zum Festliegen und verhungern bei vollem Bewusstsein qualvoll (Abb. 14, 15, 16, 17 und 23).
▶ Die *Körpertemperatur* von Kälbern mit Durchfall liegt meist im Normalbereich. Fieber haben nur wenige, vielmehr geraten zahlreiche Tiere im Gefolge der Flüssigkeitsverluste in eine bedrohliche Untertemperatur. Solche Tiere haben in der Regel eine auffallend kühle (kalte) Körperoberfläche.

Tabelle 4: Abschätzung der bereits eingetretenen Flüssigkeitsverluste anhand der Beurteilung des Austrocknungsgrades bei Kälbern mit Durchfall

Grad der Austrocknung	Symptom	Flüssigkeitsverluste	
		% bezogen auf die Körpermasse des Kalbes	Liter/Kalb (40 kg KM)
leicht	Hautfalte bleibt stehen	6–7	2,4–2,8
mittel	Augen eingesunken	8–10	3,2–4,0
schwer	Augen tief liegend/Festliegen	über 11–12	über 4,0

Kälberkrankheiten

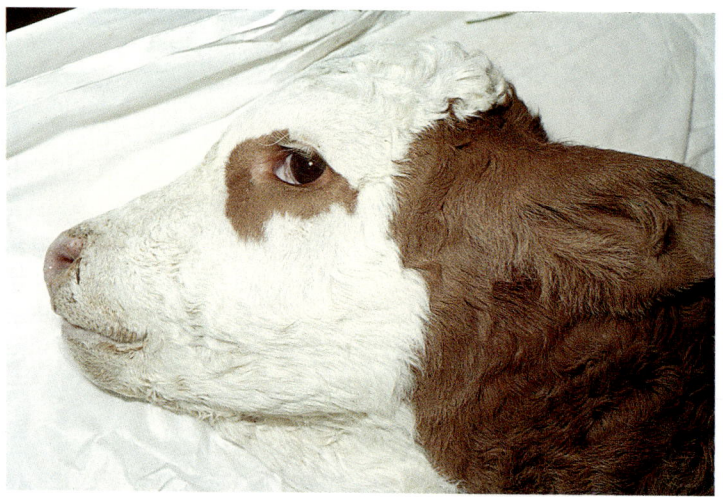

Abb. 20: Tief liegende Augen bei einem Kalb mit Durchfall.
Die Augen sinken als Folge der durchfallbedingten Flüssigkeitsverluste ein. Bei so tief eingesunkenen Augen sind bei einem 40 kg schweren Kalb bereits mehr als 4 Liter Flüssigkeit verloren gegangen. Solche Kälber sind in der Regel nur noch durch eine Infusion zu retten.

4. Behandlung

Grundsätzlich gelten bei der Behandlung die gleichen Prinzipien wie bei durchfallkranken menschlichen Säuglingen. Eine Spritze, die den Durchfall heilt, gibt es weltweit nicht! Die erforderlichen **Behandlungsmaßnahmen** ergeben sich – völlig unabhängig von den möglichen Durchfallursachen – aus den vorhergehend beschriebenen Folgen des Durchfalls.
Die wichtigsten und vorrangigsten Maßnahmen sind deshalb:
▶ Ersatz der Flüssigkeits- und Elektrolytverluste,
▶ Beseitigung einer bestehenden Blutübersäuerung,
▶ Zufuhr von Energie.
Für die Zufuhr von Energie ist die Muttermilch (Vollmilch) in idealer Weise geeignet. Der Ersatz von Flüssigkeit, Elektrolyten und Puffersubstanzen muss durch die zusätzliche Gabe speziell hierfür entwickelter Flüssigkeits-Elektrolyttränken bewerkstelligt werden (siehe hierzu Seite 38).
Folgende **Vorgehensweise** hat sich im Verlauf des letzten Jahrzehnts an jährlich Hunderten von Durchfallkälbern in unserer Klinik sowie in zahlreichen Problembeständen sehr gut bewährt:
▶ Solange die Kälber noch trinken (das tun über 90 % aller Kälber zu Beginn des Durchfalls noch), muss ihr Energiebedarf durch die **volle Milchration** gedeckt werden. Dabei muss während der ersten 10–14 Lebenstage Muttermilch (besonders bei Muttertierimpfung, siehe dort) oder zumindest Vollmilch getränkt werden. Der Tagesbedarf liegt bei ca. 12 % der Körpermasse des Kalbes. Die Gesamtmilchmenge sollte auf 3 Mahlzeiten verteilt werden, weil dadurch Labgerinnung und Verdauung optimal ablaufen.
Beispiel: 40–50 kg schweres Kalb: morgens, mittags und abends jeweils 1,5–2 Liter. Das Kalb mit Durchfall wird also genauso mit Milch getränkt wie das ohne Durchfall – es hat ja auch mindestens den gleichen Energiebedarf (siehe Tränkeplan, Tabelle 5).
▶ Sofort zu Beginn des Durchfalls sind die Flüssigkeits-Elektrolytverluste durch zusätzliche Gaben von Elektrolyttränken zu ersetzen. Hierzu wird die Elektrolytlösung als **Zwischentränke** angeboten. Dabei sollte Folgendes beachtet werden:
– Es sollten nur für diesen Zweck geeignete Flüssigkeits-Elektrolyttränken (keine »Diät- oder Ersatztränken«!) verwendet werden,
– die Tränken müssen *genau nach Vorschrift* der Hersteller in warmem Wasser aufgelöst werden – sie können von den Kälbern aber auch »kalt« getrunken werden,
– sie müssen (wie die Milch auch) über Nippeleimer verabreicht werden,
– der zeitliche Abstand zu den Milchmahlzeiten sollte jeweils ca. 2 Stunden betragen, damit die Labgerinnung der Milch nicht beeinträchtigt wird.
Je nach Schwere des Durchfalls werden 3 Mal täglich (vormittags, nachmittags und spät abends) jeweils 1–2 Liter zur freien Aufnahme angeboten (siehe Tränkeplan, Tabelle 5). Die häufig praktizierte Gabe von Tee mit Kochsalz und Traubenzucker ist nicht ausreichend, weil dadurch keine Puffersubstanzen zur Beseitigung der Blutübersäuerung zugeführt werden. So getränkte Kälber

Infektionskrankheiten

Tabelle 5: Tränkeplan für Kälber mit Neugeborenen-Durchfall (Körpergewicht des Kalbes: 40–50 kg)

Tränkezeitpunkt	Tränkemenge
morgens	1,5–2 Liter Vollmilch[1]
vormittags[2]	1–1,5 Liter Elektrolyttränke
mittags	1,5–2 Liter Vollmilch[1]
nachmittags[2]	1–1,5 Liter Elektrolyttränke
abends	1,5–2 Liter Vollmilch[1]
spät abends[2]	1–2 Liter Elektrolyttränke

[1] Tagesbedarf an Milch: 12 % der Körpermasse.
[2] Der zeitliche Abstand zu den Milchtränken sollte jeweils etwa 2 Stunden betragen.

trocknen zwar nicht aus, können jedoch auf Grund einer sich entwickelnden Blutübersäuerung zum Festliegen kommen und schlimmstenfalls daran sterben (Abb. 21).

▶ Wenn die Kälber nicht mehr trinken oder wenn sie bereits zu viel Flüssigkeit verloren haben (Augen deutlich eingesunken, Abb. 20), müssen die Flüssigkeits-Elektrolytverluste vorübergehend über **Infusionen** ersetzt werden. Der Tierarzt muss entscheiden, in welchen Mengen und insbesondere auf welchem Wege dies zu erfolgen hat. Dabei wird in den meisten Fällen eine über eine Kanüle verabreichte Infusion ausreichend sein. Deren Wirkung ist umso befriedigender, je früher der behandelnde Tierarzt zugezogen wird. Aber auch die Dauertropfinfusion (über Katheter in einer Halsvene oder in einer Ohrvene) ist heutzutage beim Kalb so weit entwickelt, dass sie auch im Stall problemlos durchzuführen ist **(Abb. 21, 22 und 24).**

Bezüglich des je nach Körpermasse, Austrocknungsgrad und Schwere des Durchfalls unterschiedlich großen Gesamtflüssigkeitsbedarfes eines Kalbes mit Durchfall sei auf **Tabelle 6** verwiesen.

▶ Noch immer werden zahlreiche Präparate zur Durchfallbehandlung angeboten, in denen antibakterielle Wirkstoffe enthalten sind. Ihre Anwendung ist abzulehnen. **Unkomplizierter Durchfall ist kein Grund für den Einsatz von Antibiotika.** In eigenen Untersuchungen ergab die Antibiotikabehandlung bei unkompliziertem Neugeborenen-Durchfall (kein Fieber!) keine Vorteile. Bei den mit Antibiotika behandelten Kälbern war der Heilungsverlauf im Vergleich zur Kontrollgruppe sogar leicht verzögert.

Nur wenn Fieber besteht (über 39,5 °C) und/oder andere Erkrankungen wie Nabel- oder Lungenentzündung vorliegen, sollten Antibiotika *vorschriftsmäßig* verabreicht werden. Antibiotika sollten **nicht über das Maul** (in Form von Tränken oder Pulvern) gegeben werden, weil daraus verschiedene negative Auswirkungen (u. a. Störung der normalen Darmflora, Gefahr von Pilzerkrankungen im Darm, Gefahr der Resistenzentwicklung) resultieren können.

▶ Häufig eingesetzte Präparate, die den Durchfall stoppen sollen (bis hin zu zahllosen **Hausmitteln**), helfen dann, wenn hartnäckige Durchfälle auftreten, in aller Regel nicht. Abgesehen von der Tatsache, dass die Wirkung

Tabelle 6: Ermittlung des täglichen Gesamt-Flüssigkeitsbedarfes von Kälbern mit Neugeborenen-Durchfall

	Liter/Kalb (40 kg KM)
Grundbedarf[1] (10 % der KM)	4,0
Ersatz bereits bestehender Verluste[2]	
leichte Austrocknung (Hautfalte bleibt stehen)	2,4–2,8
mäßige Austrocknung (Augen eingesunken)	3,2–4,0
schwere Austrocknung (Augen tief liegend, Festliegen)	über 4,0
Ausgleich laufender Verluste[2]	
leichter Durchfall	ca. 1,6
mittelschwerer Durchfall	3,2–4,0
schwerer Durchfall	über 4,0–8,0

[1] Wird durch die Tages**milch**menge (12 % der Körpermasse) mit abgedeckt!
[2] Muss durch Flüssigkeits-Elektrolyttränken und/oder Infusionen zugeführt werden.

Kälberkrankheiten

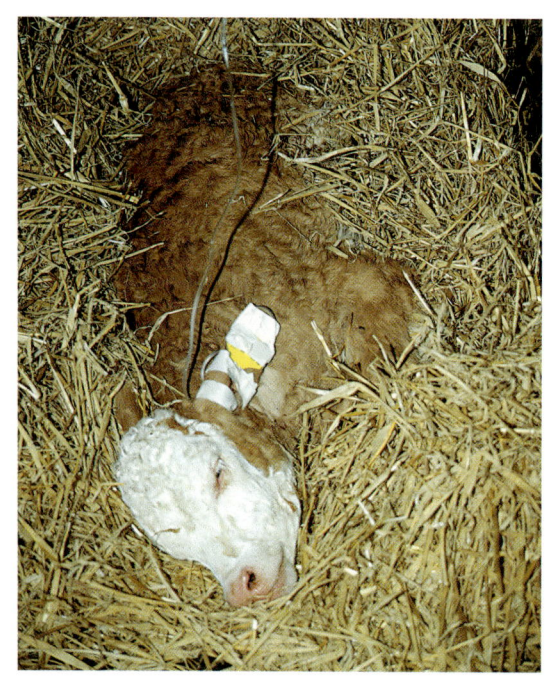

Abb. 21: Wegen Blutübersäuerung festliegendes Kalb mit Durchfall.
Infolge des Verlustes von Puffersubstanzen (Hydrogenkarbonat) kommt es bei Kälbern mit Durchfall zu einer Blutübersäuerung. Das Allgemeinbefinden der Kälber ist zunehmend beeinträchtigt. Sie werden immer schlaffer und erscheinen oft »wie gelähmt«. Solche Kälber sind durch eine sachgemäße tierärztliche Infusionsbehandlung vergleichsweise einfach zu retten. Dazu ist meist keine Dauertropf-Infusion erforderlich.

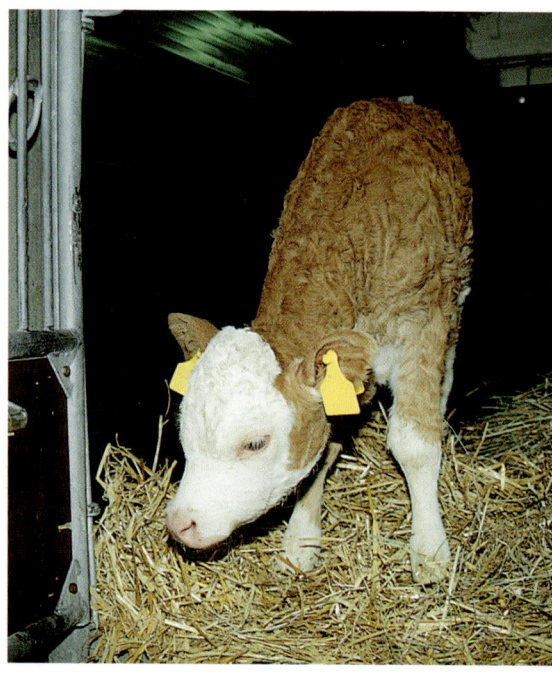

Abb. 22: Kalb von Abb. 21 nach Infusionsbehandlung.
Schon wenige Stunden nach der Infusionsbehandlung kann das zuvor bewusstlos festliegende Kalb wieder stehen und trinken. Durch die Zufuhr von Puffersubstanzen konnte die Blutübersäuerung beseitigt werden.

der meisten dieser Substanzen durch keine klinischen Studien belegt ist, lenkt ihre Anwendung oft nur von der entscheidenden Behandlungsmaßnahme, dem Flüssigkeits-Elektrolytersatz, ab. Auch auf Grund langjähriger eigener Erfahrung an unserer Klinik ist ihre Anwendung abzulehnen.
▶ Die Gabe von **Vitaminen** und anderen **Wirkstoffen** (u. a. Vitamin E, Selen, Eisen) kann insbesondere in Beständen mit Unterversorgung zur unspezifischen Stärkung der Kälber beitragen.
▶ Von zentraler Bedeutung für die Genesung ist die **unterstützende Pflege** der kranken Kälber durch die betreuende(n) Person(en). Dazu gehören u. a. häufiges geduldiges Tränken (siehe Tränkeplan), trockene Einstreu sowie das Anbringen einer Wärmelampe bei Kälbern mit Untertemperatur (Abb. 1). Dies alles ist genauso wichtig wie die (tierärztliche) Behandlung und entscheidet oft über das Schicksal erkrankter Kälber.
▶ Auf Grund neuester wissenschaftlicher und praktischer Erkenntnisse wissen wir, dass Kälber mit Neugeborenen-Durchfall keine Diät brauchen. Die Begründung hierfür und die negativen Auswirkungen, die sich im Zusammenhang mit »Diätmaßnahmen« ergeben können, werden auf Seite 33 ff. abgehandelt. Der in Tabelle 5 aufgezeigte

Infektionskrankheiten

Tränkeplan hat sich in den letzten Jahren bei Tausenden von Durchfallkälbern in unserer Klinik hervorragend bewährt. Auch Landwirte, die mittlerweile nach dieser Methode tränken, berichten von sehr guten Erfahrungen.

5. Vorbeuge

Grundsätzlich sollen Vorbeugemaßnahmen
- die **Ansteckungsgefahr vermindern**,
- die **Abwehrkräfte des Kalbes steigern**.

Hierzu gehören einige allgemeine **betriebsspezifische Maßnahmen**, die vor allem in den Zuständigkeitsbereich des Landwirtes fallen (vergleiche nichtinfektiöse Faktoren in Tabelle 2, Seite 39).

Hygiene – Bei allen Manipulationen während und nach der Geburt sollte eine **bestmögliche Hygiene** eingehalten werden (u. a. frisches Strohlager, saubere Hände, saubere Instrumente, korrekte Nabelversorgung). Die Geburt sollte in möglichst sauberer Umgebung stattfinden. In Laufställen muss deshalb eine **Abkalbebox** vorhanden sein. Diese darf jedoch nicht zu einer Art »Seuchenzentrum« verkommen. Deshalb sollte u. a. folgendes beachtet werden:
- Die Abkalbebox muss regelmäßig gereinigt (und desinfiziert) und mit Stroh eingestreut werden,
- die Kuh sollte sich nur kurze Zeit in der Abkalbebox befinden,
- kranke Kühe dürfen nicht in der Abkalbebox untergebracht werden – ebenso wenig kranke Kälber!

Unterbringung – Das neugeborene Kalb muss unmittelbar nach der Kalbung getrennt von der Mutter unter besten Umweltverhältnissen aufgestallt werden. Eine Aufstallung in der Stallgasse hinter den Kühen wird dieser Forderung sicherlich nicht gerecht. Unter herkömmlicher Stallhaltung sollten die Kälber während der ersten 2 Lebenswochen in Einzelboxen (mit hoch gestellten, perforierten Böden) in einem getrennten Kälberabteil untergebracht werden. Die Boxen müssen vor jeder Belegung sauber gereinigt und mit frischem Stroh eingestreut werden. Die Reinigung mit Dampfstrahler ist allen anderen Methoden überlegen, sie ist jedoch bei stationär eingebauten Boxen problematisch.

Fahrbare Boxen (Abb. 10) bieten hier Vorteile, da sie außerhalb des

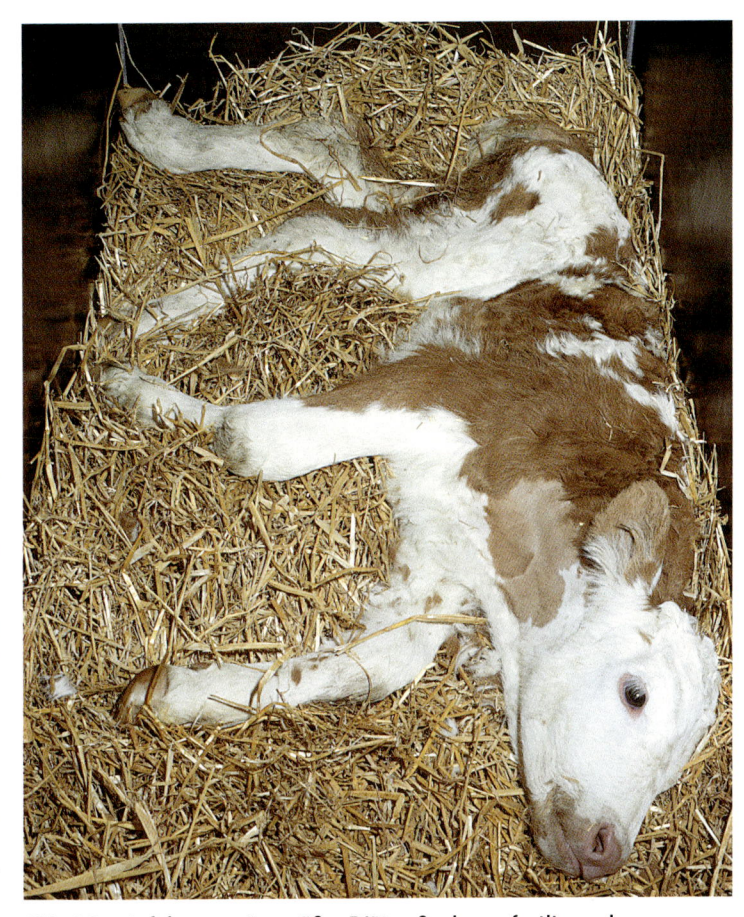

Abb. 23: Infolge unzeitgemäßer Diätmaßnahmen festliegendes, großrahmiges Fleckvieh-Kalb.

Kälber, denen während des Durchfalls unvernünftigerweise die Vollmilch entzogen wird, magern rasch ab. Sie kommen nicht selten wegen Auszehrung zum Festliegen und verhungern schließlich bei vollem Bewusstsein (beachte die Augen!) qualvoll. Der Zustand solcher Kälber ist durch Infusionen nicht wesentlich zu beeinflussen. Auf Grund neuester Erkenntnisse ist bekannt, dass Kälber mit Neugeborenen-Durchfall keine Diät brauchen.

Kälberkrankheiten

Stalles mit Dampfstrahler gereinigt werden können. Wenn sie nach wenigen Stunden abgetrocknet sind, können sie wieder in den Stall geschoben und neu belegt werden.

In vielen Betrieben kommt es zu einer Verbesserung der Situation, wenn die neugeborenen Kälber in **Iglus** untergebracht werden (Abb. 11). Diese sind unter unseren klimatischen Verhältnissen zu allen Jahreszeiten die ideale Aufstallungsform für Kälber. Es müssen jedoch folgende Grundsätze beachtet werden:

- Die Iglus müssen so aufgestellt werden, dass die Öffnung von der Wetterseite weg zeigt. Im Sommer sollten sie vor starker Sonneneinstrahlung geschützt sein (Vordach, Schatten spendende Bäume).
- Sie sollten nach Möglichkeit auf befestigtem Untergrund gestellt werden, da auch bei Iglu-Haltung zwischen jeder Belegung eine gründliche Reinigung erforderlich ist.
- Es darf jeweils nur 1 Kalb pro Iglu untergebracht sein.
- Die Iglus müssen gut mit Stroh eingestreut werden.
- Die Kälber müssen nach der Geburt gut trockengerieben und (auch im Winter!) **sofort** ins Iglu verbracht werden. In sehr kalten Zeiten kann in der ersten Nacht ein Pressballen vor den Eingang gelegt werden.
- Kälber in Iglus haben insbesondere bei kalter Witterung einen höheren Energiebedarf als solche in herkömmlicher Stallhaltung. Dieser Tatsache muss bei der Bemessung der Milchtränke Rechnung getragen werden.
- An die »Iglu-Phase« sollte sich keine Aufstallung im warmen, feuchten Stall anschließen. Ein Kaltstall wäre die optimale und logische Aufstallung für ehemalige »Iglu-Kälber«.
- Iglus sind ideal für gesunde Kälber. Falls Kälber doch erkranken (auch das kommt natürlich vor, besonders wenn die Iglu-Haltung nicht richtig betrieben wird), müssen sie in Boxen im Stall untergebracht werden.

Kolostrumversorgung – Das Kalb wird in eine feindliche, mit zahlreichen Krankheitserregern besetzte Umwelt hineingeboren. Es muss sich mit diesen von der ersten Lebenssekunde an auseinander setzen.

Auf Grund besonderer Verhältnisse beim Rind bekommt das Kalb die notwendigen Schutzstoffe (= Antikörper) gegen all diese Erreger nicht mit dem Blut schon während der Trächtigkeit, sondern ausschließlich über die Kolostralmilch. In dieser sind die Schutzstoffe besonders angereichert, zudem ist sie besonders reich an Vitaminen und anderen Wirkstoffen.

Daher ist es von zentraler Bedeutung, dass das Neugeborene nach der Geburt schnellstmöglich über das **Kolostrum** mit den **stallspezifischen Antikörpern** versorgt wird. Dies ist von entscheidender Bedeutung für seine Abwehrkräfte. Durch die zunehmende Milchsekretion der Kuh wird die Konzentration der Antikörper ständig verringert. Zudem ist die Aufnahmefähigkeit durch die Darmwand des Kalbes unmittelbar nach der Geburt am größten. Sie nimmt dann rasch ab.

Auf Grund dieser Erkenntnisse kann folgende **Empfehlung zur Kolostrumversorgung** gegeben werden:

- Innerhalb der ersten 3 Stunden sollte das Kalb **1,5–2 Liter Erstkolostrum** selbstständig trinken (wenn es 3 Liter trinkt, wäre das kein Schaden!).
- Nach weiteren etwa 3 Stunden sollte es (besonders in Problembeständen) nochmals **1,5–2 Liter** aufnehmen.

In den ersten Lebenstagen sollte das Kalb möglichst 3 Milchmahlzeiten täglich erhalten. Dabei sollte so lange wie möglich (in Problembeständen und bei Muttertierimpfung mindestens 10–12 Tage lang) die Milch der Mutter getränkt werden, weil sich besonders in den ersten Tagen nach der Kalbung noch vermehrt Antikörper in der Milch befinden, die für die lokale Infektionsabwehr im Darm des Kalbes von großer Bedeutung sind.

Den Schutzeffekt des Kolostrums kann man sich noch weiter zu Nutze machen, indem man den Kälbern zu Zeiten größter Durchfallgefahr zwischen dem 4. und 10. Lebenstag täglich einmal 0,5–1 Liter Erstkolostrum zufüttert. Dafür ist überschüssiges Erstkolostrum älterer Kühe in entsprechenden Mengen einzufrieren (tiefgefrorenes Kolostrum kann ca. 1 Jahr lang aufbewahrt werden). Die Portionen sind bei ca. 40 °C im Wasserbad aufzutauen und der normalen Tränke zuzugeben. Dies geschieht am sinnvollsten im Rahmen der Mittagstränke, weil die Milch dieser Tränke sowieso aufgewärmt werden muss. Durch diese Maßnahme besteht im Darm ein größerer Schutz gegen die Durchfallerreger.

In jüngster Zeit werden vermehrt vergleichsweise teuere Kolostrum-Ersatzpräparate angeboten, die die Kälber mit Antikörpern versorgen sollen. Hierzu ist Folgendes anzumerken: Es gibt keine billigere, hochwertigere, ausgewogenere und vor allem auf das Kalb stallspezifisch zugeschnittenere Antikörpermischung als das Kolostrum seiner gesunden Mutter. Versäumnisse bei der Kolostrumversorgung

Infektionskrankheiten

können deshalb mit diesen Präparaten nicht ausgeglichen werden. Für Notfallsituationen sollte eingefrorenes Erstkolostrum (siehe Seite 22) bereitgehalten werden.
Tränkung und Fütterung in den ersten 2 Lebenswochen – In Problembeständen sollte in den ersten 2 Lebenswochen Vollmilch getränkt werden. In dieser Zeit liegt der Tagesbedarf bei ca. 12 % der Körpermasse des Kalbes. Wegen des begrenzten Fassungsvermögens des Labmagens sollte diese Gesamtmenge auf 3 Mahlzeiten verteilt werden.

Viele Landwirte (und auch Tierärzte) glauben fälschlicherweise noch immer, dass das Auftreten von Durchfall mit dem Vertränken von Muttermilch im Zusammenhang stehen könnte. Als direkte Ursache wird oft der hohe Fettgehalt der Milch angeführt. Den Befürwortern dieser These sei entgegengehalten, dass in zahlreichen Problembeständen alle Kälber an Durchfall erkranken, unabhängig davon, ob ihre Mütter Milch mit hohem oder niedrigem Fettgehalt geben. Außerdem dürfte der Fettgehalt der Milch vor Auftreten eines Durchfall-Bestandsproblems nicht anders gewesen sein.

Trotzdem tränken zahlreiche Landwirte aus eben beschriebenem Grund ihre Kälber mit nicht bedarfsdeckenden Milchmengen oder mit verdünnter Milch, so dass die Tiere schon nach kurzer Zeit auffallend mager sind **(Abb. 25)**.

Da gerade unterernährte Tiere gegenüber Infektionen besonders anfällig sind, verwundert es nicht, dass derart geschwächte Kälber oft am schwersten erkranken.

Ab der 2. Lebenswoche sollte den Kälbern **Wasser, Heu** und etwas **Kälberstarter** zur freien Aufnahme angeboten werden (Abb. 10, 12 und 13). Gemäß der Tierschutz-Nutz-

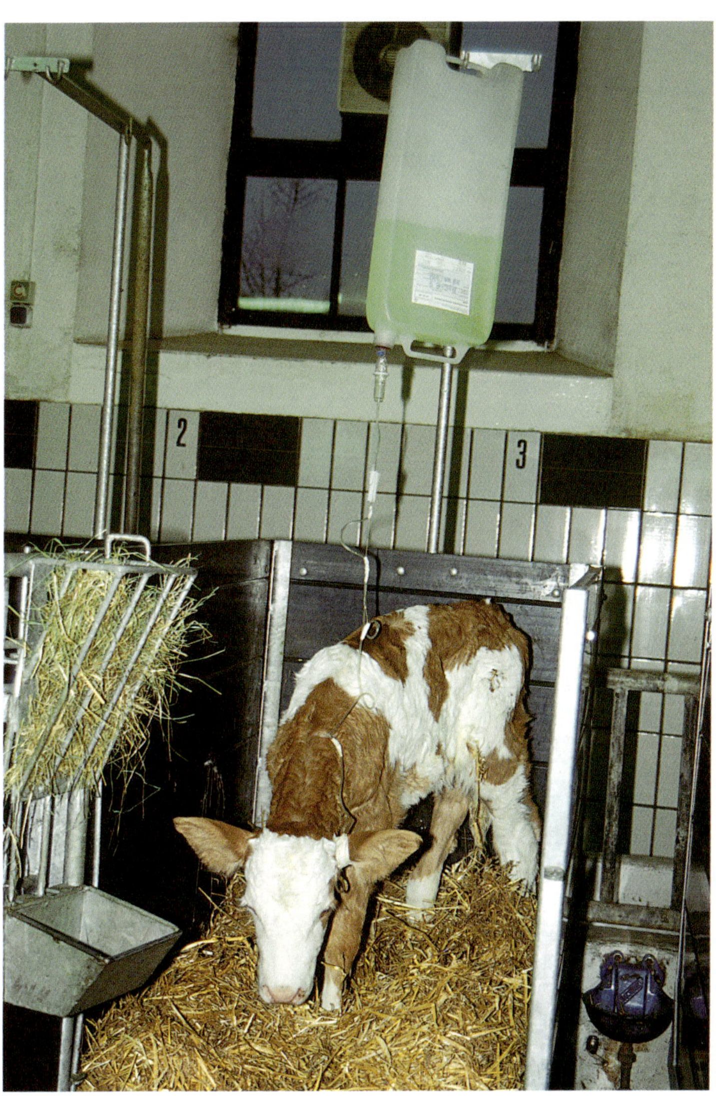

Abb. 24: Dauertropf-Infusion bei einem Kalb mit Durchfall.
Wenn Kälber im Verlauf des Durchfalls infolge der Flüssigkeits- und Elektrolytverluste zum Festliegen kommen, können sie vielfach nur noch durch eine Infusion gerettet werden.
Die Dauertropf-Infusion ist gegenwärtig so weit entwickelt, dass sie auch im Stall problemlos durchzuführen ist. Die Tagesinfusionsmenge liegt dabei meist zwischen 5 und 10 Litern. Die meisten Kälber kommen schon zum Stehen, während der Tropf noch läuft, und trinken die angebotenen Tränken wieder. Falls keine geeigneten Einzelboxen vorhanden sind, können die Kälber für den Zeitraum der Infusion auch mit einem Halfter angebunden werden.

Kälberkrankheiten

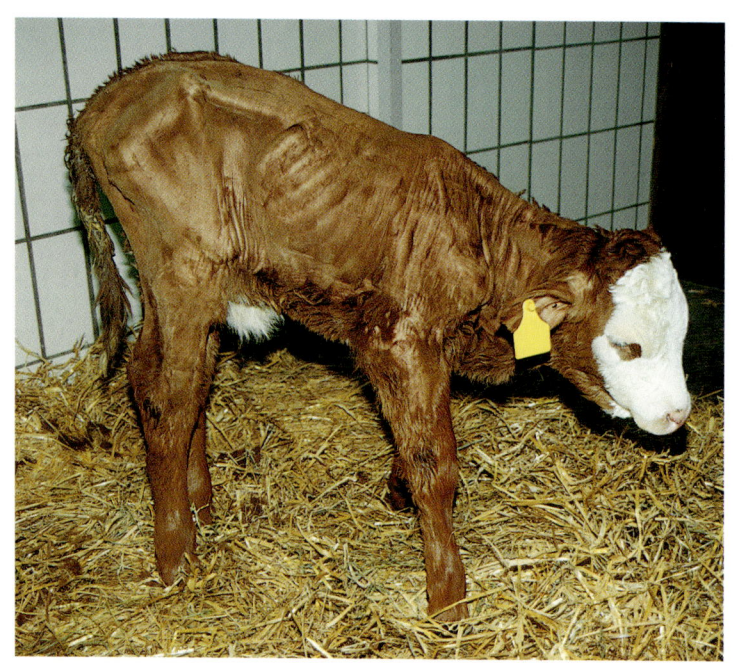

Abb. 25: Wegen Milchmangel unterernährtes Kalb.
Viele Landwirte und Tierärzte glauben unverständlicherweise noch immer, dass das Auftreten von Durchfall mit dem Vertränken von Muttermilch im Zusammenhang stehen könnte. Aus diesem Grund tränken viele Landwirte ihre Kälber mit nicht bedarfsdeckenden Milchmengen oder mit verdünnter Milch. Wie dieses 2½ Wochen alte Kalb magern viele schon nach kurzer Zeit auffallend ab. Solche Kälber sind besonders krankheitsanfällig!

tierhaltungsverordnung muss den Kälbern nach Ablauf der 2. Lebenswoche Wasser stets zur freien Aufnahme zur Verfügung stehen. Nach eigener Ansicht sollte (zumindest im Sommer und insbesondere bei Iglu-Haltung) von Anfang an Wasser ad libitum angeboten werden. Auch **Salzlecksteine** werden von Kälbern aller Altersgruppen gerne angenommen. Durch all diese Maßnahmen kann die zu einer frühen Vormagenentwicklung notwendige Festfutteraufnahme gefördert werden.
Neben einer bedarfsdeckenden Energie- und Eiweißversorgung ist auch eine ausreichende Zufuhr von **Mineralstoffen**, **Spurenelementen** und **Vitaminen** für die Abwehrlage junger Kälber ausschlaggebend. Dies ist darin begründet, dass viele dieser Wirkstoffe an Stoffwechselvorgängen wesentlich beteiligt sind (z. B. als Bestandteile von Enzymen). Sollten diesbezüglich Mangelsituationen auftreten (besonders gilt dies für Vitamin E, Selen und Eisen), so empfiehlt sich eine Zufuhr dieser Stoffe. Dies kann sowohl über gezielte Fütterung und Behandlung der trächtigen Kühe als auch durch Behandlung der neugeborenen Kälber geschehen.
Impfungen – Folgende gezielte Impfmaßnahmen sind möglich:
▶ Muttertierimpfung,
▶ Schluckimpfung neugeborener Kälber.
Die **Muttertierimpfung** sollte in jedem Problembestand und in Beständen, die nicht zu Problembeständen werden wollen, regelmäßig durchgeführt werden. Gegenwärtig bieten verschiedene Firmen Kombinationsvakzinen an, die u. a. Rota- und Corona-Viren als Komponenten beinhalten. Die Kühe werden mit diesen Impfstoffen in der Trockenstehphase (Erstlingskühe in der Hochträchtigkeit) zwei Mal geimpft. Sie bilden daraufhin gegen die Erreger vermehrt Abwehrstoffe, die sich im Kolostrum anreichern.
Der Vorteil der Muttertierimpfung liegt darin, dass eine höhere und zudem längere Antikörperausscheidung über die Milch erfolgt als bei ungeimpften Kühen. Außerdem belastet die Impfung die Kälber nicht, weil ja die Mütter geimpft werden. Die Impfung kann aber nur dann wirken, wenn die Kälber in den ersten 10–14 Lebenstagen auch tatsächlich die Milch ihrer geimpften Mütter vorschriftsmäßig bekommen. Der Erfolg der Muttertierimpfung steht und fällt also mit der Kolostrumversorgung (siehe Seite 46) und der Tränkung der Kälber in den ersten 2 Lebenswochen (Seite 47).
Die häufig gestellte Frage, wie lange in einem Bestand geimpft werden muss, kann wie folgt beantwortet werden: Ein »Zuviel« an Schutz kann es bei dieser Faktorenkrankheit nicht geben. Somit wäre es am besten, die Muttertierimpfung ein »Landwirtsleben lang« durchzuführen. Das macht aber natürlich nur dann Sinn, wenn dies vorschriftsmäßig geschieht und andere Faktoren dieses Krankheitskomplexes (Geburtshygiene, Aufstallung, Tränkung der Kälber) nicht vernachlässigt werden.

Infektionskrankheiten

Nicht selten wird aus Kostengründen mit der Impfung dann aufgehört, wenn es zu einer Verbesserung der Situation im Bestand gekommen ist. Die Enttäuschung ist groß, wenn sich nach mehr oder weniger kurzer Zeitdauer die Durchfallproblematik wieder verschlimmert.

Der Impfstoff für die **Schluckimpfung der neugeborenen Kälber** kann aus stallspezifischen Keimen hergestellt werden. Er wird den Kälbern in den ersten Lebenstagen in die Tränke gegeben und regt im Kalb die Bildung von Schutzstoffen gegen die Keime an.

6. Schlussbemerkung

Die Ursachen für die Durchfallerkrankungen neugeborener Kälber können sehr vielfältig sein. Logischerweise darf man sich durch die Verbesserung einzelner Faktoren nicht in jedem Fall eine unmittelbare Lösung des Problems erwarten. Nachfolgend sind die wesentlichen Ansatzpunkte für Vorbeuge und Behandlung noch einmal zusammengestellt.

> **Wesentliche Ansatzpunkte für Vorbeuge und Behandlung der Faktorenkrankheit Neugeborenen-Durchfall:**
> ▶ Verminderung der Ansteckung des neugeborenen Kalbes durch Verbesserung der Hygiene (z. B. durch Aufstallung in fahrbaren Einzelboxen oder Iglus).
> ▶ Die Kolostrumversorgung ist von zentraler Bedeutung für die Abwehrkraft der Kälber. Sie entscheidet auch über den Nutzen der Muttertierimpfung.
> ▶ Der Flüssigkeits-Elektrolytersatz in Form von Zwischentränken ist die vorrangigste Behandlungsmaßnahme. Für diesen Zweck sind nur spezielle Flüssigkeits-Elektrolyttränken, nicht jedoch so genannte »Diät- oder Ersatztränken« geeignet!
> ▶ Der Energiebedarf des Durchfallkalbes muss durch die volle Milchration gedeckt werden. Das durchfallkranke Kalb muss deshalb genauso mit Vollmilch getränkt werden wie das gesunde Kalb.
> ▶ **Das Durchfallkalb braucht keine Diät!** Deshalb bedarf es keiner Diät- und/oder Ersatztränken für Durchfallkälber.

1.2 Durchfall älterer Kälber

An dieser Stelle werden Durchfallerkrankungen beschrieben, die bei Kälbern ab einem Alter von ca. 3 Wochen und insbesondere bei älteren Kälbern und Jungrindern während des 1. Lebensjahres auftreten können.

Grundsätzlich muss zwischen spezifischen (= erregerbedingten) und unspezifischen (insbesondere fütterungsbedingten) Durchfällen unterschieden werden. Des Weiteren kann Durchfall auch als Symptom anderer Erkrankungen vorkommen.

Die Anzahl gleichzeitig erkrankter Rinder, deren Altersverteilung, die Haltung und Fütterung der Erkrankten zum Zeitpunkt des Durchfallbeginns sowie die neben dem Durchfall zu beobachtenden Krankheitszeichen wie Fieber, Störung des Allgemeinbefindens oder die Beschaffenheit des Kotes (Blut- oder Schleimbeimengung) können im konkreten Fall wertvolle Hinweise auf Art und Ursache des jeweiligen Durchfalls ergeben.

Nachfolgend werden die wichtigsten erregerbedingten Durchfallerkrankungen älterer Kälber detailliert dargestellt. Dabei spielen ganz andere Erreger eine Rolle als bei neugeborenen Kälbern während der ersten 2–3 Lebenswochen.

> **Mögliche Ursachen für Durchfallerkrankungen älterer Kälber und Jungrinder** (Auswahl):
> ▶ **Erregerbedingte Durchfälle**
> – Kokzidiose (Einzeller),
> – Salmonellose (Bakterien),
> – BVD-MD (Viren),
> – Magen-Darm-Wurmbefall (Parasiten).
> ▶ **Fütterungsbedingte Durchfälle**
> – Zu große Tränkemenge pro Mahlzeit,
> – Vertränkung von Biestmilch an ältere Kälber,
> – zu kalte Tränke bei *rationierter Tränkeverabreichung* (Unterscheide: Kalttränkeverfahren!),
> – zu konzentriert verabreichte Milchaustauschertränke,
> – Verfütterung von verdorbenem Futter,
> – Verfütterung von sehr eiweißreichem Futter (Kleegras),
> – abrupte Futterumstellungen,
> – mangelhafte Tränkehygiene.
> ▶ **Symptom anderer Erkrankungen**
> – Pansenübersäuerung,
> – Jungtierleukose.
> ▶ **Sonstige Ursachen**
> – Orale (= über das Maul) Antibiotikaverabreichung.

Kokzidiose

1. Allgemeines/Ursache

Kokzidien sind wirtsspezifische **einzellige Darmparasiten**, die bei allen Haustierarten und beim Menschen vorkommen. Beim Rind spielen verschiedene Arten der Gattung *Eimeria* eine Rolle. Erkrankungen treten besonders dann auf, wenn

Kälberkrankheiten

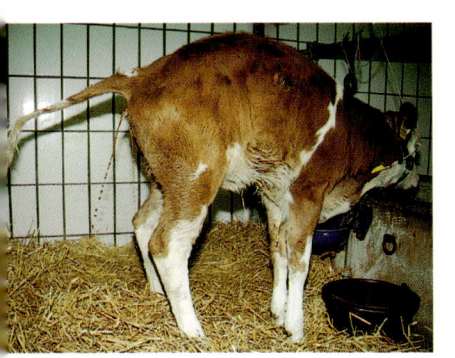

Abb. 26: Kalb mit Kokzidiose.
Je nach Schwere der Darmschädigung besteht Durchfall unterschiedlicher Ausprägung. Dieses Kalb setzt wässrigen blutigen Kot ab (Rote Ruhr).

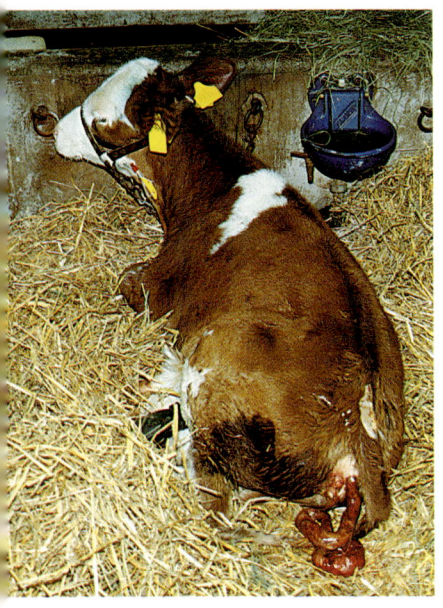

Abb. 27: Kalb mit Kokzidiose.
Auf Grund der Absonderung von Fibrin, Schleim und Darmwandteilen setzen manche Kälber mit schwerer Kokzidiose regelrechte Darmausgüsse ab. Dadurch kann es bei einzelnen Tieren schlimmstenfalls sogar zu einer Darmverstopfung kommen.

eine größere Anzahl von Rindern unter ungünstigen hygienischen Verhältnissen auf engem Raum gehalten wird. Kälber und Jungrinder, die in Gruppen gehalten werden, sind am gefährdetsten.
Die infektionstüchtigen Dauerformen der Kokzidien (Oozysten) gelangen besonders in kotverschmutzter Umgebung (Tiefstreu, mit Kot verunreinigte Futtertröge und Tränken) in großen Mengen über das Maul in das Rind. Am stärksten wird im weiteren Verlauf die Schleimhaut des Dickdarms geschädigt. Die Zeitdauer zwischen der Aufnahme der Vermehrungsformen und dem Auftreten von Durchfall beträgt bei den meisten Arten ca. 2–3 Wochen.
Kokzidiose kann deshalb frühestens bei Kälbern dieses Alters vorkommen. Die Durchfallerkrankung ist jedoch nur ein Teil der durch Kokzidien verursachten Schädigung. Von erheblicher wirtschaftlicher Bedeutung sind insbesondere auch verminderte Gewichtszunahmen infizierter Tiere, die keine Krankheitserscheinungen zeigen.

2. Krankheitserscheinungen

Je nach **Schwere der Darmschädigung** besteht Durchfall unterschiedlicher Ausprägung. Der Kot kann grünoliv und dünnbreiig bis suppig sein, bisweilen ist er wässrig-blutig (»Rote Ruhr«). Manche Kälber setzen vorübergehend sogar reines Blut ab, wieder andere regelrechte Darmausgüsse aus Darmwandteilen, Fibrin und Schleim **(Abb. 26 und 27)**.
Weitere Krankheitssymptome sind Blutarmut (blasse Schleimhäute), Austrocknung, zunehmende Schwäche, Rückgang der Futteraufnahme sowie Abmagerung. Als Folge der tief reichenden, teils geschwürigen Entzündungsvorgänge im Bereich von Grimm- und Enddarm zeigen

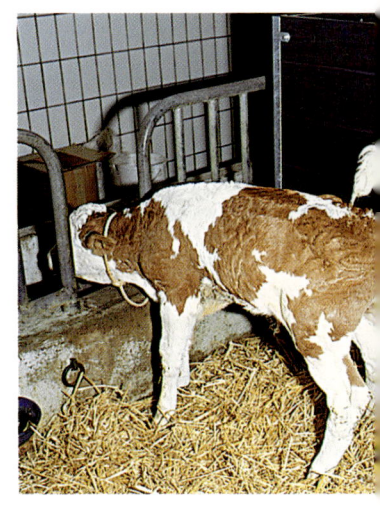

Abb. 28: Pressen auf Kot bei einem Kalb mit schwerer Kokzidiose.
Infolge der tief reichenden Entzündungsvorgänge im Bereich von Grimm- und Enddarm zeigen manche Kälber mit Kokzidiose heftiges Pressen auf Kot. Der Enddarm kann dabei unterschiedlich weit vorfallen. Das Befinden der Kälber ist dadurch in erheblichem Maße beeinträchtigt. Das Pressen kann durch eine »neuartige Spezialbehandlung« (Alkoholanästhesie) meist dauerhaft beseitigt werden.

manche Kälber heftiges Pressen auf Kot, wobei bei einzelnen der Enddarm ein Stück weit vorfällt **(Abb. 28)**.
Die Verdachtsdiagnose kann durch den Nachweis der Vermehrungsformen im Kot oder durch die Sektion gestorbener bzw. getöteter Tiere gesichert werden.

3. Behandlung

Die Notwendigkeit einer Behandlung wird nach wie vor kontrovers diskutiert. Mittlerweile sind gut wirksame Medikamente auch beim Rind zugelassen. Sie entfalten ihre

Infektionskrankheiten

volle Wirkung aber nur dann, wenn sie im Sinne einer Metaphylaxe eingesetzt werden. Dies bedeutet, dass die Kälber noch vor dem Auftreten von Durchfall behandelt werden müssen. Wenn bereits Durchfall aufgetreten ist, sind die Erreger dagegen nur noch eingeschränkt zu beeinflussen.

Im Mittelpunkt steht – wie bei Durchfall anderer Ursache auch – die symptomatische Behandlung:
▶ Flüssigkeits- und Elektrolytersatz,
▶ Blutübertragung bei Tieren mit schwerer Blutarmut,
▶ Verabreichung von Eisen- und Vitaminpräparaten.

Wissenschaftliche Untersuchungen und die Erfahrungen der letzten Jahre haben gezeigt, dass an Kokzidiose erkrankte Kälber, wenn ihnen ein Salzleckstein zur Verfügung steht und sie stets freien Zugang zu frischem Wasser haben, ihre Flüssigkeits- und Elektrolytverluste auf einfache Art und Weise ausgleichen können.

Das bei einzelnen Kälbern zu beobachtende heftige Pressen auf Kot kann vom Tierarzt durch eine »Spezialbehandlung« (Alkoholanästhesie) meist dauerhaft beseitigt werden.

Im Gegensatz zu der Situation bei neugeborenen Kälbern mit Durchfall (vergleiche Seite 39 ff.) sind die Behandlungsaussichten bei schwer an Kokzidiose erkrankten Kälbern vergleichsweise ungünstig. Die Erfahrung zeigt, dass insbesondere wegen Austrocknung und/oder Abmagerung bereits festliegende Tiere auch durch aufwändige Behandlungsmaßnahmen meist nicht mehr zu retten sind. Solche Tiere sollten deshalb eingeschläfert und zur Sektion gebracht werden.

4. Vorbeuge

Unter der Voraussetzung gegenwärtig üblicher Haltungsformen ist eine sichere Verhinderung von Kokzidien-Infektionen nicht möglich. Durch eine Verbesserung der hygienischen Verhältnisse kann jedoch eine Vermeidung von Massenbefall der Kälber mit der Folge schwerer Erkrankungen erreicht werden. Dazu gehören die regelmäßige Reinigung (mit Dampfstrahler) und Desinfektion der Stallungen zwischen den einzelnen Belegungen (Rein-Raus-Verfahren) genauso wie die Vermeidung der Kotverschmutzung von Futtertrögen und Tränken. Bei Haltung auf Tiefstreu ist darauf zu achten, dass stets ausreichend Einstreu eingebracht wird, damit sich die Strohdecke nicht durchtritt.

Neugeborene Kälber sollten stets getrennt von älteren untergebracht werden, damit sie nicht von Anfang an der Gefahr einer Masseninfektion ausgesetzt sind. Nach der Neugeborenenphase sollten die Kälber ebenfalls in altersmäßig homogenen Gruppen gehalten werden, weil sonst der Keimdruck (dies gilt natürlich auch für andere Erreger) auf die jüngeren Kälber erheblich sein kann.

An gefährdete Tiere können bestimmte Wirkstoffe vorbeugend nach Anweisung des Tierarztes verabreicht werden. Gegenwärtig verfügbare Medikamente haben offensichtlich dann die beste Wirkung, wenn sie im Sinne einer Metaphylaxe – also noch vor dem Auftreten von Durchfall – eingesetzt werden.

Salmonellose (Kälbertyphus)

1. Allgemeines/Ursache

Die Erreger dieser Durchfallerkrankung sind Salmonellen, das sind weltweit verbreitete Bakterien, von denen es zahlreiche unterschiedliche Serotypen gibt. In Deutschland kommen beim Rind *Salmonella dublin* und *Salmonella typhimurium* die größte Bedeutung zu.

Es können Rinder aller Altersgruppen erkranken, meist sind jedoch Kälber im Alter von 2–12 Wochen betroffen. Die **Salmonellose** (und schon der Verdacht darauf) ist in Deutschland **anzeigepflichtig** und wird staatlicherseits bekämpft. Einzelheiten hierzu sind der Rinder-Salmonellose-Verordnung zu entnehmen.

Für *Menschen* besteht eine Ansteckungsgefahr. Umgekehrt geht bisweilen eine Ansteckung der Rinder vom Menschen aus. Salmonellen können des Weiteren u. a. durch zugekaufte Trägertiere, kontaminierte Futtermittel sowie andere Tierarten wie Vögel in einen Rinderbestand eingeschleppt werden.

2. Krankheitserscheinungen und -verlauf

Es muss unterschieden werden zwischen der Infektion mit Salmonellen und der Erkrankung Salmonellose. Die Folgen einer Salmonellen-Infektion können in Abhängigkeit von der Infektionsdosis (= Anzahl der aufgenommenen Erreger) und der Gefährlichkeit (Virulenz) des Serotyps sowie der Abwehrlage des Rindes sehr unterschiedlich sein:

▶ **Erregerausscheidung ohne erkennbare Krankheitserscheinungen:**
Manche Rinder können zeitlebens Erreger mit dem Kot und anderen Ausscheidungen abgeben (Dauerausscheider!). Dies geschieht bevorzugt während und kurz nach besonderen Stresssituationen (z. B. Krankheit, Kalbung, Transport, Vermarktung, Ausstellung). Diese Tatsache ist für die Verbreitung der Erreger von erheblicher Bedeutung.

Kälberkrankheiten

▶ **Verenden innerhalb weniger Stunden oder Tage nach Krankheitsbeginn (Blutvergiftung, Septikämie):**
Diese Form verläuft meist mit hohem Fieber und stark gestörtem Allgemeinbefinden. Hiervon können auch neugeborene Kälber betroffen sein. Diese sterben dann meist schon, bevor Durchfall auftritt. Bei überlebenden älteren Rindern kann es im weiteren Verlauf zu Durchfällen und bei trächtigen Tieren zum Abort kommen.

▶ **Durchfall unterschiedlicher Ausprägung infolge schwerer Darmentzündung:**
Charakteristisch für diese häufigste Verlaufsform der Salmonellose sind Fieber und starker Durchfall. Der Kot ist dabei oft durchscheinend gelb (serumartig), zum Teil übel stinkend, mit Fibringerinnseln und/oder Blutbeimengungen unterschiedlichster Ausprägung. Das Allgemeinbefinden der betroffenen Rinder ist unterschiedlich stark gestört. Nicht selten sind mehrere Rinder eines Stalles oder einer Gruppe gleichzeitig oder kurz nacheinander betroffen. Bei einzelnen Tieren können die Salmonellen durch die geschädigte Darmschleimhaut in die Blutbahn gelangen und eine Lungen-, Gelenks- und/oder Gehirn-Hirnhaut-Entzündung verursachen.
Der Durchfall kann bei einzelnen Rindern phasenweise über einen längeren Zeitraum auftreten und mit Abmagerung der betroffenen Tiere einhergehen.
In allen Verdachtsfällen kann die Sicherung der Diagnose durch eine bakteriologische Untersuchung des Kotes auf Salmonellen angestrebt werden. Das Ergebnis einer solchen Untersuchung ist meist auch Grundlage für das weitere Vorgehen seitens der Veterinärbehörde.

3. Behandlung
Für eine gezielte Behandlung und insbesondere wegen tierseuchenrechtlicher Bestimmungen ist der Erregernachweis wichtig. Der Einsatz antibakteriell wirksamer Medikamente wird unterschiedlich beurteilt. Auch nach einer »erfolgreichen« Behandlung können nämlich infizierte Rinder noch weiter Erreger ausscheiden. Antibiotika können sogar die Ausscheidungsperiode verlängern. Falls eine antibakterielle Behandlung durchgeführt wird, sollten nur Tiere mit Fieber und/oder gestörtem Allgemeinbefinden behandelt werden.
Im Mittelpunkt steht jedoch auch bei an Salmonellose erkrankten Rindern die symptomatische Behandlung in Form von Flüssigkeits-Elektrolytersatz und Ausgleich der Blutübersäuerung wie bei Durchfällen anderer Ursache.
Bei gesicherter Diagnose sollte das Vorgehen im Bestand jeweils zwischen Landwirt, Hoftierarzt und zuständiger Veterinärbehörde abgesprochen werden. Diese kann für an Salmonellose erkrankte Rinder auch eine **Tötungsanordnung** aussprechen. Für die betreffenden Rinder wird eine staatliche Entschädigung gezahlt.

4. Vorbeuge
Es sollten die allgemeinen Stall- und Fütterungshygienemaßnahmen beachtet werden.
Weiterhin ist auf eine optimale Kolostrumversorgung der Neugeborenen zu achten, da mangelhaft mit Antikörpern ausgestattete Kälber gegenüber einer Blutvergiftung mit Salmonellen besonders gefährdet sind. Zugekaufte Tiere sollten zunächst in Quarantäne gehalten werden.
Das Rein-Raus-Verfahren mit regelmäßiger Reinigung (Dampfstrahler) und Desinfektion der Stallabteilungen sollte nicht nur in Zukaufbetrieben obligatorisch sein.
Es muss besonders darauf geachtet werden, dass Futtermittel nicht mit Gülle, Vogelkot oder anderen Fäkalien verschmutzt werden. Die Entsorgung menschlicher Ausscheidungen muss getrennt von Festmist, Gülle oder Jauche über die kommunale Kläranlage oder eine getrennte Senkgrube erfolgen. Bei Weideflächen ist darauf zu achten, dass sie nicht von Abwasserkanälen oder ähnlichen Gewässern überschwemmt werden. Weiterhin sollte der ungezielte Einsatz von Antibiotika – insbesondere über das Futter oder die Tränke – unterlassen werden.
Seit einigen Jahren kann eine vorbeugende Impfung der Kälber oder der Muttertiere durchgeführt werden. Hierfür stehen Lebendimpfstoffe und inaktivierte Impfstoffe zur Verfügung.

BVD-MD
(<u>B</u>ovine <u>V</u>irus<u>d</u>iarrhoe – <u>M</u>ucosal <u>D</u>isease; Virusdurchfall der Rinder, Schleimhautkrankheit)

BVD-MD ist zwar eine Krankheit, die bei weitem nicht nur (vielleicht sogar nur zum geringeren Teil) den Kälbern Probleme macht. Sie ist jedoch so komplex und besonders für den Zuchtbetrieb von so großer Bedeutung, dass sie im Rahmen eines Buches über Kälberkrankheiten ausführlich dargestellt werden muss.

1. Ursache/Allgemeines
Die BVD-MD ist eine beim Rind vorkommende, weltweit verbreitete, virusbedingte Krankheit. Infektionen mit dem BVD-Virus können in einer Rinderherde vielfältige Krankheitserscheinungen auslösen. Dies ist darin begründet, dass es

Infektionskrankheiten

unterschiedlich gefährliche BVD-Virusstämme und Biotypen gibt, die – je nach Immunstatus (Abwehrlage) und Trächtigkeitsphase des infizierten Rindes – eine sehr unterschiedliche Fähigkeit besitzen, bestimmte Krankheiten auszulösen. Da diese meist zeitlich versetzt auftreten, werden sie oft nicht miteinander in Zusammenhang gebracht.

Mitte des 20. Jahrhunderts wurde diese Viruserkrankung erstmals in den USA beschrieben. Etwa 10 Jahre später sind erste Krankheitsausbrüche in Norddeutschland nachgewiesen worden. Wenn man sich jedoch mit älteren Landwirten über früher beobachtete Krankheitserscheinungen bei seinerzeit unaufgeklärt gebliebenen Bestandserkrankungen unterhält, so ist davon auszugehen, dass das Virus auch hier zu Lande schon viel früher in der Rinderpopulation verbreitet war.

In den vergangenen Jahrzehnten wurden weltweit seitens der Virologen und einschlägig arbeitender Tierärzte mit Erfolg große Anstrengungen unternommen, diese ausgesprochen komplexe Infektionskrankheit zu erforschen. Gleichzeitig wurden neue Untersuchungsmethoden entwickelt und ständig verbessert, die für die Diagnostik der Erkrankung zur Verfügung stehen. Vor diesem Hintergrund bleibt die Frage offen, ob sich das Virus in letzter Zeit tatsächlich ausgebreitet hat oder ob bei entsprechenden Problemen – auf Grund des besseren Wissensstandes – nur häufiger an BVD-MD gedacht und daraufhin untersucht wird.

Ungeachtet dessen sind gegenwärtig je nach Region bis zu 80 % der Rinderbestände in Deutschland mehr oder weniger durchseucht. Werden in solchen Beständen serologische Untersuchungen auf Antikörper (Schutzstoffe) gegen das Virus durchgeführt, so sind nicht selten über 90 % der Rinder serologisch positiv (besitzen also Schutzstoffe), obwohl zu keiner Zeit irgendwelche Krankheitserscheinungen aufgefallen sein müssen.

In Rinderherden, in denen keine Antikörper nachgewiesen werden, hat entweder noch nie eine BVD-Virusinfektion stattgefunden oder diese liegt schon lange zurück. Weitere Voraussetzung ist natürlich, dass keine BVD-Impfungen durchgeführt wurden. Solche »sero-negativen Bestände« haben in der Regel wenig Kontakt nach außen (z. B. ganzjährige Stallhaltung, kein Zukauf, keine Beteiligung an Ausstellungen, wenig Personenverkehr).

Virusverbreitung vor allem durch Dauerausscheider – Am bedeutendsten für das Krankheitsgeschehen ist die Einschleppung des BVD-Virus durch die Einstellung von so genannten **Dauerausscheidern** (zu ihrer Entstehung siehe unter »Infektion während der Trächtigkeit«). Dabei sind Bestände, in denen keine oder nur wenige Rinder Schutzstoffe gegen das Virus haben (bisher noch kein bzw. lange zurückliegender Kontakt mit dem Virus/keine Impfungen gegen BVD), am meisten gefährdet, weil alle oder zumindest viele Rinder voll empfänglich sind. Ein Dauerausscheider kann auch als Kalb in einer gesunden, trächtigen Kuh in den Bestand gelangen (»trojanische Kuh«, **Abb. 29**).

Dauerausscheider (= persistent BVD-Virus-infizierte Tiere) erscheinen zunächst meist völlig gesund und scheiden ein Leben lang auf verschiedenen Wegen (z. B. Nasenschleim, Kot, Harn, Blut, Sperma, Genitalausfluss, Fruchtwasser) große Mengen BVD-Virus aus. Der

trojanische Kuh
(völlig gesund; nach stiller Feiung mit Antikörpern ausgestattet; trägt in sich ein **Virus tragendes Kalb**)

trojanisches Kalb
(mit persistenter Virämie; wird als Dauerausscheider geboren; ist zunächst meist völlig gesund und entwickelt sich normal; scheidet zeitlebens Virus aus; erkrankt irgendwann tödlich an MD)

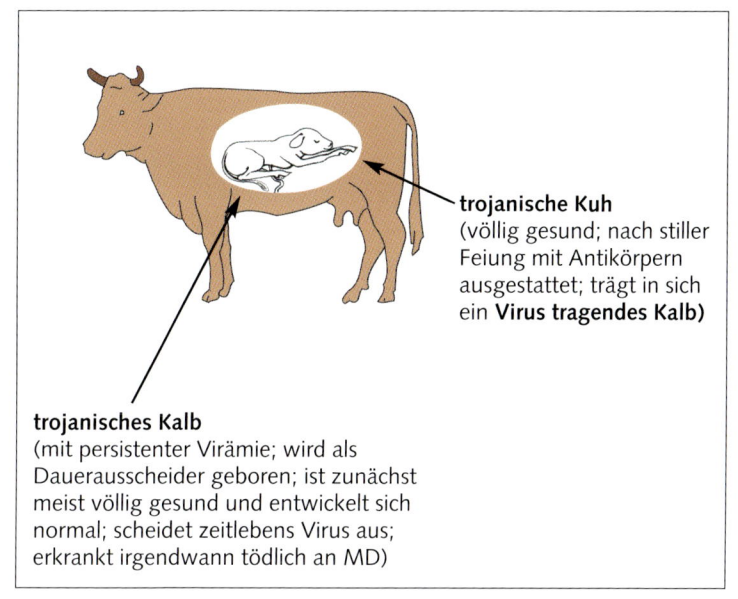

Abb. 29: »Doppelt trojanisches Geschehen« – eine seltene Möglichkeit der BVD-Virusausbreitung (»trojanisch« siehe Glossar).

Kälberkrankheiten

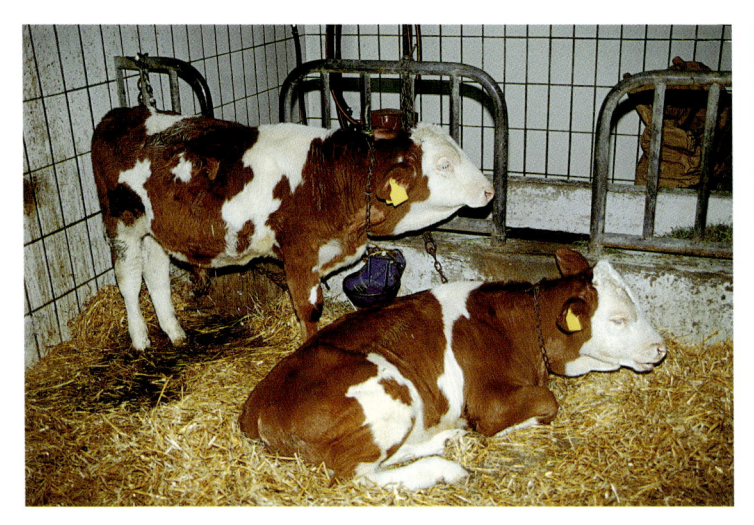

Abb. 30: Dauerausscheider neben gleichaltrigem Rind.
Beide Tiere sind zum Zeitpunkt der Fotoaufnahme gesund und befinden sich in einem ähnlichen Entwicklungszustand. Das stehende Kalb ist ein persistent virämisches Tier. Es scheidet zeitlebens BVD-Virus aus, bis es irgendwann (das kann schon kurz nach der Geburt oder erst nach mehreren Jahren sein) tödlich an Mucosal Disease erkrankt. Wird so ein Virusträger in einen nicht durchseuchten, ungeimpften Bestand zugekauft, so kann dies fatale Folgen haben. Nur durch gezielte Blutuntersuchungen sind solche Rinder als Dauerausscheider zu erkennen.

Anteil solcher Dauerausscheider in der Rinderpopulation liegt gegenwärtig bei 1–2 % **(Abb. 30)**.
Eine Virusübertragung ist auch durch vorübergehend infizierte Rinder (vor allem bei Infektion von Tieren ohne BVD-Virus-spezifische Antikörper im Blut) sowie durch verunreinigte Gerätschaften und Instrumente möglich (mit Einschränkungen auch durch bestimmte Impfstoffe).

2. Unterschiedliche Verlaufsformen und Krankheitsbilder

Ein großer Teil der Rinder infiziert sich im Lauf des Lebens mit dem BVD-Virus. Ob dabei eine Erkrankung bzw. ein Schaden auftritt, hängt von verschiedenen Voraussetzungen ab. Dabei spielen u. a. folgende Faktoren eine Rolle:
▶ Die Eigenschaften des Virus (unterschiedliche Biotypen, Genotypen und Stämme),
▶ der jeweilige Immunstatus des infizierten Rindes (Antikörper im Blut in ausreichender Menge vorhanden oder nicht, ist es also serologisch positiv oder negativ),
▶ die Trächtigkeitsphase, während der die Infektion stattfindet.

So kann eine BVD-Virusinfektion verlaufen:
A) **Serologisch positives Rind** (früher durchseucht oder geimpft),
Virus haftet nicht → keine Probleme zu erwarten (auch nicht für eine sich in der Gebärmutter entwickelnde Frucht).
B) **Serologisch negatives Rind**
1) **Infektion nach der Geburt**
   – Stille Feiung (ohne erkennbare Krankheitssymptome),
   – milde Krankheitserscheinungen (z. B. schlechtere Futteraufnahme, leichter Milchrückgang, Fieber),
   – **Durchfall (Bovine Virusdiarrhoe, BVD),**
   – krankhafte Blutungsneigung,
   – Faktor im Komplex der Rindergrippe oder anderer Infektionskrankheiten.
2) **Infektion während der Trächtigkeit**
▶ **Mutter**
   – wie unter B)1),
   – Umrindern und verschiedene andere Fruchtbarkeitsstörungen (siehe unten).
▶ **Frucht** (abhängig von der Trächtigkeitsphase)
   – Fruchtresorption; Abort,
   – Steinfrucht; Totgeburt,
   – lebensschwaches/trinkschwaches Kalb,
   – missgebildetes Kalb,
   – **Virämiker** (persistent infiziertes Tier) → **Dauerausscheider → Mucosal Disease,**
   – gesundes Kalb (mit eigenen Antikörpern ausgestattet).

Infektionskrankheiten

Infektion nach der Geburt – Kommt ein *ausreichend mit Antikörpern* geschütztes Rind mit BVD-Virus in Kontakt, haftet das Virus in der Regel nicht. Für das betreffende Rind sowie für die sich gegebenenfalls in der Gebärmutter entwickelnde Frucht besteht keine Gefahr.
Stecken sich Rinder, die *keine Antikörper* besitzen (serologisch negativ), mit dem BVD-Virus an, so verläuft die Infektion in den meisten Fällen ohne erkennbare Krankheitserscheinungen. Nach Haftung und Vermehrung des Virus an der Eintrittspforte kommt es zwar zu einer Virusausbreitung im ganzen Körper sowie zu einer Virusvermehrung in verschiedenen Organsystemen, auf Grund der ablaufenden Abwehrmechanismen wird das Virus jedoch eliminiert und eine langanhaltende, belastbare Immunität aufgebaut (= **stille Feiung**).
Einzelne Tiere können **milde Krankheitssymptome** wie kurze Fieberphase, vorübergehend schlechtere Futteraufnahme oder leichten Milchrückgang zeigen. Auch in diesen Fällen ist das Virus nach spätestens 3–4 Wochen ausgeschaltet und eine starke (belastungsfähige) Immunität ausgebildet.
Unter ungünstigen Voraussetzungen (starke Virulenz des Virusstammes, schlechte Konstitution des Rindes, Wirken anderer Infektionserreger und bestimmter Stressfaktoren) kann es zu unterschiedlich **schweren Krankheitserscheinungen** kommen. So können bestimmte BVD-Virusstämme bei Rindern jeden Alters mehr oder weniger schwere Durchfälle verursachen, an denen die Erkrankten unter ungünstigen Umständen auch verenden können (= **Bovine Virusdiarrhoe/BVD)**. Vereinzelt können Rinder als Folge einer BVD-Virusinfektion unter den Erscheinungen einer krankhaften Blutungsneigung (hämorrhagisches Syndrom) leiden und auch daran sterben.
Des Weiteren wird die Beteiligung des BVD-Virus an so genannten Faktorenkrankheiten (z. B. im Komplex der Rindergrippe) diskutiert.

Infektion während der Trächtigkeit – Viel komplizierter und in ihren möglichen Auswirkungen weitreichender sind Infektionen weiblicher Rinder während der Trächtigkeit. Dabei gibt es für **serologisch positive Kühe** oder **Färsen** (Antikörper auf Grund früherer Infektion und/oder regelmäßiger Impfung) und ihre heranwachsenden Früchte kaum Probleme.
Ganz anders ist die Situation dagegen bei **serologisch negativen Kühen** oder **Färsen**. Infiziert sich eine solche Kuh, so wird es bei ihr selbst zu der im vorigen Abschnitt beschriebenen, meist unbemerkten oder milden Erkrankung mit anschließender Antikörperbildung kommen. Bei serologisch negativen Kühen gelangt das Virus jedoch über die Eihäute auch in die sich entwickelnde Frucht und kann diese – je nach Trächtigkeitsphase sowie Gefährlichkeit des Virus – direkt oder indirekt in unterschiedlicher Weise schädigen.
Besitzt der **Fötus** bereits ein entwickeltes Abwehrsystem – das ist nach dem 4. Trächtigkeitsmonat zunehmend der Fall – so erkennt dieses das Virus und reagiert, wie für die geborenen Rinder bereits beschrieben, mit der Bildung von Schutzstoffen. Solche Kälber eliminieren das Virus meist und werden völlig gesund mit eigenen Antikörpern ausgestattet geboren.
Macht das Muttertier dagegen die Infektion in den ersten etwa 4 Monaten der Trächtigkeit durch, kann es zu nachfolgenden Komplikationen kommen:

Die sich im Frühstadium entwickelnde Frucht wird entweder resorbiert (dies verläuft zunächst unbemerkt – die Kuh rindert nach einiger Zeit wieder) oder es kommt zum Abort. Wenn das Virus neu in eine serologisch negative Herde eingeschleppt wird, sind oft mehrere Kühe der gleichen Trächtigkeitsphase betroffen. Verwerfensfälle können auch noch später (im 4./5. Trächtigkeitsmonat) auftreten. Ursache ist hierbei eine gestörte Plazentafunktion infolge der BVD-Virusinfektion.
Durch direkte und/oder indirekte Schädigung der sich entwickelnden Frucht sind weitere Störungen der Trächtigkeit möglich. So kann sich nach Absterben des Fötus eine Steinfrucht entwickeln. Andere Kälber werden tot oder lebensschwach geboren. Schließlich können verschiedene Missbildungen (z. B. des Gehirns und der Augen) auftreten. Solche Kälber sind dann meist nur begrenzt lebensfähig. In Betrieben, in denen während eines Zeitraumes von wenigen Monaten mehrere Kälber diesbezüglich auffällig sind, sollte deshalb immer an BVD gedacht werden.
Von entscheidender Bedeutung, vor allem für die Ausbreitung dieser Infektionskrankheit, ist die Entstehung von **lebenslangen Virusträgern** *(persistent virämische Kälber)*. Diese scheiden zeitlebens BVD-Virus aus (Dauerausscheider). Zu ihrer Entstehung kommt es, wenn zum Zeitpunkt der Infektion mit einem *nicht zellzerstörenden Virus* das Abwehrsystem des Fötus noch unvollständig entwickelt ist, so dass das über die Eihäute in die Frucht gelangende Virus nicht erkannt wird.
Wenn die in der Gebärmutter heranwachsende Frucht dann im Verlauf der weiteren Entwicklung ein ausgereiftes Abwehrsystem hat

Kälberkrankheiten

(etwa nach dem ersten Drittel der Trächtigkeit), erkennt dieses das sich bereits im Körper befindliche Virus nicht mehr als fremd und toleriert es ein Leben lang (= **spezifische Immuntoleranz**).

Das Kalb wird für alle Zeit das Virus in sich tragen, ohne dass es gegen diese bestimmte Virusart jemals Antikörper bilden kann (persistent virämisches Kalb). Solche Kälber können zum Zeitpunkt der Geburt und unterschiedlich lange Zeit danach völlig unauffällig sein und sich zunächst auch ganz normal entwickeln (Abb. 30). Wird jedoch irgendwann im Leben des Virämikers durch Mutation aus dem *nicht zellzerstörenden* ein *zellzerstörendes Virus* oder kommt es zu einer zweiten Infektion von außen mit einem zellzerstörenden Virus (Superinfektion), dann erkrankt der Virämiker unheilbar an Mucosal Disease.

Die BVD-Virusinfektion in einer voll empfänglichen Herde kann also durch vielfältige Beeinflussung der Trächtigkeit zu schweren wirtschaftlichen Verlusten führen. Die Probleme treten meist in folgender zeitlicher Reihenfolge auf:
▶ Fruchtbarkeitsprobleme (z. B. gehäuftes Umrindern, Aborte, Steinfrüchte),
▶ Geburt von Problemkälbern (Totgeburten, Missbildungen, Lebensschwäche, Trinkschwäche),
▶ erhöhte Kälbersterblichkeit,
▶ Erkrankung(en) an Mucosal Disease.

Mucosal Disease
(MD, Schleimhautkrankheit)

Die MD tritt – wie eben beschrieben – nach gegenwärtigem Kenntnisstand nur bei spezifisch immuntoleranten, **persistent virämischen** Rindern auf. Die meisten persistent virämischen Rinder erkranken in einem Alter von wenigen Monaten bis zu ca. 2 Jahren an MD. Gelegentlich kann es auch schon bei Kälbern in den ersten Wochen nach der Geburt oder erst bei erwachsenen Rindern zum Krankheitsausbruch kommen. Die älteste an MD erkrankte Kuh im eigenen Patientengut war bereits 8 Jahre alt.

An MD erkrankte Rinder zeigen sehr unterschiedliche **Krankheitssymptome.** Das »klassische« Krankheitsbild ist gekennzeichnet durch schweren oder in der Intensität wechselnden **Durchfall** und unterschiedlich deutlich ausgeprägte »typische« **Schleimhaut- und Hautveränderungen** (Rötungen, Erosionen und geschwürige Veränderungen auf dem Flotzmaul, in den Nasenöffnungen, auf der Maulschleimhaut, auf der Vorhaut

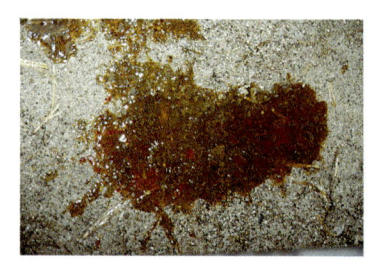

Abb. 31:   Kot eines an MD erkrankten Rindes.
Oft ist der Kot MD-kranker Rinder wie hier dünnfließend, olivfarben und mit schleimigen und blutigen Beimengungen durchsetzt. Bei manchen Erkrankten wechselt die Kotkonsistenz wiederholt und in anderen Fällen wird sogar normaler Kot abgesetzt.

Abb. 32:   Charakteristische Schleimhautveränderungen bei MD.
Bei diesem ca. 3 Monate alten, an MD erkrankten Kalb sind hochgradige Erosionen auf dem Flotzmaul, der Nasenschleimhaut und der gesamten Maulschleimhaut vorhanden. Rinder mit so eindeutigem Krankheitsbild sollten unmittelbar nach der Entnahme einer Blutprobe (für den Virusnachweis) getötet und seziert werden.

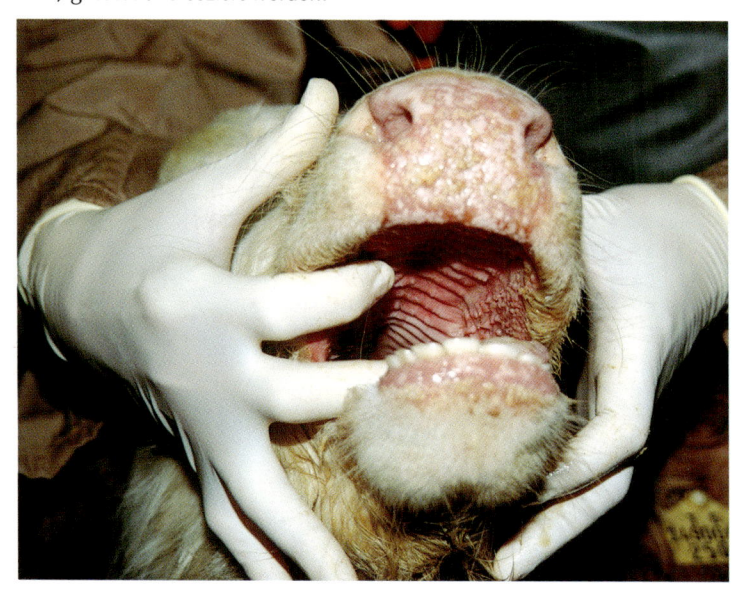

Infektionskrankheiten

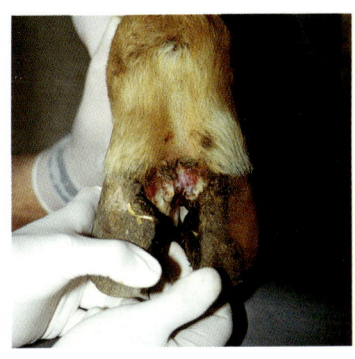

Abb. 33: Massive Erosionen und tiefe geschwürige Veränderungen im Zwischenklauenspalt bei einem Mastbullen mit MD.

Auch wenn solche Zwischenklauenveränderungen weniger ausgeprägt sind und keine Schleimhautauffälligkeiten bestehen, sollten betroffene Rinder stets auf MD untersucht werden.

oder der Scheidenschleimhaut sowie in den Zwischenklauenspalten; **Abb. 31, 32 und 33**). Weitere Krankheitserscheinungen können u. a. Fieber, Appetitlosigkeit, Nasenausfluss, Speicheln und zunehmende Schwäche durch Austrocknung des Körpers auf Grund des Flüssigkeitsverlustes über den Kot (Einsinken der Augäpfel) sein.
Manche an MD erkrankte Rinder zeigen ausschließlich unstillbaren Durchfall. Bei anderen findet man mehr oder weniger deutliche Veränderungen auf den sichtbaren Schleimhäuten, ohne dass sie Durchfall haben.
Schließlich gibt es persistent virämische Rinder, die zu irgendeinem Zeitpunkt ihres Lebens anfangen zu kümmern (ohne andere Symptome zu zeigen). Bei solchen Tieren fällt oft der im Vergleich zum Körper unproportional große (alte) Kopf auf (Abb. 4).

Dass bei an MD erkrankten Rindern auch andere Krankheiten, wie zum Beispiel Rindergrippe, im Vordergrund stehen können, macht die Situation nur noch komplizierter.

3. Diagnostik

Vorgehensweise bei Verdacht auf MD – Die **MD verläuft immer tödlich**. MD-kranke Rinder sind deshalb durch keine Behandlungsmaßnahmen zu retten, auch wenn dies fälschlicherweise in einzelnen Fachbüchern und Publikationen so dargestellt wird.
Deshalb ist es notwendig, in Verdachtsfällen umgehend diagnostische Maßnahmen einzuleiten. Am lebenden Tier können Blut, Nasenschleim und Kot auf BVD-Virus untersucht werden, wobei ein Virusnachweis im Blut die größte Aussagekraft hat. Bei unklarem Krankheitsbild kann eine Wiederholung der Blutuntersuchung nach ca. 3 Wochen nötig sein (2 × Virusnachweis positiv = MD). Rinder mit eindeutigem Krankheitsbild sollten aus tierschützerischen und wirtschaftlichen Gründen bereits unmittelbar nach der 1. Probennahme eingeschläfert oder geschlachtet werden.
Getötete oder verendete Rinder mit MD oder solche, bei denen Verdacht auf MD besteht, sollten unbedingt seziert werden. Durch »typische« Organveränderungen und/oder den Virusnachweis in Organproben kann die Diagnose gesichert werden. Das ist auch Voraussetzung für die in einzelnen Bundesländern gewährten Beihilfen für Verluste durch MD. Seitens der Bayerischen Tierseuchenkasse wird beispielsweise gegenwärtig eine Beihilfe von 50 % gezahlt.
Vorgehensweise bei Verdacht auf persistierende Infektion – Im Zuchtbetrieb besteht dieser Verdacht u. a.

- bei den Tieren einer bestimmten Altersgruppe, wenn bei Gleichaltrigen bereits MD nachgewiesen wurde,
- wenn bei nicht geimpften Jungtieren im Alter von 6 Monaten bis zu 2 Jahren Antikörper nachgewiesen wurden (siehe Jungtierfenster),
- wenn Rinder ohne ersichtlichen Grund kümmern, nachdem sie sich zunächst normal entwickelten.

Zur Bestätigung der persistenten Infektion muss zweimal im Abstand von mindestens 3 Wochen aus Blutproben BVD-Virus nachgewiesen werden. Bei Kälbern, die zwischen 2 und ca. 90 Tage alt sind, kann die Anwesenheit mütterlicher Antikörper diesen Virusnachweis vorübergehend stören (»diagnostisches Loch«).
Auch für die Ausmerzung solcher persistent virämischer Rinder zahlt z. B. die Bayerische Tierseuchenkasse eine Beihilfe.
Vorgehensweise bei Verdacht auf BVD-Virusinfektion bei unterschiedlichen Herdenproblemen – In solchen Fällen und zur Erhebung des BVD-Infektionsstatus eines Zuchtbetriebes sind folgende Maßnahmen geeignet (siehe **Tabelle 7**):

- **Tankmilchprobe:** Der Antikörpergehalt in der Tankmilchprobe erlaubt eine grobe Einschätzung des Durchseuchungsgrades der Kühe. Ist der Befund *negativ*, so befindet sich in der Regel *kein Dauerausscheider* im Stall (außer gerade zugekauft). *Die gesamte Herde ist aber voll empfänglich*, was bei der Einschleppung des Virus zu erheblichen wirtschaftlichen Verlusten führen könnte.
- **Jungtierfenster:** Serologische Untersuchung von Blutproben von nicht gegen BVD geimpften Jungrindern im Alter von 6–24 Monaten (über Biestmilch

Kälberkrankheiten

Tabelle 7: Diagnostische Maßnahmen zur Bestimmung des BVDV-Herdenstatus im Zuchtbetrieb (modifiziert nach Wolf)

	Befund		persistent infizierte Tiere in der Herde	Status der Herde
Untersuchung auf Antigen (Virus)	MD-Fall oder persistent infiziertes Tier (Dauerausscheider) nachgewiesen		ja	BVD-Virus-**infiziert**
Untersuchung auf Antikörper	Tankmilch	Jungtierfenster		
	+	+	wahrscheinlich **ja** (möglicherweise schon gestorben oder verkauft)	
	+	–	wahrscheinlich **nicht** vorhanden	BVD-Virus-**unverdächtig**
	–	–	**nicht** vorhanden	BVD-Virus-**frei**

erlangte mütterliche Antikörper sind verschwunden).
Befinden sich *serologisch positive* Tiere darunter, so bedeutet dies, dass sie Kontakt mit einem BVD-Virusausscheider hatten, sich also mindestens ein Dauerausscheider im Kontaktbereich befindet, es sei denn, er (sie) wäre(n) schon gestorben. Der Dauerausscheider könnte über den Virusnachweis im Blut ausfindig gemacht werden.
Sind alle Jungtiere *serologisch negativ*, befindet sich kein Ausscheider in der Gruppe, die Herde ist voll empfänglich.

4. Bekämpfungs- und Vorbeugemaßnahmen

Da die wirtschaftliche Bedeutung der BVD-MD regional noch immer unterschiedlich bewertet wird, gibt es derzeit kein einheitliches Bekämpfungs- und Prophylaxeprogramm. In den skandinavischen Ländern sowie seit kurzer Zeit auch in einigen Ländern Österreichs und in Südtirol werden freiwillige Kontrollprogramme durchgeführt. Deren Ziel ist, ohne Einsatz von Impfstoffen, ausschließlich über Diagnostik und Ausmerzung der persistent infizierten Tiere (Dauerausscheider) virusfreie Betriebe zu schaffen. Strenge betriebliche Hygiene- und Quarantänemaßnahmen sowie regelmäßige serologische Kontrollen zur Statusüberwachung sind hierzu erforderlich.
In Deutschland besteht für BVD zwar eine Anzeigepflicht, eine einheitliche staatliche Bekämpfung findet aber nicht statt. In einigen Bundesländern (u. a. in Bayern) gibt es Programme, die eine finanzielle Unterstützung für Diagnostik- und Impfmaßnahmen sowie Beihilfen für Schäden auf Grund von MD und für die Ausmerzung von Dauerausscheidern beinhalten.
Mittelfristig wäre es unter bestimmten Voraussetzungen mög-

Auswahl erforderlicher Maßnahmen zur Schaffung und Erhaltung BVDV-freier Bestände:
(in einem Bekämpfungsverfahren ohne Impfung nach skandinavischem Vorbild):
▶ Auf die Region abgestimmtes Programm,
▶ sachkundige Person(en) als Koordinator(en),
▶ fortlaufende Information der Landwirte und Tierärzte zu BVD-MD,
▶ mehrmalige Untersuchung aller Rinderbestände (Tankmilchprobe, Jungtierfenster) zur Erlangung eines Zertifikates,
▶ Suche nach Virusträgern in serologisch positiven Betrieben,
▶ Ausmerzen dieser Virusträger (Dauerausscheider),
▶ Zukauf nur aus anerkannt virusfreien Betrieben,
▶ strenge Quarantänemaßnahmen (nach Zukauf, Ausstellungsbesuchen, Auktionen, Klinikaufenthalt oder vergleichbaren Ereignissen); in dieser Zeit Untersuchung auf Virus, gegebenenfalls auch von neugeborenen Kälbern zugekaufter Rinder,
▶ höchste Hygienemaßnahmen,
▶ eingeschränkter Personenverkehr,
▶ besondere Regelung bei Weidegang, insbesondere auch bei der Nutzung von Gemeinschaftsweiden (Wildwiederkäuer und Schafe als Virusüberträger),
▶ regelmäßige Kontrolluntersuchungen zur Überwachung des Status (Tankmilchproben, Einzelmilchproben von Jungkühen, Jungtierfenster, Einzelblutproben).

Infektionskrankheiten

lich, nach dem **skandinavischen Vorbild** zu verfahren, falls dies aus weltmarktpolitischen Gründen erforderlich wäre. Ein Bekämpfungsverfahren nach skandinavischem Muster wäre grundsätzlich eine wünschenswerte Alternative zu dem hier zu Lande bislang praktizierten kombinierten Verfahren. Die Befürworter eines solchen, ausschließlich auf Ausmerzung von Virusausscheidern und Kontrolle des Status aufgebauten Verfahrens müssen sich jedoch immer bewusst sein, dass sie den risikoreicheren Weg beschreiten.

Das angestrebte Ziel wird nur dann erreicht werden, wenn sich die Rinderhalter möglichst flächendeckend beteiligen (je größer die Region, desto besser!) und eine Vielzahl von Maßnahmen (eine Auswahl davon ist im Merktext [Seite 58] aufgelistet) konsequent beachtet wird. Die Tatsache, dass die Struktur der Rinderhaltung in Skandinavien grundsätzlich anders geartet ist als z.B. in Bayern, müsste bei der Planung natürlich berücksichtigt werden. Einfaches Nachahmen andernorts beschrittener Wege ist nicht zu empfehlen.

In **Deutschland** stützt sich die Bekämpfung gegenwärtig auf folgende Maßnahmen:
▶ Verhinderung der BVD-Viruseinschleppung in Herden durch Diagnostik-, Quarantäne- und Hygienemaßnahmen,
▶ Ausmerzen der persistent infizierten Rinder (Dauerausscheider),
▶ Impfmaßnahmen.

Die Bestimmung des Herdenstatus (siehe Tankmilchprobe und Jungtierfenster) ist Voraussetzung für eine optimale Vorgehensweise im Betrieb.

Der *Zuchtbetrieb ohne Durchseuchung* (Tankmilchprobe und Jungtierfenster jeweils negativ) ist in Bezug auf die möglichen Folgen einer BVD-Virusinfektion und den daraus resultierenden wirtschaftlichen Schäden am gefährdetsten. Deshalb sollten unter Berücksichtigung der Betriebsstruktur (Aufstallungsform, getrennte oder gemeinsame Haltung von Jungtieren und Kühen, regelmäßiger Zukauf oder geschlossener Betrieb u.a.) zwischen Tierarzt und Landwirt betriebsspezifische Impfstrategien erarbeitet und kontinuierlich durchgeführt werden. Dem Landwirt muss klar sein, dass sich durch Impfmaßnahmen allein auf die Dauer keine Virusfreiheit erreichen lässt.

Erstes Ziel muss sein, dass alle weiblichen Rinder rechtzeitig vor der ersten Besamung oder Belegung ausreichend vakziniert werden.

Über Qualität und mögliche Gefahren der zur Verfügung stehenden *Impfstoffe* sowie über den geeigneten *Zeitpunkt der Impfungen* wurde in der Vergangenheit von zahlreichen Autoren oft sehr widersprüchliches geschrieben. Nach eigener Ansicht sollte (unter der Voraussetzung, dass Jungtiere und Kühe in getrennten Stallabteilungen gehalten werden) die Grundimmunisierung der weiblichen Nachzucht mit Lebendimpfstoff (frühestens) nach Ablauf des 6. Lebensmonats durchgeführt werden. Die letzte Impfung müsste spätestens ca. 6 Wochen vor dem vorgesehenen Besamungszeitpunkt erfolgen. Bei den Kühen sollten die Wiederholungsimpfungen ebenfalls zu diesem Zeitpunkt vorgenommen werden. Falls sich niedertragende Rinder in der gleichen Stalleinheit befinden, sollten inaktivierte Impfstoffe mit einbezogen werden.

Zu den in Deutschland gegenwärtig zur Verfügung stehenden Impfstoffen ist folgendes anzumerken:

Lebendimpfstoffe mit systemischer Vermehrung im Impfling
▶ immunisieren gut,
▶ bieten Schutz vor Erkrankungen und auch vor Infektion der sich entwickelnden Frucht.

Sie sind zum Aufbau einer stabilen Immunität am besten geeignet. Da jedoch Impfinfektionen möglich sind, ist ihr Einsatz in der Trächtigkeit nicht zu empfehlen. Außerdem scheiden geimpfte Rinder das Impfvirus kurzfristig aus und gefährden dadurch trächtige Nachbartiere (besonders unter Bedingungen der Laufstallhaltung).

Inaktivierte Impfstoffe (= Totimpfstoffe) und Lebendimpfstoffe ohne systemische Vermehrung im Impfling
▶ immunisieren vergleichsweise weniger gut,
▶ sie schützen zwar vor akuten Erkrankungen, die meisten aber nicht sicher vor einer systemischen Infektion mit der Möglichkeit der Fruchtinfektion.

Da keine Impfinfektionen möglich sind, ist ihr Einsatz völlig ungefährlich. Werden sie Lebendvakzinen vorgeschaltet, so verringert sich das Risiko der Virusausscheidung nach der Lebendvakzine und damit die Gefahr der Infektion trächtiger Nachbartiere.

Neue Impfstoffentwicklungen konzentrieren sich auf nicht vermehrungsfähige Vakzinen, die einen Schutz vor der Infektion der wachsenden Frucht aufbauen.

Wichtig ist die Feststellung, dass ein persistent virämisches Rind durch *keine* Impfmaßnahme vor einer drohenden MD bewahrt werden kann. Die nicht selten geübte Unart, erkrankte Rinder bei MD-Verdacht im Sinne einer Notimpfung zu vakzinieren, sollte deshalb unterbleiben, weil sie nicht helfen kann, und derartige Aktivitäten nur für zusätzliche Verwirrung in einem

Kälberkrankheiten

an sich schon sehr komplizierten Krankheitskomplex sorgen.
Die *Impfung von Masttieren* in Beständen mit ständigem Zukauf wird ebenfalls konträr diskutiert und auch unterschiedlich gehandhabt. Klar ist, dass der möglicherweise zugekaufte Virämiker auch hier nicht vor einer MD geschützt werden kann. Die im Zuchtbetrieb möglichen fatalen Folgen bei Infektion tragender Rinder spielen naturgemäß im Mastbetrieb keine Rolle. Zudem weisen Kälber in den ersten Monaten häufig eine passive (kolostral erworbene) Immunität gegen das BVD-Virus auf.
Da die Phase mit dem größten Krankheitsrisiko in den ersten 3–4 Wochen nach Zukauf besteht, und jede Impfung zunächst auch eine Belastung des Immunsystems mit sich bringt sowie einige Zeit vergeht, bis ein »voller Impfschutz« besteht, käme eine Impfung im Mastbetrieb bei kritischer Betrachtung grundsätzlich zu spät. Zudem gibt es zahlreiche gut geführte Mastbetriebe, die über Jahre ohne BVD-Impfung bestens zurechtkommen.
Je flächendeckender in den Zuchtbetrieben geimpft wird, desto größer wird der Anteil von Kälbern mit kolostral erworbener Immunität sein. Aus all diesen Gründen ist eine BVD-Impfung in reinen Mastbetrieben nicht erforderlich.

Magen-Darm-Wurmkrankheit

1. Allgemeines/Ursachen

Unter dem Begriff **Magen-Darm-Wurmkrankheit** werden durch verschiedene Rundwurmarten, die im Labmagen oder im Darm (vornehmlich im Dünndarm) des Rindes parasitieren, verursachte Erkrankungen zusammengefasst. Die verschiedenen Wurmarten kommen meist in Form von Mischinfektionen vor. Der Magen-Darm-Wurmbefall führt weltweit insbesondere in Gebieten mit intensiver Rinderhaltung zu erheblichen wirtschaftlichen Verlusten.
Bevorzugt betroffen sind ältere Kälber (ab einem Alter von ca. 3 Monaten) und Jungrinder während der 1. Weideperiode, weil sie für die Infektion voll empfänglich sind. Ältere Rinder entwickeln eine gewisse Immunität gegen die Parasiten und sind deshalb weniger gefährdet. Auch unter den Bedingungen der Laufstallhaltung sind Infektionen mit Magen-Darm-Würmern möglich, insbesondere dann, wenn Kälber mit älteren (Jung-)Rindern, die bereits eine Weideperiode hinter sich haben, zusammen gehalten werden.

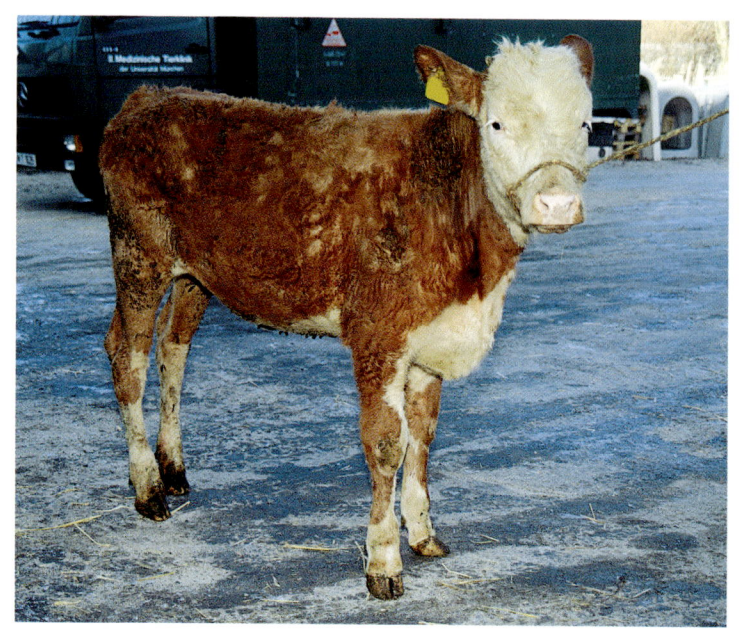

Abb. 34: Jungrind mit chronischem Magen-Darm-Wurmbefall.
Dieses ca. 11 Monate alte Jungrind zeigt das »typische Erscheinungsbild« eines Tieres mit chronischem Magen-Darm-Wurmbefall. Neben dem schlechten Entwicklungszustand fällt vor allem das verschmutzte schüttere Haarkleid auf. Letzteres liegt daran, dass die Tiere nach dem Weideabtrieb im Stall zunehmend unter Ektoparasitenbefall leiden. Durch strategische Behandlungen mit geeigneten Mitteln während der Weideperiode und zum Zeitpunkt der Aufstallung (siehe Seite 61) lassen sich die Schäden durch Innen- und Außenparasitenbefall erheblich verringern.

Die *Parasiteneier* werden mit dem Kot der Rinder ausgeschieden. Abhängig von der Umgebungstemperatur und der Feuchtigkeit des Milieus schlüpfen daraus die *Larven* schon nach einigen Tagen bis zu wenigen Wochen. Mit dem Futter (Weidegras) oder mit aufgelecktem Kot gelangen die Larven schließlich in den Magen-Darm-Kanal des Wirtes. Aus den Larven entwickeln sich im Magen oder Darm binnen weniger Wochen wiederum ver-

Infektionskrankheiten

mehrungsfähige, *erwachsene Würmer,* die dann unterschiedlich lange im Labmagen oder Darm parasitieren.

Wichtig ist, dass die Larven der Parasiten auch auf der Weide überwintern können. Besonders leicht fällt ihnen dies, wenn sie sich zu dieser Zeit noch im Kothaufen befinden. Diese Larven können im folgenden Frühjahr eine Masseninfektion bei erstmals auf die Weide aufgetriebenen Kälbern und Jungrindern verursachen, die dann im Verlauf des Sommers schwere Krankheitserscheinungen zeigen können.

Ein weiterer wichtiger Aspekt ist die Tatsache, dass manche Larven im Herbst insbesondere unter dem Einfluss von Kälte eine mehrmonatige Entwicklungshemmung im Rind einlegen können. Bei den entsprechenden Tieren kann es deshalb während des Winters im Stall zu Krankheitsausbrüchen kommen.

2. Krankheitserscheinungen

Besonders Kälber und Jungrinder in der 1. Weideperiode können an Durchfällen unterschiedlicher Intensität erkranken und unter Umständen auch an den Folgen des Durchfalls sterben. Weitere Krankheitszeichen von Magen-Darm-Wurmbefall können u. a. mangelhafte Entwicklung, Blutarmut, Austrocknung, langes, struppiges und glanzloses Haarkleid sowie unterschiedlich starke Abmagerung sein **(Abb. 34).**

Hinzu kommt, dass oft auch scheinbar gesunde Rinder auf Grund von Magen-Darm-Wurmbefall geringere Gewichtszunahmen aufweisen. Die dadurch verursachten wirtschaftlichen Schäden des Magen-Darm-Wurmbefalls sind um ein Vielfaches höher als die durch Totalverluste auftretenden finanziellen Einbußen.

3. Behandlung

Für die Behandlung der Magen-Darm-Wurmkrankheit stehen gegenwärtig verschiedene **Entwurmungsmittel** zur Verfügung, von denen manche gleichzeitig auch gegen verschiedene Ektoparasiten wirken. Je nach Mittel kann die Anwendung über das Maul, über Spritzen oder in Form des Aufgussverfahrens erfolgen.

Eine besondere Möglichkeit der *Langzeitbehandlung* besteht in der Verabreichung so genannter Boli in den Netzmagen oder in den Pansen. Aus diesen wird entweder kontinuierlich oder in gewissen Zeitabständen eine bestimmte Menge Wirkstoff freigesetzt, wodurch ständig oder in bestimmten Abständen eine Parasitenbekämpfung erfolgt.

Unabhängig von der Art des Behandlungsverfahrens müssen immer *alle Tiere einer Gruppe* in die Behandlung einbezogen werden. Des Weiteren sollten die Behandlungen jeweils mit einem Weidewechsel verbunden werden.

Schwer erkrankte Einzeltiere bedürfen natürlich über die Wurmbehandlung hinaus noch einer symptomatischen Therapie wie bei Durchfall anderer Ursache auch.

Da – insbesondere unter der Voraussetzung der Dauerweide – stets neue Infektionen erfolgen, sollten **regelmäßige Behandlungen** der gefährdeten Rinder durchgeführt werden. Diese Behandlungen müssen der Parasitenentwicklung, einschließlich den Besonderheiten (Überwinterung von Larven auf der Weide; vorübergehende Entwicklungshemmung im Herbst und Winter) natürlich Rechnung tragen.

Sinnlos sind in jedem Fall Austriebsbehandlungen zu Beginn der Weideperiode mit kurz wirksamen Entwurmungsmitteln, weil Kälber, die erstmals ausgetrieben werden, zu diesem Zeitpunkt nicht von Magen-Darm-Würmern befallen sind. Je nach Weidekontamination mit Parasiten infizieren sie sich erst in den Wochen nach dem Austrieb.

Möglichkeiten für die strategische Behandlung erstsömmeriger Kälber und Jungrinder gegen Magen-Darm-Würmer:

1. Standweide:
▶ Effektiv und arbeitstechnisch günstig:
– Austriebsbehandlung mit Bolus (über einen Zeitraum von ca. 120 Tagen erfolgt eine kontinuierliche Abgabe des Wirkstoffes gegen Magen-Darm-Würmer, Ektoparasiten und bei einzelnen Präparaten gegen Lungenwürmer),
– Aufstallungsbehandlung (Aufguss oder Spritze).
▶ Arbeitstechnisch noch günstig, jedoch weniger langfristig effektiv:
– Austriebsbehandlung (Aufguss oder Spritze mit lang wirksamem Entwurmungsmittel),
– eine Weidebehandlung 6 (oder 8) Wochen später (0–6 bzw. 0–8 Behandlung),
– Aufstallungsbehandlung (Aufguss oder Spritze).

2. Umtriebsweide:
▶ Kombination Heilbehandlung und Weideumtrieb:
– Heilbehandlung im Sommer (Juli),
– danach (1–2 Tage) Umtrieb auf saubere Weide (vorherige Nutzung zur Mahd; davor kein Weidegang),
– Aufstallungsbehandlung (Aufguss oder Spritze).

Kälberkrankheiten

4. Vorbeuge

Strategische Behandlungen unter Berücksichtigung der Parasitenentwicklung und ihrer Besonderheiten sind in gefährdeten Betrieben die effektivste Vorgehensweise. Ein durchdachtes Weidemanagement und die Durchführung weidehygienischer Maßnahmen sind zudem erforderlich.

Grundsätzlich sollten Kälber getrennt von älteren Rindern gehalten werden. Dies schließt ein, dass auch im Stall jüngere Kälber nicht in Gruppen mit solchen gehalten werden, die bereits eine Weideperiode hinter sich haben.

1.3 Rindergrippe
(Enzootische Bronchopneumonie; Lungenentzündung)

Die **Erkrankungen des Atmungsapparates** sind neben den Durchfallerkrankungen die häufigste Ursache für Verluste in der Kälberaufzucht.

Dabei ist die Rindergrippe, im medizinischen Sprachgebrauch als »Enzootische Bronchopneumonie« bezeichnet, nach wie vor die wirtschaftlich bedeutendste Atemwegserkrankung der Rinder. Es handelt sich hierbei um eine bestandsweise gehäuft auftretende fieberhafte Entzündung der Bronchien und des Lungengewebes. In vielen Fällen ist auch die Auskleidung des Brustraumes, das Brustfell, in die Entzündung mit einbezogen. Solche Rinder sind besonders schwer erkrankt. Betroffen sind vor

Abb. 35: Zusammenwirken belebter und unbelebter Faktoren bei der Rindergrippe.

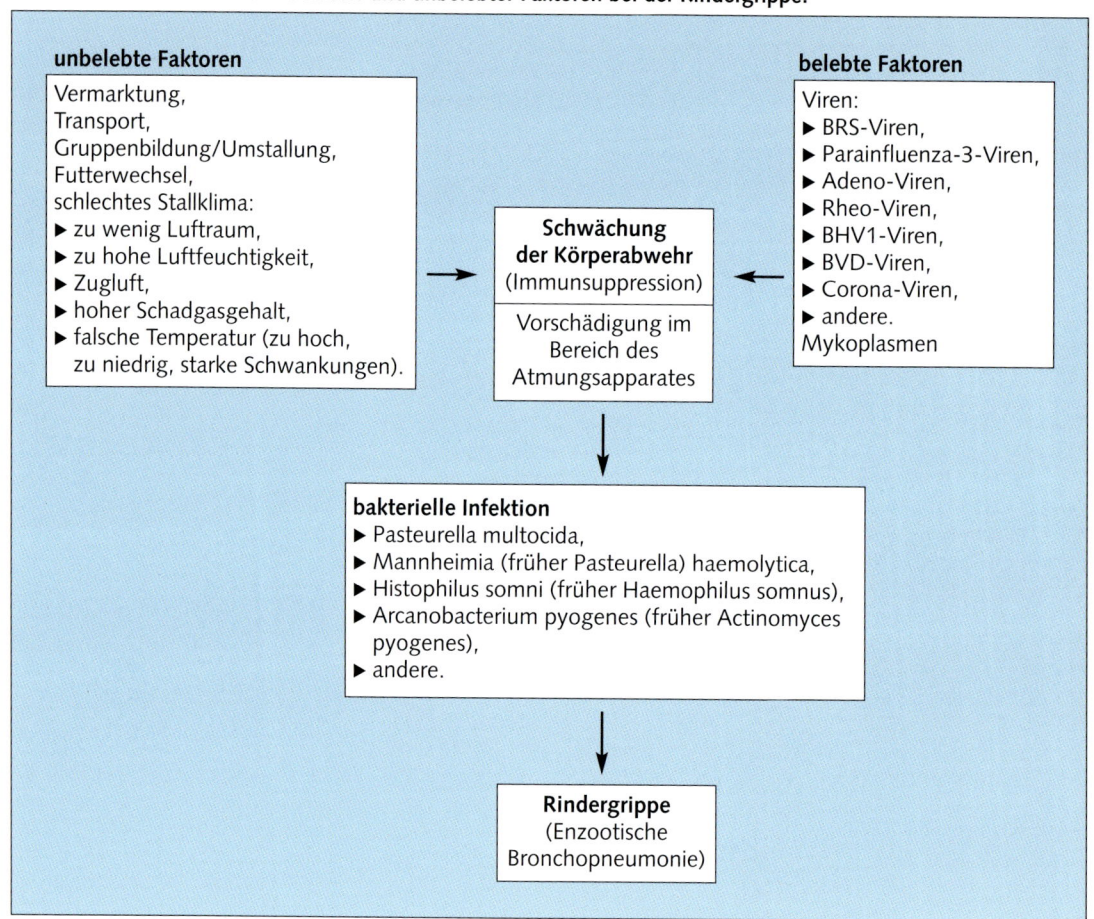

unbelebte Faktoren
Vermarktung,
Transport,
Gruppenbildung/Umstallung,
Futterwechsel,
schlechtes Stallklima:
▶ zu wenig Luftraum,
▶ zu hohe Luftfeuchtigkeit,
▶ Zugluft,
▶ hoher Schadgasgehalt,
▶ falsche Temperatur (zu hoch, zu niedrig, starke Schwankungen).

belebte Faktoren
Viren:
▶ BRS-Viren,
▶ Parainfluenza-3-Viren,
▶ Adeno-Viren,
▶ Rheo-Viren,
▶ BHV1-Viren,
▶ BVD-Viren,
▶ Corona-Viren,
▶ andere.
Mykoplasmen

→ **Schwächung der Körperabwehr** (Immunsuppression) ←
Vorschädigung im Bereich des Atmungsapparates

↓

bakterielle Infektion
▶ Pasteurella multocida,
▶ Mannheimia (früher Pasteurella) haemolytica,
▶ Histophilus somni (früher Haemophilus somnus),
▶ Arcanobacterium pyogenes (früher Actinomyces pyogenes),
▶ andere.

↓

Rindergrippe
(Enzootische Bronchopneumonie)

Infektionskrankheiten

allem Kälber und Tiere bis zu einem Alter von ca. 1 Jahr. Erwachsene Rinder erkranken nur ausnahmsweise an Rindergrippe.

1. Ursachen und Wesen

Die Erkrankung kommt in zwei **Formen** vor:
▶ Jahreszeitlich gebunden in der kalten Jahreszeit und in der so genannten Übergangszeit im Herbst und im Frühjahr (= **saisonale Form**). Besonders betroffen sind davon Kälber in Aufzuchtbetrieben, weil es in diesen gerade zu den genannten Zeiten oft schwierig ist, ein akzeptables Stallklima zu gewährleisten.
▶ Daneben kommt es jedoch ganz unabhängig von der Jahreszeit immer dann zu regelrechten Krankheitsausbrüchen, wenn die Tiere ungewöhnlichen Belastungen ausgesetzt sind. Dies ist beispielsweise im Zusammenbringen zahlreicher Kälber unterschiedlicher Herkunft bei Gruppenbildung nach Zukauf in Fressererzeuger- und Mastbetrieben der Fall (englisch: »crowding« – **assoziierte Form**).

Formen der Rindergrippe
(Enzootische Bronchopneumonie):
▶ **Jahreszeitlich gebunden:**
Während der kalten Jahreszeit (Winterhalbjahr), besonders bei ungünstigem Stallklima. Aufzuchtbetriebe sind bevorzugt betroffen.
▶ **Unabhängig von der Jahreszeit:**
Immer dann, wenn Kälber ungewöhnlichen Belastungen ausgesetzt sind (z. B. Vermarktung, Transport, Gruppenbildung, Futterumstellung). Fressererzeuger- und Mastbetriebe in den ersten 3–4 Wochen nach Zukauf sind bevorzugt betroffen (»crowding« – assoziierte Form).

Bei der Rindergrippe haben wir es mit einer ausgesprochenen **Faktorenkrankheit** zu tun. Dies bedeutet, dass **Erreger (belebte Faktoren)** alleine nicht zur Krankheit führen. Erst wenn weitere **(unbelebte) Faktoren** wirksam werden, die die Widerstandskraft der Tiere schwächen, kommt es zu unterschiedlich schweren Erkrankungen (siehe **Abb. 35**).

Auf der Seite der belebten Faktoren spielen unter anderem Viren, Mykoplasmen und Bakterien eine Rolle. Anteilsmäßig am häufigsten (über 20 Arten oder Unterarten) werden **Viren** mit der Rindergrippe in Zusammenhang gebracht. Im Allgemeinen wird den Viren eine Art Schrittmacherfunktion (Wegbereiter) für die beteiligten Bakterien nachgesagt. Dies ist so zu verstehen, dass zunächst die Virusinfektion die Abwehrmechanismen des Atmungsapparates schädigt, so dass sich anschließend bakterielle Infektionen leichter ausbreiten können.

Nur wenigen Viren (BRSV, BHV1; Seite 69 ff. und 72 ff.) werden eigenständige Krankheitsbilder zugeschrieben. Besonders dem *BRS-Virus* (Bovines Respiratorisches Synzytial-Virus) wird in den letzten Jahren eine Sonderrolle im Komplex der Rindergrippe zugedacht.

Nach gegenwärtigem Kenntnisstand bestimmen eindeutig die **Bakterien** die Schwere und den Verlauf der Erkrankung. Es ist gesichert, dass Pasteurellen (*Pasteurella multocida* und *Mannheimia* (früher *Pasteurella haemolytica*) die wichtigsten bakteriellen Erreger im Komplex der Rindergrippe sind. Die Pasteurellen können in zahlreichen Stämmen mit sehr unterschiedlichen (krankmachenden) Eigenschaften auftreten. Sie haben unter anderem die Fähigkeit, Gewebsgifte (Toxine) zu bilden, die das Lungengewebe zum Absterben bringen. Derart zerstörte Lungenbereiche werden schlechter durchblutet und können deshalb von antibakteriellen Medikamenten nur noch eingeschränkt oder überhaupt nicht mehr erreicht werden. Zudem fallen diese Lungenbezirke meist auf Dauer für den Gasaustausch aus.

In verschleppten (chronischen) Fällen kommt häufig ein weiteres Bakterium (*Arcanobacterium pyogenes*) hinzu. Dieser typische Eitererreger findet sich vornehmlich in Abszessen, die in absterbendem Lungengewebe entstehen. Bei derart veränderten Lungen verschlechtern sich die Heilungschancen drastisch. In manchen Betrieben kommt noch anderen Bakterien (z. B. *Histophilus somni*, Salmonellen) eine gewisse Bedeutung zu.

Histophilus somni ist ein weit verbreiteter Keim, der unter bestimmten Voraussetzungen vom Atmungsapparat über die Blutbahn in verschiedene Organe – unter anderem auch in das Gehirn – gelangen kann. Die auch als »Schlafkrankheit der Bullen« (siehe Seite 81) bezeichnete schwere Gehirnerkrankung führt ohne Behandlung meist schnell zum Festliegen. Solche Tiere sind in der Regel nicht mehr heilbar.

Mykoplasmen hat man vermehrt bei Rindern gefunden, bei denen neben Lungenentzündungen auch Gelenkserkrankungen aufgetreten sind.

Die Vielzahl der aufgeführten Mikroorganismen alleine reicht in der Regel jedoch nicht aus, gesunde Rinder krank zu machen. Vielmehr ist die Beteiligung **unbelebter Faktoren** für die Entstehung der Rindergrippe Voraussetzung. Sie führen letztendlich auf unterschiedliche Art und Weise zu einer Herabsetzung der körperei-

Kälberkrankheiten

genen Infektionsabwehr. Vereinfacht könnte man sagen, dass alles, was »Stress macht« in einer Abwehrschwäche mündet. Bei der Rindergrippe sind das vor allem »stressverursachende« psychische und körperliche Belastungen wie Transport, Vermarktung, Verlust der gewohnten Umgebung, Eingliederung in eine neue Gruppe nach Zukauf oder Umstallung, Futterumstellung sowie Manipulationen an den Kälbern (z. B. Enthornung, Impfmaßnahmen).

Gerade die *Transportbedingungen* sind hierbei von entscheidender Bedeutung. Noch immer werden Kälber viel zu lange und unter oft unzulänglichen Bedingungen (z. B. Kälte, Hitze, Fahrtwind, Überbelegung der Transportfahrzeuge, Austrocknung wegen mangelhafter oder gar fehlender Tränkung) transportiert und dadurch auch krankheitsanfälliger.

Ein wesentlicher Anteil an den unbelebten Faktoren kommt schließlich noch den *Haltungsbedingungen*, insbesondere dem Stallklima, zu. Zu wenig Luftraum pro Tier, zu hohe Luftfeuchtigkeit, Zugluft, zu hohe Stalltemperatur bzw. starke Temperaturschwankungen sowie erhöhter Schadgasgehalt wirken sich mitunter dramatisch auf die Krankheitsanfälligkeit der Tiere aus.

2. Krankheitsverlauf und Krankheitssymptome

Die Erkrankung kann – in früheren Jahren, unter anderen Haltungsbedingungen war das sicher häufiger der Fall als heute – als »harmlose« Virus-Pneumonie beginnen und verlaufen. Krankheitssymptome können Fieber, Husten, klarer Nasen- und/oder Augenausfluss und beschleunigte Atmung sein. Der Appetit der Kälber ist meist nicht wesentlich beeinträchtigt.

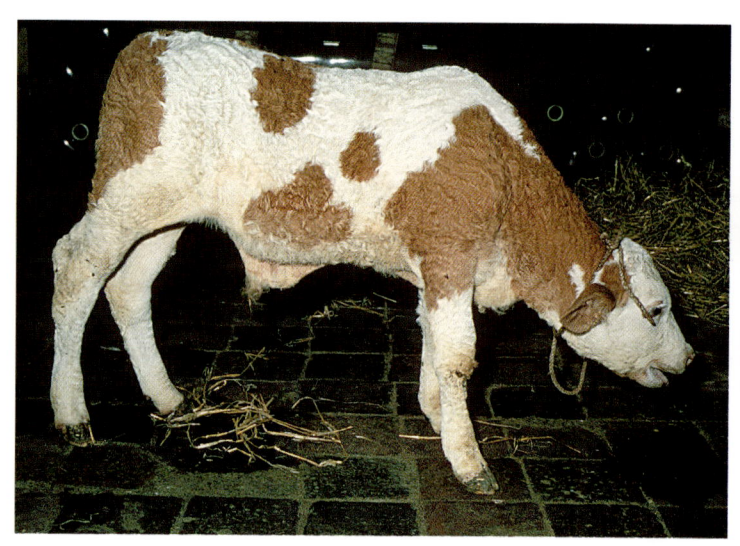

Abb. 36: Kalb mit Rindergrippe im fortgeschrittenen Krankheitsstadium.
Die schwere Atemnot beeinträchtigt oder verhindert die Tränke- und/oder Futteraufnahme. Erfolgt die Behandlung erst in dieser Phase, so kann keine Heilung mehr erreicht werden, weil die bleibenden Schäden in der Lunge meist schon umfangreich sind (siehe Abb. 37 und 38). In manchen Fällen können solche Krankheitsbilder infolge einer BRSV-Infektion (siehe Seite 69) aber auch sehr rasch auftreten. Der Tierarzt kann durch Abhören der Lunge meist feststellen, welche Krankheitsart im Vordergrund steht. Auch bei der Sektion verendeter Kälber können eindeutige Hinweise auf die eine oder andere Krankheitsart festgestellt werden.
Diese Erkenntnisse sind sowohl für die Behandlung als auch insbesondere für die Vorbeuge im jeweiligen Fall von großer Bedeutung!

In dieser Krankheitsphase sind *Spontanheilungen* möglich, eingeleitete Behandlungsmaßnahmen sind in der Regel wenig aufwändig und beinahe immer erfolgreich. Bleibende Schäden an den Lungen sind nicht zu erwarten.

Die Viruserkrankung wird jedoch meist durch die bakteriellen Infektionen verschlimmert – nach eigener Überzeugung sind in den meisten Fällen die Bakterien schon von Krankheitsbeginn an beteiligt. Mit zunehmender bakterieller Beteiligung wird der Nasenausfluss schleimig-eitrig, Husten und Atembeschwerden nehmen zu, die Tiere werden zunehmend abgeschlagen und verweigern schließlich die Tränke- und Futteraufnahme **(Abb. 36)**. Häufig sind in dieser Phase schon 5 oder mehr Krankheitstage vergangen. Bei der Untersuchung der Tiere durch den Tierarzt sind über den Lungen typische krankhafte Atemgeräusche festzustellen.

Mit zunehmender Krankheitsdauer werden Spontanheilungen unwahrscheinlicher, Behandlungsmaßnahmen aufwändiger und viel langwieriger; Therapieversager sind nicht

Infektionskrankheiten

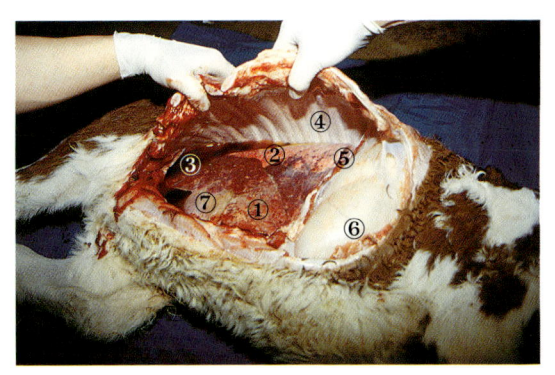

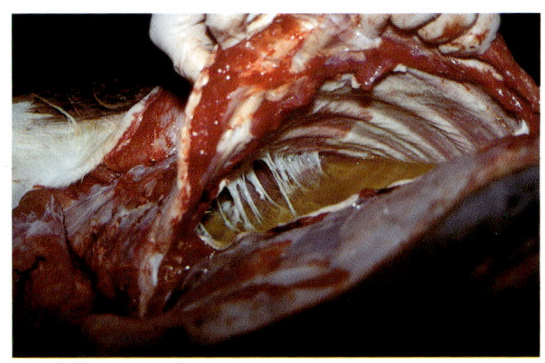

Abb. 37: Veränderte Lunge eines Kalbes mit Rindergrippe im fortgeschrittenen Krankheitsstadium (links).
Große Teile der Lunge sind bindegewebig vernarbt und mit zahlreichen Abszessen durchsetzt (mit ① bezeichnete bräunliche und blauviolette Lungenbereiche). Sie fallen dauerhaft für den Gasaustausch aus. Falls solche Rinder nicht sterben oder eingeschläfert werden, sind Kümmern und häufige Rückfälle unweigerliche Folgen. Kälber mit derlei Veränderungen sind natürlich durch keinerlei Behandlungsmaßnahmen wieder gesund zu machen. Andererseits können solche Schäden durch eine frühzeitige und sachgemäße Behandlung verhindert werden (siehe Grundprinzipien der Behandlung!).
② = verbleibendes »gesundes« Lungengewebe; ③ = Flüssigkeitsansammlung im Brustraum; ④ = Brustwand; ⑤ = Zwerchfell; ⑥ = Pansen; ⑦ = Herz.

Abb. 38: Hochgradige Brustfellentzündung bei einem Kalb mit Rindergrippe (rechts).
Die umfangreichen Verklebungen und Verwachsungen zwischen dem Brustfell und der Lungenoberfläche sowie die Flüssigkeitsansammlung in der Brusthöhle behindern die Atmung erheblich.

Tabelle 8: In Abhängigkeit von der Krankheitsdauer auftretende Krankheitserscheinungen und jeweils zu erwartende Heilungsaussichten bei der Rindergrippe (Enzootische Bronchopneumonie)

Krankheitssymptome	Heilungsaussichten
– Fieber – Husten – beschleunigte Atmung – Nasen- und Augenausfluss	gut
– angestrengte Atmung – zunehmende Abgeschlagenheit – Verweigerung der Tränke- und Futteraufnahme	fraglich
– zunehmende Atemnot (Bauchatmung, Maulatmung) infolge Lungenblähung und/oder umfangreichen Verdichtungen des Lungengewebes – Kümmern – wiederholte Krankheitsschübe	schlecht bis aussichtslos

selten **(Tabelle 8)**. Bei verschleppten Fällen kommt es – wie oben beschrieben – vermehrt zu absterbendem Lungengewebe mit Abszessbildung. Eine vollständige Ausheilung ist in solchen Fällen nicht mehr möglich (siehe **Abb. 37 und 38**). Kümmern und eine hohe Rückfallrate sind die Folgen. Mitunter werden akute Krankheitsschübe bei einem bereits chronisch kranken Tier als »frische« Erkrankung fehlgedeutet.

3. Behandlung

Die **Bakterien** (vor allem Pasteurellen) bestimmen letztlich die Schwere und den Verlauf der Erkrankung. Deshalb ist die Anwendung antibakterieller Medikamente

Kälberkrankheiten

bei der Rindergrippe die zentrale und vorrangigste Behandlungsmaßnahme. Um häufig zu beklagende Misserfolge zu vermeiden, muss diese Behandlung nach ganz bestimmten Grundsätzen erfolgen:

Grundprinzipien der Rindergrippe-Behandlung:
▶ Frühzeitiger Behandlungsbeginn,
▶ Auswahl eines geeigneten antibakteriellen Medikamentes,
▶ geeignete Dosierung und Behandlungsintervalle,
▶ ausreichend lange Behandlung,
▶ unterstützende Maßnahmen bei Tieren mit schwerer Atemnot,
▶ Ausschaltung schädlicher Umweltfaktoren.

▶ *Frühzeitiger Behandlungsbeginn:*
Er ist von ausschlaggebender Bedeutung für den Behandlungserfolg. Deshalb gibt es keinen Ersatz für die intensive Überwachung der gefährdeten Tiere durch eine erfahrene und engagierte Person. Zu Krankheitsbeginn ist oft nur ein Temperaturanstieg (also Fieber) festzustellen, während das Allgemeinbefinden und die Futteraufnahme der Tiere noch völlig ungestört sind.
Wird schon zu diesem frühen Zeitpunkt mit der Behandlung begonnen, so können die Bakterien entscheidend bekämpft werden, bevor sie in der Lunge ihre folgenschweren Veränderungen anrichten. Wird hingegen erst dann mit der antibakteriellen Behandlung begonnen, wenn die erkrankten Tiere abgeschlagen und schwer atmend

die Tränke- und Futteraufnahme verweigern (Abb. 36), so ist dies um Tage, manchmal sogar um Wochen zu spät. Solche Rinder können bisweilen auch mit aufwändigster Behandlung nicht mehr geheilt werden.
Bezüglich der frühzeitigen Krankheitserkennung stehen dem Landwirt neben der sorgfältigen Beobachtung seiner Tiere (Atemfrequenz, Verhalten, erste Beeinträchtigung der Futteraufnahme) 2 vergleichsweise sichere Möglichkeiten zur Verfügung:
– Bei Zukauf eine **Einstellungsuntersuchung** durch den Tierarzt am Tag der Anlieferung. Manche Kälber haben bereits zu diesem Zeitpunkt eine Lungenentzündung, die gleich behandelt werden müsste. Andere Tiere sollten auf Grund fortgeschrittener Lungenveränderungen (diese sind für einen Tierarzt üblicherweise rasch und sicher zu erkennen!) oder anderer schwer wiegender Schäden gleich wieder zurückgegeben werden.
– **Tägliche Temperaturkontrolle** bei allen Tieren einer Gruppe zu Zeiten größter Gefährdung (in Zukaufbetrieben sind dies die ersten 2–3 Wochen nach Einstellung; in Aufzuchtbetrieben dann, wenn erste Kälber bereits erkrankt sind). Dies mag zwar auf den ersten Blick sehr aufwändig und praxisfremd erscheinen, die Erfahrungen der Vergangenheit haben jedoch eindeutig gezeigt, dass sie die effektivste Maßnahme zur Früherkennung der Rindergrippe darstellt und bleibende Lungenschäden dadurch am ehesten vermieden werden.

Möglichkeiten zur Früherkennung der Rindergrippe (Enzootische Bronchopneumonie):
▶ Tierärztliche Einstellungsuntersuchung in Betrieben mit Zukauf,
▶ tägliche Temperaturkontrollen in den ersten 3 (bis 4) Wochen nach Zukauf in Fressererzeuger- oder Mastbetrieben; in Aufzuchtbetrieben nach Auftreten erster Krankheitsfälle,
▶ Erfassung der Atemfrequenz.

Ungeeignet sind:
▶ Tränke- und Futterverweigerung,
▶ Abgeschlagenheit der Erkrankten,
▶ eitriger Nasenausfluss.

▶ *Auswahl eines geeigneten antibakteriellen Medikamentes:*
Die Empfindlichkeit der Pasteurellen gegenüber den zur Verfügung stehenden Medikamenten ist regional (zum Teil sogar von Betrieb zu Betrieb) sehr unterschiedlich. Die Situation hat sich in den letzten Jahren vielerorts allein dadurch verschlechtert, dass Antibiotika von Landwirten sowie einzelnen Tierärzten völlig unkontrolliert zum Einsatz kommen (siehe hierzu Anmerkungen am Ende dieses Kapitels).
Pauschale Angaben über »gute« oder »schlechte« Medikamente können deshalb nicht gemacht werden. Hauptauswahlkriterium ist die Erfahrung des Hoftierarztes in seinem Praxisgebiet oder sogar in dem jeweiligen Betrieb. Ein vertrauensvolles Miteinander zwischen Tierhalter und Hoftierarzt ist hierbei unersetzbar. Die Bedeutung vorangegangener Resistenztests für die Auswahl der Medikamente wird von vie-

Infektionskrankheiten

len Tierärzten und Landwirten weit überschätzt (z. B. unterschiedliche Herkunft von Zukaufkälbern!).

▶ *Geeignete Dosierung und Behandlungsintervalle:*
Sie ergeben sich unter anderem aus der Empfindlichkeit der Bakterien gegenüber dem Wirkstoff eines Medikamentes sowie den erreichbaren Wirkstoffspiegeln im Blut und besonders im Lungengewebe. Bei manchen Antibiotika reicht eine Behandlung pro Tag, andere müssen zweimal täglich gespritzt werden. Hier kann eine Reihe von Fehlern gemacht werden. Bei der kontrollierten Abgabe von Medikamenten obliegt die Informationspflicht dem Hoftierarzt!

▶ *Ausreichend lange Behandlung:*
Dies ist nach dem frühzeitigen Behandlungsbeginn der für den Therapieerfolg maßgebliche Punkt. Spätestens nach 2 Behandlungstagen sollte sich eine deutliche Besserung (Normalisierung der Körpertemperatur, Sinken der Atemfrequenz, Verbesserung des Befindens, Rückkehr oder zumindest Verbesserung der Futteraufnahme) zeigen. Grundsätzlich sollte 2–3 Tage über den ersten fieberfreien Tag hinaus weiterbehandelt werden. Bei schweren Erkrankungszuständen kann auch eine längere Behandlungsdauer erforderlich sein. Dass in manchen Fällen auf Grund fortgeschrittener Schäden keine Heilungschancen mehr bestehen, wurde bereits dargestellt.

▶ *Unterstützende Maßnahmen:*
Bei frühzeitiger, sachgemäßer antibakterieller Behandlung ist im Allgemeinen darüber hinaus keine weitere Therapiemaßnahme nötig. Bei schweren Erkrankungen oder Verlaufsformen mit sich rasch entwickelnder Atemnot [Stöhnen bei Ausatmung, Maulatmung (BRSV-Infektion im Vordergrund?)] muss der Hoftierarzt entscheiden, ob er weitere Medikamente gezielt einsetzt.

Die Unterbringung solcher Rinder mit schwerer Atemnot in einer sauerstoffreichen Umgebung (z. B. Freilauf, Offenstall, Iglu, zugfreie Scheune) kann in manchen Fällen lebensrettend sein. Im Übrigen wird sich jede Verbesserung des Stallklimas positiv auf den Krankheitsverlauf auswirken (Abb. 2 und 3, Seite 11).

4. Vorbeuge

Wie die Erfahrungen der letzten Jahre gezeigt haben, sind fast immer verschiedene **Fehler im Management** für bestandsweise gehäuft auftretende Rindergrippe-Probleme verantwortlich.

Grundsätzlich muss an dieser Stelle darauf hingewiesen werden, dass es bei einer Faktorenkrankheit wie der Rindergrippe *keine sicher wirksame Vorbeuge* geben kann. Es müssen deshalb in verschiedenen Bereichen Maßnahmen ergriffen werden, die in ihrer Gesamtheit
▶ die körpereigene Abwehr der Tiere stärken,
▶ den Keimdruck verringern,
▶ eine frühzeitige Krankheitserkennung ermöglichen.

Auswahl der bei der Abklärung von Rindergrippe-Bestandsproblemen häufig festgestellten Managementfehler:

1. **Fehlerhafte Haltungsbedingungen:**
   ▶ Kein Quarantänestall,
   ▶ ungeeignete Stallungen (unzureichender Luftraum),
   ▶ zu hoher Tierbesatz,
   ▶ unzureichende bzw. defekte Lüftungsanlage.

2. **Fehler im Bereich Prophylaxe:**
   ▶ Keine Einstellungsuntersuchung,
   ▶ keine bzw. mangelhafte Gesundheitskontrolle,
   ▶ unsachgemäße Medizinalfutteranwendung (zu lange, zu hohe bzw. zu geringe Dosierung),
   ▶ planloses Impfprogramm.

3. **Fehler im Bereich Therapie:**
   ▶ Verspäteter Behandlungsbeginn,
   ▶ ungeeignete Dosierung und Behandlungsintervalle,
   ▶ zu kurze Behandlungsdauer,
   ▶ keine bzw. mangelhafte Therapiekontrolle,
   ▶ unkontrollierter und unsachgemäßer Medikamenteneinsatz (z. B. mehrere Antibiotika gleichzeitig, für die Behandlung bei Rindergrippe ungeeignete Medikamente),
   ▶ keine oder mangelhafte Dokumentation.

Kälberkrankheiten

Auswahl von Vorbeugemaßnahmen gegen Rindergrippe
(Enzootische Bronchopneumonie):
- Vorschriftsmäßige Biestmilchversorgung,
- Optimierung der Haltungsbedingungen:
  - Quarantänestall für zugekaufte Kälber (Rein-Raus-Verfahren!),
  - Stallklimaansprüche berücksichtigen:
    Luftraum pro Tier,
    Luftfeuchtigkeit,
    Luftgeschwindigkeit
    (Vermeiden von Zugluft),
    Stalltemperatur,
    Schadgasgehalt,
- sachgemäße Fütterung (bedarfsdeckend, Frühentwöhnung, Vermeiden von Auszehrung),
- Vermeiden plötzlicher Futterwechsel,
- Vermeiden bzw. Verringern von Stress (z. B. Vermarktung, Transport, Gruppenbildung),
- Trennen von Aufzucht und Mast,
- regelmäßige Kontrolle der Kälber,
- sorgfältige Dokumentation,
- aktive Immunisierung durch Schutzimpfungen.

Dazu zählen:
- *Frühzeitige und ausreichende Versorgung der neugeborenen Kälber mit Biestmilch (Kolostrum):*
  Sie hat überragende Bedeutung für die körpereigene Abwehr. Eine gezielte Beeinflussung dieser passiven Immunität wäre durch die Impfung der Muttertiere vor der Kalbung (wie bei der Muttertierimpfung »gegen« Kälberdurchfall) denkbar.
- *Optimale Haltungsbedingungen:*
  Die Stallungen müssen für die Haltung von Rindern geeignet sein – es gibt insbesondere keinen Ersatz für ausreichenden Luftraum / Tier. Weitere wesentliche Stallklimafaktoren sind die Luftfeuchtigkeit, die Luftgeschwindigkeit, der Schadgasgehalt und die Stalltemperatur. Bei trockener und zugfreier Unterbringung sind gesunde Kälber unempfindlich gegenüber niedrigen Umgebungstemperaturen. Es bleibt zu hoffen, dass sich in Zukunft im Sinne der Krankheitsvorbeuge die Iglu- und Kaltstall- (bzw. Offenstall-)Haltung von Kälbern und älteren Rindern durchsetzt.
- *Optimale Fütterung sowie keine plötzlichen Futterwechsel:*
  In diesem Zusammenhang ist es wichtig, dass Kälber im Gefolge anderer Erkrankungen nicht zu viel Körpersubstanz verlieren (vergleiche Seite 33 ff.). Durch frühzeitiges Anbieten von Heu, Kälberkorn und Wasser können Kälber schon vor dem Verkauf in Fressererzeuger- oder Mastbetriebe an wiederkäuergerechtes Futter herangeführt werden, so dass plötzliche Futterwechsel vermieden werden.
- *Vermeiden oder zumindest Verringern von Stress:*
  Besonders gestresst werden zur Mast zugekaufte Kälber durch Vermarktung, Transport und Gruppenbildung. Vor allem die Transportbedingungen wirken sich oft fatal auf die Krankheitsanfälligkeit der Tiere aus. Aber auch im Aufzuchtbetrieb sind Kälber durch Umstallungsmaßnahmen gestresst – weitere Stressoren wie zum Beispiel Enthornung sollten nicht gleichzeitig wirken.
- *Trennen von Aufzucht und Mast:*
  Betriebe, die zur Ergänzung von Mastgruppen noch männliche Kälber zukaufen, sollten die Betriebszweige Aufzucht und Mast strikt getrennt halten. Weibliche Aufzuchtkälber sollten mit zur Mast zugekauften Kälbern nicht in Kontakt kommen.
- *Regelmäßige Kontrolle:*
  Die regelmäßige Kontrolle der Tiere einschließlich täglicher Temperaturkontrollen zu Zeiten größter Krankheitsgefährdung (erste 2–3 Wochen nach Zukauf, bzw. wenn einzelne Kälber bereits erkrankt sind) sowie eine tierärztliche Einstellungsuntersuchung dienen der frühzeitigen Krankheitserkennung (siehe unter Behandlungsgrundsätze!).
- *Dokumentation mit dauerhafter Kennzeichnung der Tiere und Führung eines Stalltagebuchs:*
  In das Stalltagebuch sollten unter anderem Impfmaßnahmen, Erkrankungen und Behandlungen eingetragen werden. Ohne Dokumentation geht jede Kontrolle verloren.
- *Aktive Immunisierung durch Schutzimpfungen:*
  Impfmaßnahmen sollten mit dem Hoftierarzt auf die Belange des einzelnen Betriebes abgestimmt sein (z. B. Impfungen gegen BRSV). Impfungen werden zwar häufig durchgeführt, es zeigt sich aber, dass die in sie gesetzten Hoffnungen nicht selten enttäuscht werden.
  Auf der anderen Seite gibt es genügend Betriebe, die ohne jegliche Impfmaßnahmen auskommen. Ihre Leiter haben es meist verstanden, die Haltungsbedingungen zu optimieren und eine konsequente Kontrolle mittels Beobachtung, Einstellungsuntersuchung, vorübergehender Temperaturkontrollen sowie Datendokumentation durchzuführen.

5. Schlussbemerkung

Bei der Rindergrippe handelt es sich um ein sehr **komplexes Krankheitsgeschehen.** Um möglichst effektive, auf die Belange des einzelnen Betriebes zugeschnittene Vorbeuge-, Kontroll- und Behandlungsmaßnahmen durchführen zu können, bedarf es eines vertrauensvollen Miteinanders zwischen Landwirt und Hoftierarzt. Inwieweit der Tierhalter in obige Maßnahmen einbezogen werden kann, ergibt sich zum einen aus rechtlichen Grundlagen, zum anderen aus der Betriebsart sowie den Ambitionen und Fähigkeiten des Landwirts.

Die Erfahrungen der letzten Jahre haben gezeigt, dass im Verhältnis Landwirt – Tierarzt meist nicht die vordergründig billigste Lösung auf Dauer auch die wirtschaftlichste ist. In schweren sowie vom üblichen Krankheitsbild abweichenden Fällen muss es möglich sein, den Hoftierarzt »rasch« zuzuziehen. Dies ist durch Hoftierärzte im engeren Sinn und auf Fressererzeuger- und Mastbetriebe spezialisierte Kollegen in der Regel gewährleistet, logischerweise jedoch nicht durch überregional agierende, sich auf Medikamentenabgabe beschränkende »Tierärzte«. Hier werden Interessen der Verbraucher, der Tierärzteschaft, der Landwirtschaft und nicht zuletzt der Rinder berührt.

1.4 BRSV-Infektion
(BRSV, Bovines Respiratorisches Synzytial-Virus)

1. Allgemeines/Ursache

Seit einigen Jahren treten immer wieder **schwere Atemwegserkrankungen** auf, bei denen wir davon ausgehen, dass das **BRS-Virus** eine wesentliche Rolle spielt. Gegenwärtig haben je nach Region bis zu 80 % der erwachsenen Rinder Antikörper gegen BRSV. Diese Tatsache zeigt, dass das Virus weit verbreitet vorkommt. Die meisten Tiere setzen sich aber offensichtlich ohne erkennbare Krankheitssymptome mit dem Virus auseinander – sie machen also eine stille Feiung durch.

Bestandsweise gehäufte Erkrankungen kommen bevorzugt in der kalten Jahreszeit vor. Dabei sind besonders Kälber und Jungrinder betroffen. Bisweilen erkranken aber auch ältere Mastbullen und sogar erwachsene Rinder. In vielen Fällen treten Krankheitserscheinungen völlig unverhofft auf, gelegentlich sterben die Tiere binnen weniger Stunden. Sie liegen beispielsweise am Morgen verendet im Stall, nachdem sie am Vorabend noch völlig unauffällig waren.

Warum manche Rinder plötzlich und schwer erkranken, während die Mehrzahl ohne erkennbare Krankheitssymptome durchseucht, ist gegenwärtig nicht ausreichend geklärt. Auf Grund der Krankheitserscheinungen, des -verlaufes und bei der Sektion gestorbener Erkrankter regelmäßig zu erhebender Befunde wird bei der schweren Verlaufsform die Beteiligung eines *allergischen Geschehens* angenommen. Die Feststellung, dass eine rasch eingeleitete »antiallergische Behandlung« in vielen Fällen Wirkung zeigt, ist ein weiteres Indiz für diese Theorie.

2. Krankheitserscheinungen und -verlauf

Es lassen sich sehr unterschiedliche **Verlaufsformen** einer BRSV-Infektion beobachten:
▶ Neben der **stillen Feiung** kommt es am häufigsten – meist mehr oder weniger in den Rindergrippekomplex eingeschlossen – zu vergleichsweise **milden Krankheitserscheinungen.** Die Tiere haben Fieber, leichten wässrigen Nasenausfluss und/oder Tränenfluss, Husten und eine erhöhte Atemfrequenz. Sie zeigen dabei oft keine nennenswerte Beeinträchtigung des Allgemeinbefindens und der Futteraufnahme.
▶ Bei der **schweren Verlaufsform** haben die Erkrankten hohes Fieber (bis 42 °C!). Im Vordergrund der Krankheitserscheinungen steht eine rasch auftretende, hochgradige Atemnot (Stöhnen bei der Ausatmung, Bauchatmung, Maulatmung, Schaum vor dem Maul, bläuliche Schleimhäute; **Abb. 39**).

Der Tierarzt kann beim Abhören der Lungen meist ganz typische Befunde erheben. Dadurch ist es im Einzelfall schon am lebenden Kalb möglich zu unterscheiden, ob es sich um eine schwere Erkrankung im Sinne einer BRSV-Infektion oder um das Endstadium einer verschleppten Lungenentzündung (Rindergrippe) handelt (Abb. 36). Vereinzelt kommt es zu plötzlichen Todesfällen, wobei die betroffenen Tiere unter dem Bild schwerster Atemnot regelrecht ersticken.

Die Gründe für diesen dramatischen Verlauf liegen in den krankheitsbedingten Veränderungen im Bereich des Atmungsapparates. Diese bestehen in einer krampfartigen Verengung der Atemwege (Luftröhre und Bronchien), bei gleichzeitig sich entwickelnder hochgradiger Lungenblähung. Dabei kommt es oftmals zum Zerreißen der Lungenbläschen **(Abb. 40)**.

Vielfach resultiert daraus regelrecht ein Teufelskreis (siehe **Abb. 41**). Die Tatsache, dass diese Veränderungen sehr rasch auftreten können,

Kälberkrankheiten

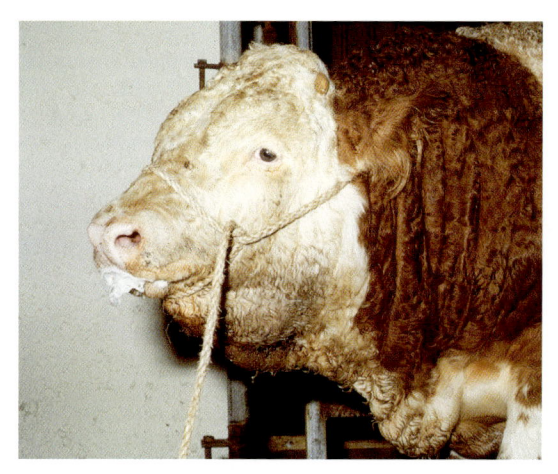

Abb. 39: Mastbulle mit hochgradiger Atemnot auf Grund einer BRSV-Infektion.
Gestreckte Körperhaltung, Stöhnen bei der Ausatmung, Bauchatmung, Maulatmung und Schaum vor dem Maul sind erkennbare Krankheitszeichen der z. T. rasch auftretenden Veränderungen im Bereich des Atmungsapparates.

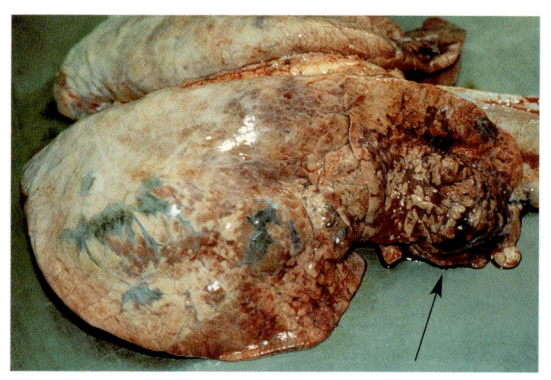

Abb. 40: Lunge des Tieres aus Abb. 39.
Große Teile der Lunge sind hochgradig gebläht. Im Lungengewebe sind an verschiedenen Stellen graubläulich durchschimmernde Luftblasen zu erkennen. Diese können entstehen, wenn die Atemluft über geplatzte Lungenbläschen ins Lungenstützgewebe gelangt und sich hier ansammelt. In den unteren Anteilen der Lunge (Pfeil) sind als Folge zurückliegender Entzündung verdichtete Bereiche vorhanden.

spricht für eine Überempfindlichkeitsreaktion im Sinne eines allergischen Geschehens.
Manche schwer erkrankte Tiere fallen durch erhebliche **Luftansammlungen unter der Haut** (seitlich am Hals, an der Brustwand, am Rücken oder am ganzen Körper) auf. Der Körper erscheint dann unförmig aufgedunsen, beim Darüberstreichen (Eindrücken) knistert es, und beim Beklopfen der entsprechenden Körperregionen ist ein puffiger Schall zu hören.
Diese Luftmassen entstehen nicht – wie oft fälschlicherweise angenommen wird – an Ort und Stelle, sondern gelangen aus der mit Einatemluft aufgeblähten Lunge (geplatzte Luftbläschen!) über das Mittelfell entlang der Luftröhre in das Unterhautgewebe am Hals und verteilen sich von dort aus unter der restlichen Körperhaut.
Dass solche Rinder mitunter auch gebläht sind und gestaute Halsvenen haben, liegt einfach daran, dass die Luftmassen im Mittelfell die hierin verlaufenden Venen und den Schlund einengen. Dadurch werden der Rückfluss des Blutes zum Herzen sowie das Abrülpsen von Pansengas behindert.

3. Diagnostik

Bei der **schweren Verlaufsform** ergeben sich schon allein auf Grund des im Vergleich zur »Rindergrippe« andersartigen Krankheitsbildes bzw. -verlaufes wertvolle Hinweise auf eine BRSV-Infektion. Der Tierarzt kann diesen Verdacht durch typische Befunde bei der Untersuchung der Tiere (insbesondere beim Abhören der Lunge!) erhärten.
In Verdachtsfällen sollte immer versucht werden, die Diagnose durch den *Virusnachweis* zu sichern. Am lebenden Tier kann dies über einen Nasenschleimhaut-Zellabstrich versucht werden. Hierfür muss mit einem langen Nasentupfer aus der Tiefe der Nasenhöhle eine Probe entnommen und rasch zum Untersuchungsinstitut gebracht werden. Eine weitere Möglichkeit für den Virusnachweis besteht in der Untersuchung von Organmaterial (Luftröhre und Lungengewebe) frisch verendeter oder getöteter Tiere im Rahmen einer Sektion.
Die serologische Untersuchung von Blutproben ist für die Diagnostik völlig ungeeignet, weil auch nie erkrankte Rinder meist Antikörper besitzen.
Bei der Sektion verendeter Rinder sind meist »**typische« Befunde** zu erheben, die sich von denen abzugrenzender Erkrankungen (Rindergrippe, IBR) sehr unterscheiden:
▶ Starke Rötung der Schleimhäute der oberen Luftwege, besonders der Luftröhre (ohne Beläge wie bei IBR!),
▶ hochgradige Lungenblähung mit Zerreißung von Lungenbläschen

Infektionskrankheiten

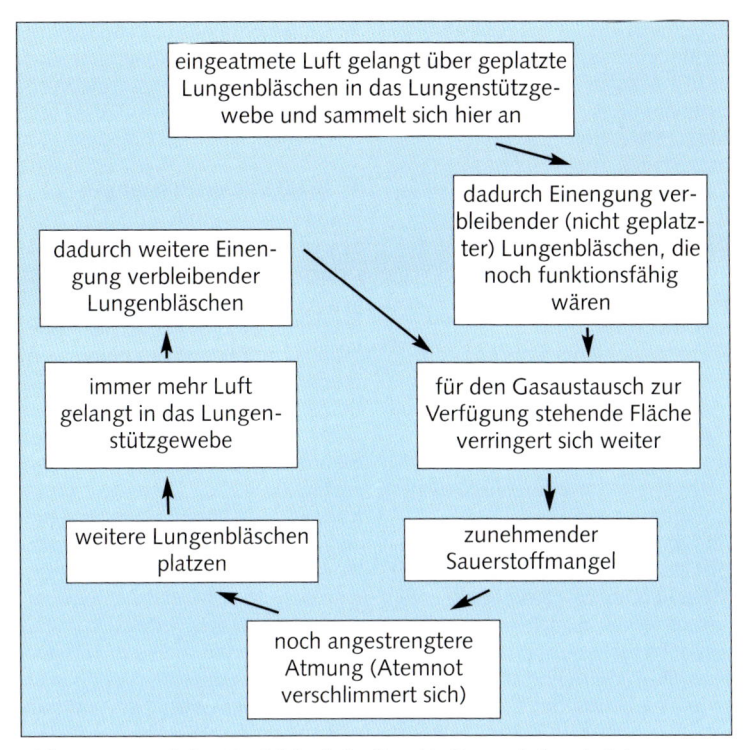

[Diagramm – Abb. 41:]

- eingeatmete Luft gelangt über geplatzte Lungenbläschen in das Lungenstützgewebe und sammelt sich hier an
- dadurch Einengung verbleibender (nicht geplatzter) Lungenbläschen, die noch funktionsfähig wären
- dadurch weitere Einengung verbleibender Lungenbläschen
- immer mehr Luft gelangt in das Lungenstützgewebe
- für den Gasaustausch zur Verfügung stehende Fläche verringert sich weiter
- weitere Lungenbläschen platzen
- zunehmender Sauerstoffmangel
- noch angestrengtere Atmung (Atemnot verschlimmert sich)

Abb. 41: Möglicher Teufelskreis im Krankheitsgeschehen bei der schweren Verlaufsform der BRSV-Infektion.

(z. T. mit unterschiedlich großen luftgefüllten Blasen im Lungengewebe, Abb. 40),
- in den unteren Anteilen der Lungen finden sich meist Hinweise auf abgelaufene (z. T. zurückliegende) Entzündungsvorgänge (Abb. 40),
- bisweilen Luftansammlung im Mittelfell, in der Unterhaut und unter dem Bauchfell.

4. Behandlung

Ein rasches Einschreiten des Hoftierarztes kann in vielen Fällen Totalverluste verhindern. Die Therapiemaßnahmen müssen dem markanten Krankheitsverlauf und den teils überschießenden Reaktionen des Körpers (Allergiereaktion?!) Rechnung tragen. Die Behandlung muss demnach vorrangig die Atemnot lindern und den Sauerstoffmangel beheben. Entscheidend sind deshalb Medikamente, die die Atmung erleichtern sowie solche, die den überschießenden Reaktionen des Körpers entgegenwirken.

Die bei Rindergrippe üblicherweise ausreichende antibakterielle Therapie (siehe Seite 65 ff.) bringt bei schwerer BRSV-Verlaufsform keinen durchschlagenden Erfolg. Die antibakterielle Behandlung ist zwar auch angezeigt (Prinzipien siehe bei Rindergrippe), um einer gleichzeitig bestehenden oder sich entwickelnden bakteriell bedingten Lungenentzündung entgegenzuwirken, sie hat aber keine unmittelbar lebensrettende Bedeutung wie die vorher beschriebenen Maßnahmen.

Ungeachtet aller »tierärztlichen« Bemühungen hängt der Ausgang einer schweren »BRSV-Erkrankung« nicht selten vom Sauerstoffgehalt in der Umgebung der Tiere ab. Bei *offensichtlich ungünstigem Stallklima* sollten deshalb Maßnahmen ergriffen werden, welche die Sauerstoffversorgung der schwer Erkrankten verbessern:
- Öffnen von Türen und/oder Fenstern,
- Verbringen ins Freie (bei trockenem Wetter),
- Aufstallung in zugfreier, sauerstoffreicher Umgebung.

Dabei sollten die Tiere nicht zu sehr belastet werden, weil sie in dieser Situation bei körperlicher Anstrengung rasch verenden können.

Für das Entfernen der Luftansammlungen unter der Haut gibt es keine sinnvolle Maßnahme, weil die Luft in einer unendlichen Zahl kleiner Luftbläschen im Unterhautgewebe verteilt ist. Versuche, die Luft über Einschnitte in der Haut oder über eingestochene Kanülen abzulassen, funktionieren nicht. Sie sollten deshalb unterlassen werden. Die Luftansammlungen werden über einen Zeitraum von mehreren Tagen bis mehreren Wochen vom Organismus wieder beseitigt, falls das entsprechende Tier überhaupt überleben sollte.

5. Vorbeuge

Grundsätzlich gelten die gleichen Vorbeugemaßnahmen wie bei Rindergrippe (siehe Seite 67 und 68). Was die Behandlungschancen erkrankter Rinder betrifft, ist die regelmäßige Kontrolle der Tiere als Maßnahme der Früherkennung fast noch wichtiger als bei der »üblichen« Rindergrippe.

Kälberkrankheiten

Gegen BRSV stehen gegenwärtig Lebendvakzinen und inaktivierte (Tot-)Vakzinen zur Verfügung. Die Mehrzahl der praktizierenden Tierärzte berichtet von guten Erfahrungen insbesondere beim Einsatz von Lebendvakzinen. Mit einer Lebendvakzine können gefährdete Tiere auch im Sinne einer Notimpfung (wenn andere der Gruppe bereits erkrankt sind) vakziniert werden.

1.5 IBR
(Infektiöse Bovine Rhinotracheitis; Ansteckende Nasen-Luftröhren-Entzündung des Rindes)

Bei der **IBR** handelt es sich um eine akute (hoch-)fieberhafte Entzündung der Schleimhäute der oberen Luftwege. Die Lunge ist in den meisten Fällen nicht in die Erkrankung einbezogen – zumindest nicht von Beginn an.
Betroffen können Rinder aller Altersgruppen sein. Je jünger die Tiere sind, desto schwerer erkranken sie meist. So verläuft die IBR bei jungen Kälbern häufig tödlich, während bei erwachsenen Tieren die Todesrate vergleichsweise gering ist.

1. Ursache und Problematik
Der Erreger der IBR ist ein **Herpes-Virus** (Bovines Herpes-Virus-1, BHV1). Das Virus ist regional unterschiedlich stark verbreitet. Die Einschleppung des BHV1 in Rinderbestände erfolgt am häufigsten durch zugekaufte Tiere, die sich irgendwann in ihrem Leben infiziert haben und das Virus (»schlummernd«) in sich tragen. Unter bestimmten Voraussetzungen können diese Rinder das Virus ausscheiden, ohne dass sie selbst sichtbar erkranken müssen.
In Abhängigkeit von verschiedenen Faktoren (z. B. Virulenz des Virus, Alter und Abwehrlage des infizierten Rindes) sind unterschiedliche **Verlaufsformen** einer BHV1-Infektion möglich:
▶ Durchseuchung ohne erkennbare Krankheitssymptome,
▶ fieberhafte Allgemeinerkrankung,
▶ Entzündung der Schleimhäute der oberen Luftwege – meist ohne, seltener mit Beteiligung der Lunge (= **IBR!**)
▶ Gehirnentzündung (sehr selten!, am ehesten bei jungen Kälbern vorkommend).

Eine bedeutsame Problematik ergibt sich im weiteren Verlauf einer BHV1-Infektion aus dem für Herpes-Viren typischen Verhalten: Unabhängig von der Verlaufsform einer BHV1-Infektion zieht sich das Virus im infizierten Rind in bestimmte Strukturen des Nervensystems zurück und kann hier zeitlebens überdauern (persistieren).
Dabei kann das Virus mit üblichen Methoden meist nicht nachgewiesen werden. Spätestens 2–3 Wochen nach einer Infektion (gleich, ob mit oder ohne Erkrankung des infizierten Rindes) können jedoch fast immer Antikörper gegen BHV1 im Serum nachgewiesen werden.
Trotz des Vorhandenseins solcher Antikörper (und auch dann, wenn das betreffende Rind regelmäßig geimpft wurde!) kann es unter bestimmten Lebensumständen, in denen es zu einer Schwächung der Körperabwehr des Tieres kommt (dies ist u. a. der Fall bei Stress jeglicher Art, anderen Erkrankungen, Glukokortikoidverabreichung), zu einer Reaktivierung des Virus mit Virusausscheidung kommen. Nur in einzelnen Fällen erkrankt der Ausscheider in dieser Zeit selbst, so dass dieser Vorgang auch bei sorgfältigster Beobachtung meist nicht erkannt werden kann.

2. Krankheitserscheinungen
Rinder, die an IBR erkrankt sind, zeigen neben den vergleichsweise unspezifischen Symptomen Appetitlosigkeit und gegebenenfalls Milchrückgang eine Reihe »typischer« **Krankheitserscheinungen,** wodurch sich vielfach schon die Verdachtsdiagnose ergibt. Zu Beginn der Erkrankung sind dies mehrere Tage andauerndes *hohes Fieber* (bis 42 °C) sowie eine *starke Rötung der Nasenschleimhaut,* der Augenbindehaut und des Flotzmauls. Dies hat im englischsprachigen Raum zu der Bezeichnung »red nose« (rote Nase) geführt.
Die Erkrankten haben Nasen- und/oder Augenausfluss **(Abb. 42).** Der Nasenausfluss ist anfangs wässrig, mit zunehmender Krankheitsdauer schleimig-eitrig, teilweise auch blutig. Charakteristisch für IBR sind unterschiedlich ausgeprägte, weißliche bis bräunlich-gelbe Beläge auf der Nasen-, Kehlkopf- und Luftröhrenschleimhaut. Dadurch kommt es vielfach zu einer Einengung der oberen, luftführenden Wege, was zu unterschiedlich lauten, atemsynchronen Schnief-, Röchel- und Brummgeräuschen führt.

3. Diagnosestellung
Der typische Verlauf im Bestand (mehrere Rinder gleichartig betroffen) und das charakteristische Krankheitsbild (tagelang hohes Fieber, Auflagerungen auf der geröteten Nasenschleimhaut, schniefende und röchelnde Atemgeräusche) geben meist schon eindeutige Hinweise auf IBR.

Infektionskrankheiten

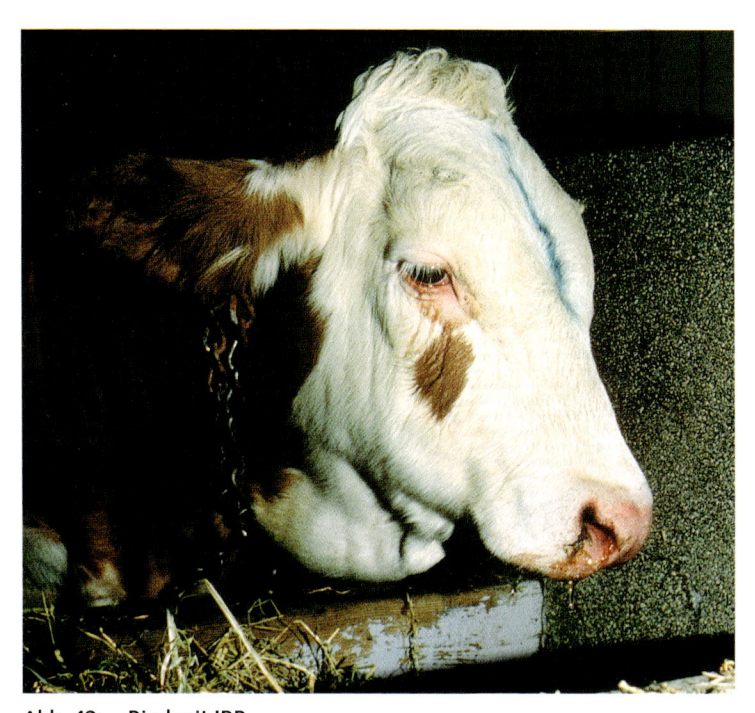

Abb. 42: Rind mit IBR.
Hohes Fieber (bis 42 °C), Rötung des Flotzmauls, der Augenbindehaut und der Nasenschleimhaut sowie wässriger Nasen- und Augenausfluss sind neben anderen Frühsymptome der IBR.

Zur Abklärung sollte in der akuten Phase der Erkrankung ein Virusnachweis versucht werden. Hierfür sollten aus der Tiefe der Nase entnommene (lange Nasentupfer verwenden) Tupferproben zur Untersuchung gebracht werden. Der Virusnachweis gelingt auf diese Weise leider nicht regelmäßig. Die Diagnose kann jedoch durch die serologische Untersuchung von jeweils einer Blutprobe im Abstand von ca. 3 Wochen gesichert werden. Die erste, während der akuten Erkrankung entnommene Probe, müsste ein negatives, die zweite, nach ca. 3 Wochen entnommene Probe, ein positives Ergebnis haben.

4. Behandlung

In vielen Fällen ist keine Behandlung erforderlich. Bei starker Behinderung der Atmung infolge von Belägen auf der Schleimhaut kann durch Nasenspülungen eine Linderung erreicht werden. Dabei muss darauf geachtet werden, dass der Kopf des Tieres tiefgehalten wird, damit die Spülflüssigkeit nicht in die Lungen laufen kann.
Bei Mitbeteiligung der Lungen ist auch eine antibakterielle Therapie angezeigt.
Die noch nicht erkennbar erkrankten Tiere eines Bestandes können nach Sicherung der Diagnose einer Notimpfung mit Lebendimpfstoff unterzogen werden. Nach den neuesten Bestimmungen muss dies jeweils mit der zuständigen Veterinärbehörde abgesprochen werden (siehe Bekämpfungsmaßnahmen).

5. Vorbeuge

Die Verhinderung der Einschleppung des BHV1 in einen Bestand kann nur durch *konsequente Quarantäne bei Zukauf* erreicht werden. Gleiches gilt für Rinder, die von Auktionen, Ausstellungen oder ähnlichen Anlässen in den Bestand zurückkommen. Die Quarantänezeit sollte 4 Wochen betragen, wobei nach 3 Wochen eine Blutprobe auf Antikörper gegen BHV1 untersucht werden muss. Ist diese negativ, so kann davon ausgegangen werden, dass das betreffende Rind nicht mit BHV1 infiziert ist.

Bei serologisch positiven Rindern sollte darauf geachtet werden, dass es zu keiner (unnötigen) Schwächung der Körperabwehr kommt, weil sonst eine Virusreaktivierung und -ausscheidung provoziert werden kann. In diesem Sinne sollten Stresssituationen wie Vermarktung, Transporte, Ausstellungen sowie eine Behandlung mit Glukokortikoiden möglichst vermieden werden.
An dieser Stelle muss noch einmal darauf hingewiesen werden, dass auch regelmäßig geimpfte BHV1-infizierte Rinder (Impftiere) in vorstehend beschriebenen Situationen Virus ausscheiden können. Andererseits können Rinder, die sich z. B. auf Ausstellungen angesteckt haben, selbst bei sorgfältigster Kontrolle nicht sicher erkannt werden.
Mögliche Gründe hierfür sind:
▶ Das Tier befindet sich in der mehrtägigen Inkubationszeit (= Zeit zwischen Ansteckung und Auftreten von Krankheitssymptomen),

Kälberkrankheiten

- die BHV1-Infektion verläuft ohne erkennbare Krankheitserscheinungen,
- Antikörper sind erst mit Verzögerung nachweisbar.

Dies bedeutet, dass ein serologisch negatives Rind sich zum Zeitpunkt der Probennahme trotzdem bereits mit dem Virus angesteckt haben kann.

Aus all den genannten Gründen erklären sich auch immer wieder auftretende Rückschläge im Zusammenhang mit der Schaffung BHV1-unverdächtiger Zuchtbestände.

6. Bekämpfungsmaßnahmen

In diesem Zusammenhang soll nicht unerwähnt bleiben, dass die *Bekämpfung marktpolitisch*, nicht medizinisch begründet ist. Das Ziel ist die Schaffung BHV1-freier und serologisch negativer Zuchtbestände.
In Deutschland ist die BHV1-Bekämpfung seit kurzem durch eine bundesweite Verordnung geregelt. Zum Vollzug dieser »Verordnung zum Schutz der Rinder vor einer Infektion mit dem Bovinen Herpesvirus Typ 1 (BHV1-Verordnung)« vom 25. 11. 1997 gibt es in den einzelnen Bundesländern Hinweise der zuständigen Ministerien. Für die praktische Durchführung, die den regionalen Besonderheiten Rechnung tragen soll, sind die jeweiligen Veterinärbehörden zuständig.
Die BHV1-Infektion ist **anzeigepflichtig**.

1.6 Ohrentzündung

Grundsätzlich muss zwischen der Entzündung des äußeren Ohres (hier ist nur der Gehörgang außerhalb des Trommelfells betroffen), der Mittelohrentzündung und der Innenohrentzündung unterschieden werden.

Beim Kalb handelt es sich mit Abstand am häufigsten um **Entzündungen des Mittelohres**. Obwohl diese Erkrankung beim Kalb relativ oft vorkommt, wird sie vergleichsweise selten erkannt.

1. Ursachen

Verursacher der Mittelohrentzündung sind hauptsächlich **Bakterien** (insbesondere Pasteurellen und verschiedene Eitererreger), die auch bei Lungenentzündungen der Kälber von Bedeutung sind. In einzelnen Beständen kommt es zu gehäuften Erkrankungsfällen. Geschwächte Kälber oder an einer verschleppten Lungenentzündung leidende sind besonders anfällig.
Die Erreger gelangen meist aus dem Nasen-Rachenraum über den Ohren-Nasengang in das Mittelohr und verursachen hier zum Teil folgenschwere Entzündungen mit abszessartiger Eiteransammlung. Schlimmstenfalls kann es zu unheilbaren Knorpelschäden sowie zum Übergreifen der Entzündung auf das Innenohr kommen.
Nach eigenen Erfahrungen spielen andere Infektionswege (über den äußeren Gehörgang nach gegenseitigem Besaugen oder Absiedelung von Bakterien aus anderen Entzündungsherden) keine oder allenfalls eine untergeordnete Rolle. So konnten wir in der Vergangenheit häufig Krankheitsausbrüche auch unter den Bedingungen der Einzelboxhaltung beobachten, wo gegenseitiges Besaugen naturgemäß nicht möglich war.

2. Krankheitserscheinungen

Kälber mit Mittelohrentzündung zeigen regelmäßig
- Fieber, das oft durch die »übliche« Antibiotikabehandlung nicht oder nicht dauerhaft zu beeinflussen ist und sich durch andere Erkrankungen nicht erklären lässt,

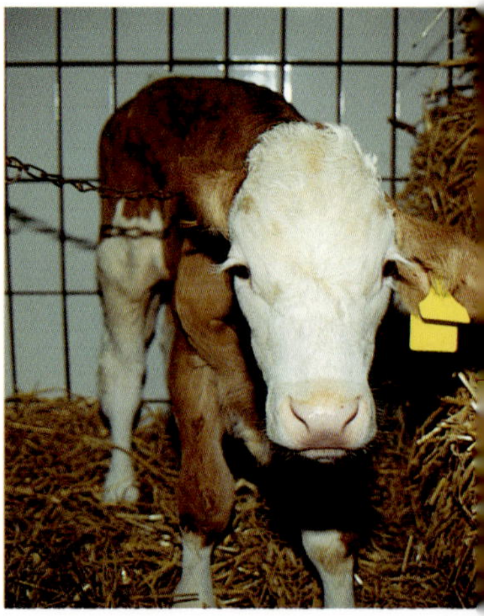

Abb. 43: Kalb mit Mittelohrentzündung.

Neben Fieber, gedämpftem Verhalten und gestörter Tränke- und Futteraufnahme können auch auffallend hängende Ohren (ein- oder beidseitig) Hinweise auf eine Mittelohrentzündung sein. Bei der eingehenden Untersuchung verdächtiger Kälber kann der Tierarzt weitere bei Ohrentzündung auftretende Krankheitssymptome feststellen.

- unterschiedlich stark gedämpftes Verhalten und
- gestörte Tränke- und Futteraufnahme.

Des Weiteren können (starker) eitriger Nasenausfluss und auffällig hängende Ohren wichtige Hinweise sein (**Abb. 43**). Das Betasten des Ohrgrundes ist den Erkrankten meist unangenehm. Nach Zerreißen des Trommelfells gelangt das eitrige Sekret in den äußeren Gehörgang und quillt in manchen Fällen regelrecht aus diesem heraus. Beim Zusammendrücken des Gehörganges ist dann ein »quatschendes« Geräusch zu hören.
Bei einzelnen Tieren kommt es zu Lähmungen eines – selten beider –

Infektionskrankheiten

Gesichtsnerven. Hängeohr, »hängendes« Augenlid sowie hängende Ober- und Unterlippe sind sichtbare Symptome hierfür.
Wenn auch das Innenohr betroffen ist, stehen Gleichgewichtsstörungen und Schiefhaltung des Kopfes im Vordergrund des Krankheitsbildes.

3. Behandlung

Bei frühzeitiger Behandlung reicht die Anwendung eines Antibiotikums in Form von Spritzen aus. Dabei gelten die gleichen Behandlungsgrundsätze wie bei der Rindergrippe (siehe Seite 65 ff.).
In verschleppten Fällen, in denen es bereits zu einer Eiteransammlung im Mittelohr gekommen ist, sind nach eigenen Erfahrungen Spülungen des Mittelohres über den äußeren Gehörgang für den Behandlungserfolg ausschlaggebend. Im Einzelfall muss der Tierarzt entscheiden, ob Spülungen erforderlich sind oder nicht.
Das häufig empfohlene Einbringen von Antibiotikasuspensionen in den Gehörgang sollte dagegen unterbleiben, weil es dadurch zu Verklebungen im Gehörgang kommt. Somit wird der Sekretabfluss behindert, wodurch sich die Heilungsaussichten verschlechtern.
Die Heilungschancen sind bei frühzeitiger Behandlung günstig. Bei fortgeschrittenen Knorpelschäden sowie schwerer Innenohrentzündung bestehen hingegen kaum noch Heilungsmöglichkeiten.

4. Vorbeuge

Die Vorbeugemaßnahmen entsprechen größtenteils denen der Rindergrippe. Wichtig sind eine optimale Aufstallung (Stallklima!) und Fütterung der Kälber. In Aufzuchtbetrieben muss auf eine ausreichende Biestmilchversorgung geachtet werden. Da sich immer wieder zeigt, dass geschwächte Kälber am krankheitsgefährdetsten sind, sollten im Kälberalter auftretende Erkrankungen (insbesondere Lungenentzündungen) frühzeitig und sachgerecht behandelt werden. Weiterhin muss eine Auszehrung der Tiere, zum Beispiel durch unangebrachte Diätmaßnahmen bei Durchfall (siehe Seite 33 ff.), vermieden werden.
Bei der Kontrolle des Gesundheitszustandes zugekaufter Kälber (Einstallungsuntersuchung) sollten der Gehörgang auf Sekretfluss überprüft und gegebenenfalls unmittelbar Behandlungsmaßnahmen eingeleitet werden.

1.7 Nabelentzündung

Die **Nabelerkrankungen** rangieren in ihrer Bedeutung nach Durchfall und Lungenentzündung an 3. Stelle der Kälberkrankheiten. Dabei muss grundsätzlich zwischen Entzündungen und Brüchen unterschieden werden. Die Nabelbrüche werden im Rahmen der angeborenen Kälberkrankheiten ab Seite 130 abgehandelt.
Bei den Nabelentzündungen sind die auf den äußeren Nabel begrenzten Entzündungen (akute Nabelentzündung, Nabelabszess) von den in die Bauchhöhle aufsteigenden Entzündungsformen (Nabelvenen-, Nabelarterien- oder Harngangsentzündung) zu unterscheiden.

1. Ursachen

Nabelentzündungen werden durch **Bakterien** (verschiedene Eitererreger und Nekrosebakterien) hervorgerufen, die meist schon kurz nach der Geburt den Nabel des Kalbes besiedeln. Besonders gefährdet sind Kälber, deren Nabelschnur bei der Geburt direkt an der Haut abreißt sowie solche, die »einige Zeit« aus dem Nabel nachbluten.

Die wichtigsten Nabelerkrankungen des Kalbes:

▶ **Entzündungen:**
- *auf den äußeren Nabel begrenzt:*
  • Nabelentzündung (bei wenige Tage bis wenige Wochen alten Kälbern),
  • Nabelabszess (bei älteren Kälbern).
- *in die Bauchhöhle aufsteigend:*
  • Nabelvenenentzündung (Strang zur Leber),
  • Harngangsentzündung (Strang zur Harnblase),
  • Nabelarterienentzündung (Strang/Stränge zur großen Körperschlagader).

▶ **Nabelbrüche:**
- *unkompliziert:* der Bruchinhalt (Netz, Labmagen oder Därme) ist in die Bauchhöhle zurückzuschieben,
- *eingeklemmt:* der Bruchinhalt (Netz, Labmagen oder Därme) ist nicht oder nicht vollständig in die Bauchhöhle zurückzuschieben.

▶ **Seltene Formen:**
- z. B. Bluterguss, Gewebsflüssigkeitsansammlung, Harngangsfistel.

Insbesondere unter den Bedingungen schlechter Stallhygiene, fehlender oder falscher Nabelversorgung sowie mangelhafter Kolostralmilchverabreichung kann es zu einer Häufung von Erkrankungen in einem Bestand kommen.

2. Krankheitserscheinungen

Fehlende oder wechselhafte Tränkeaufnahme, Fieber, aufgezogener Bauch sowie unterschiedliche Störung des Allgemeinbefindens kön-

Kälberkrankheiten

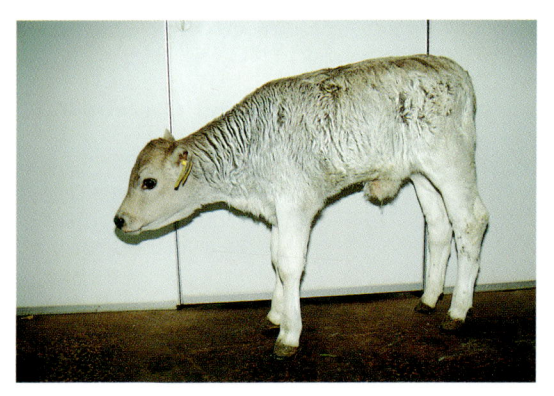

Abb. 44: Braunvieh-Kalb mit Nabelentzündung.
Bei jungen Kälbern mit Nabelentzündung ist der Nabelstrang verdickt, derb und druckempfindlich. Es sollte stets abgeklärt werden, ob nicht auch die in der Bauchhöhle gelegenen Nabelstrukturen mit betroffen sind. Bisweilen sind ausschließlich die sich in der Bauchhöhle befindlichen Nabelanteile entzündet.

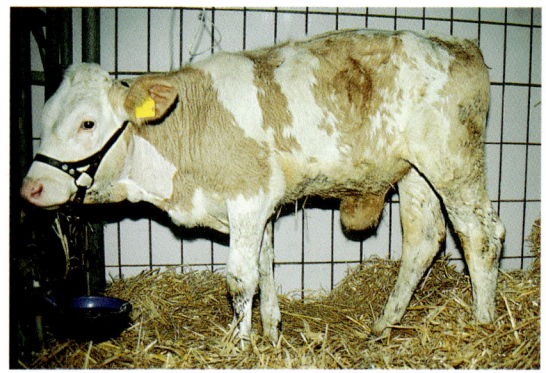

Abb. 45. Älteres Kalb mit Nabelabszess.
Nabelabszesse entwickeln sich dann, wenn die akute Nabelentzündung junger Kälber nicht erkannt oder nicht sachgemäß behandelt wurde. Das Allgemeinbefinden solcher Rinder muss nicht nennenswert beeinträchtigt sein. In einzelnen Fällen kann es sein, dass der Abszess weit in die Bauchhöhle hineinreicht.

Mögliche Komplikationen einer Nabelentzündung:
▶ **Durch Keimstreuung über die Blutbahn:**
  – Bakterielle Allgemeininfektion (Seite 79),
  – vielörtliche Gelenksentzündung (Seite 78),
  – verschiedene Organkomplikationen: Lunge, Herz, Niere, Leber,
  – Gehirn-Hirnhaut-Entzündung (Seite 79),
▶ **aufsteigende Infektionen:**
  – Leberabszesse,
  – Harnblasen- und/oder Nierenbeckenentzündung
    → (mögliche Folge Harnröhrenverschluss (Seite 101),
▶ **lokale Veränderungen im Bauchraum:**
  – Bauchfellentzündung (Seite 107),
  – Verklebungen und/oder Verwachsungen von Eingeweiden,
▶ **sonstige:**
  – Wundstarrkrampf (Seite 141).

---

nen Anzeichen einer **Nabelentzündung** sein. Der Nabelstrang selbst ist verdickt, derb und druckempfindlich **(Abb. 44)**. Im Einzelfall können weitere lokale Befunde hinzukommen, z. B. Abtropfen von eitrigem Sekret aus einer Fistelöffnung. Je nach Art und Ausmaß von möglicherweise bereits eingetretenen Komplikationen können weitere Krankheitssymptome auffallen.

Bei **Nabelabszessen (Abb. 45)** müssen außer einer unterschiedlich großen Umfangsvermehrung am Nabel keine weiteren Krankheitszeichen vorhanden sein (solche Tiere fallen oft mehr oder weniger zufällig auf, z. B. während des Umstallens).

Die Entzündungen der sich in der Bauchhöhle befindlichen Nabelstrukturen können bisweilen enorme Ausmaße annehmen (siehe **Abb. 46, 47, 48 und 49)**. Dabei muss der äußere Nabel nicht unbedingt verändert sein.

In allen Fällen mit Nabelkomplikation sollte neben dem Nabel immer auch das ganze Kalb gründlich untersucht werden. Zum einen muss die jeweilige Erkrankungsform festgestellt werden (z. B. Abszess oder Bruch; Beteiligung der in der Bauchhöhle liegenden Anteile), um eine sachgemäße, für den jeweiligen Fall adäquate, Behandlung durchführen zu können. Des Weiteren kann nur dann eine vernünftige Aussage über die Heilungschancen gemacht werden.

3. Behandlung

Die Behandlung der verschiedenen Nabelerkrankungen muss sich allein am jeweiligen Fall orientieren. Dabei spielen – wie bereits angedeutet – die Erkrankungsform (siehe auch Nabelbrüche, Seite 130 ff.), das Ausmaß der Veränderungen, die Dauer der Erkrankung, der Umfang gegebenenfalls bereits eingetretener Komplikationen und schließlich das Befinden des Kalbes eine Rolle:
▶ Auf den äußeren Nabel beschränkte, akute Entzündungen sind meist durch eine konsequente, mehrtägige antibakterielle Behandlung zu heilen.

Infektionskrankheiten

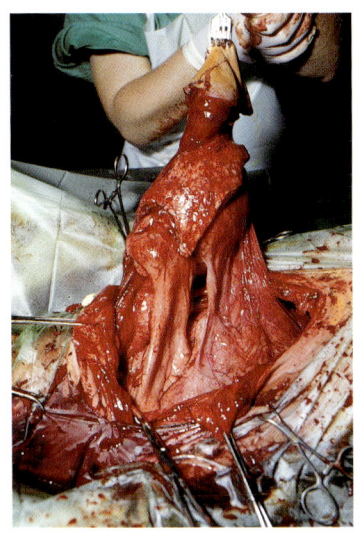

Abb. 46: Abszess des Harngangs mit umfangreichen Verwachsungen bei einem mehrere Monate alten Kalb.
Die Entzündung des embryonalen Harngangs (Urachus) kann enorme Ausmaße annehmen (siehe auch Abb. 47–49). Bei diesen Harngangsabszessen kommt es stets zu umfangreichen Verwachsungen innerhalb der Bauchhöhle. Auch Kälber mit derartigen Veränderungen können durch eine Operation meist erfolgreich behandelt werden.

▶ Kommt es dadurch zu keiner dauerhaften Besserung oder sind die Nabelvene, der Harngang oder die Nabelarterien mit in das Entzündungsgeschehen einbezogen, so müssen die entzündlich veränderten Strukturen operativ entfernt werden. Die Nabeloperation kann auch unter Praxisbedingungen durchgeführt werden. Wie die eigenen Erfahrungen zeigen, können dadurch auch Kälber mit umfangreichen Veränderungen oft noch geheilt werden (Abb. 46, 47, 48 und 49).

Abb. 47: Ein 6 Monate alter Fresser mit extrem großem Harngangsabszess.
Das Tier war schon mehrere Wochen lang auffällig und auf »Verdauungsstörung« behandelt worden. Zum Zeitpunkt der Einlieferung in die Klinik war der Bauch hochgradig vermehrt gefüllt. Bei der sorgfältigen Untersuchung des Tieres wurde ein riesiger Abszess des Harngangs festgestellt.

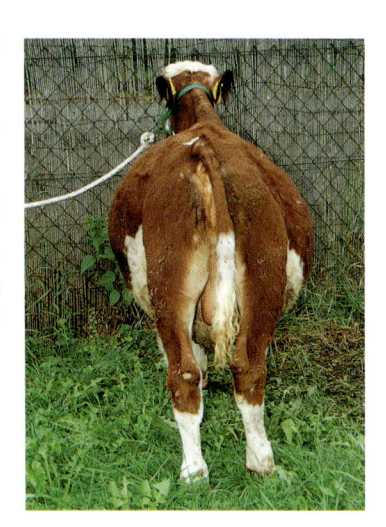

Abb. 48: Fresser aus Abb. 47 nach der ersten Behandlungsmaßnahme.
Da Harngangsabszesse dieses Ausmaßes (auf Grund des großen Umfanges und ihres Gewichtes) nicht operativ entfernt werden können, wurde der Abszess zunächst vom Nabel aus eröffnet. Dabei konnten 92 Liter (!) Eiter abgelassen werden. Die Dimension des Abszesses ist erahnbar, wenn man dieses anschließend aufgenommene Foto mit Abb. 47 vergleicht.

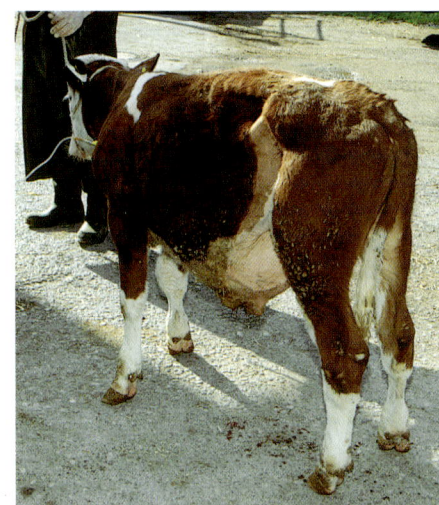

Abb. 49: Fresser der Abb. 47 und 48 bei der Entlassung.
Etwa 3 Wochen nach der Einlieferung konnte das Tier geheilt entlassen werden. Auffallend ist der deutlich verbesserte Ernährungszustand. Die Abszesshülle wurde 10 Tage nach Entleerung des Abszesses operativ entfernt. Dabei mussten umfangreiche Verwachsungen in der Bauchhöhle beseitigt werden. Man beachte unten am Bauch die Länge der problemlos verheilten Wunde!

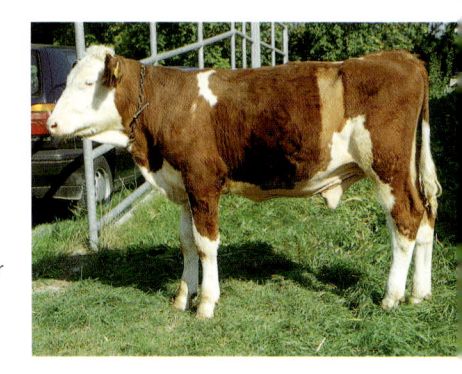

Kälberkrankheiten

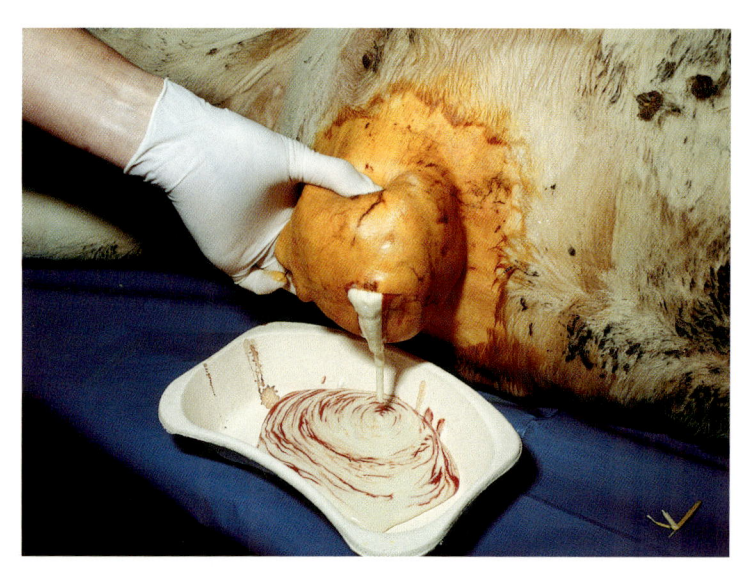

Abb. 50: Entleerung eines Nabelabszesses.
Große Abszesse mit dünner Wand sollten eröffnet werden, damit der Eiter abfließen kann. Die Abszesshöhle heilt dann binnen weniger Wochen aus. Diese Tätigkeit sollte nur von einem Tierarzt ausgeführt werden, der vor der Spaltung die eindeutige Diagnose »Nabelabszess« stellen muss (bei sorgfältiger Untersuchung ist dies meist möglich). Würde beispielsweise ein Nabelbruch versehentlich auf die gleiche Weise behandelt, so könnte es zur Durchtrennung von Därmen oder des Labmagens kommen, was in der Regel den Totalverlust des betreffenden Kalbes zur Folge hätte.

▶ Die Vorgehensweise bei Nabelabszessen richtet sich nach dem jeweiligen Befund. Große Abszesse mit weich-fluktuierendem Inhalt sollten nach Sicherung der Diagnose eröffnet werden (Tierarzt! **Abb. 50**). Die Abszesshöhle heilt dann meist binnen weniger Wochen aus. Kleinere Abszesse sollten dagegen operativ entfernt werden.
▶ Bei verschiedenen Komplikationen wie vielörtlicher eitriger Gelenksentzündung, Leberabszessen, Gehirn-Hirnhaut-Entzündung, Bauchfellentzündung oder Wundstarrkrampf bestehen nur noch schlechte oder keine Heilungschancen mehr. Derart betroffene Kälber müssen deshalb meist eingeschläfert werden.
▶ Örtliche Einreibungen oder eine Umspritzung des Nabels mit Medikamenten sind nach eigenen Erfahrungen nicht sinnvoll, häufig verschlechtern derlei Maßnahmen die Heilungsaussichten sogar.

4. Vorbeuge

Es sollten Maßnahmen durchgeführt werden, die einerseits zu einer Verringerung der Keimbelastung, andererseits zu einer Stärkung der Abwehr der Kälber beitragen. Die Empfehlungen zur *Geburtshygiene* (Seite 20), zur *Aufstallung der Kälber* (Seite 23) und zur *Kolostrumversorgung* (Seite 21) sollten streng beachtet werden.
Wenn überhaupt eine Nabeldesinfektion vorgenommen wird, empfiehlt es sich, den Nabel nach der Geburt mit Jodtinktur zu übergießen. Unnötige Manipulationen, wie Ausstreifen der Nabelschnur oder Einmassieren der Jodlösung sollten dagegen unbedingt unterlassen werden.
In bestimmten Fällen – insbesondere bei zu kurz abgerissener Nabelschnur oder bei Blutungen aus dem Nabel – sollte dieser in den ersten Lebenstagen mehrfach (mit sauberen Händen!) kontrolliert und gegebenenfalls gleich der Tierarzt zugezogen werden.

1.8 Vielörtliche Gelenksentzündung (Polyarthritis)

Von **vielörtlicher Gelenksentzündung** spricht man dann, wenn mehrere Gliedmaßengelenke entzündlich verändert sind. Landläufig wird dieses Krankheitsbild häufig als »Kälberlähme« bezeichnet. Verwirrung stiftet zusätzlich, dass verschiedene Krankheitszustände, die letztlich zum Festliegen eines Kalbes führen können, unter dem Sammelbegriff »Kälberlähme« laufen und oft fälschlicherweise gleichartig behandelt werden.
Aus diesen Gründen sollte der Begriff »Kälberlähme« nicht mehr benutzt, sondern durch die Bezeichnung »*Festliegen*« ersetzt werden. Wie viele verschiedene Erkrankungen diesbezüglich abgegrenzt werden müssen, ist der Abb. 7 (Seite 13) zu entnehmen.

Infektionskrankheiten

1. Ursachen
Am häufigsten ist die vielörtliche Gelenksentzündung die Folge einer Streuung von Bakterien von einer Nabelentzündung, wenn diese nicht oder nicht sachgemäß behandelt wurde. Diese Keimstreuung kann natürlich auch aus anderen Entzündungsherden erfolgen. Ist nur ein Beingelenk betroffen, dann sind die Bakterien meist über Verletzungen eingedrungen.

2. Krankheitserscheinungen
Anfangs stehen Fieber, verminderte Futteraufnahme und Bewegungsunlust im Vordergrund. Die betroffenen Gelenke sind unterschiedlich stark geschwollen und druckempfindlich. Je nach Schwere der Entzündung entlasten die Kälber einzelne Gliedmaßen, gehen lahm, stehen aufgekrümmt oder liegen fest. Grundsätzlich müssen bei Lahmheiten durch eine gründliche Untersuchung mögliche andere Ursachen wie z. B. Brüche ausgeschlossen werden. Dabei kann im Einzelfall (insbesondere bei wertvollen Zuchttieren) auch eine Röntgenuntersuchung angezeigt sein.

3. Behandlung
Wenn mehrere Gelenke eitrig entzündet sind, so ist nur selten und dann unter großem Aufwand eine Heilung zu erzielen. In allen verschleppten Fällen sollten die Tiere besser eingeschläfert werden.
Unter der Voraussetzung, dass nur ein Gelenk betroffen ist, kann bei frühzeitiger Behandlung mit einem Antibiotikum (gegebenenfalls zusätzlich mit entzündungshemmenden und schmerzlindernden Medikamenten) über einen vergleichsweise langen Zeitraum eine Heilung erreicht werden. Unter Umständen muss zusätzlich auch das Gelenk selbst medikamentös und/oder chirurgisch versorgt werden.

4. Vorbeuge
Die wichtigste **Vorbeugemaßnahme** besteht darin, eine Absiedelung von Eitererregern aus Entzündungsherden – insbesondere einer Nabelentzündung – zu vermeiden. Deshalb müssen Entzündungen und Verletzungen jeder Art am besten verhindert oder frühzeitig und sachgemäß behandelt werden. Ansonsten gelten die unter Nabelentzündung genannten Vorbeugemöglichkeiten. Eine Vorbeuge durch Spritzen ist weder möglich, noch wäre sie wirtschaftlich sinnvoll.

1.9 Bakterielle Allgemeininfektion (Septikämie) und Gehirn-Hirnhaut-Entzündung

Eine **bakterielle Allgemeininfektion** tritt meist sporadisch bei nur wenige Tage bis zu ca. 2 Wochen alten Kälbern auf. Unter ungünstigen Voraussetzungen (mangelhafte Kolostrumversorgung, hoher Keimdruck) kann es zu gehäuftem Auftreten im Bestand kommen.

1. Ursachen
Zur Erkrankung kommt es, wenn **Bakterien** (z. B. bestimmte Arten von Escherichia coli, Salmonellen, verschiedene Arten von Kokken) und ihre Gifte den Organismus überschwemmen. Eintrittspforte für die Keime sind hauptsächlich der Nabel und der Darmkanal.
Besonders anfällig sind Kälber in den ersten Lebenstagen, wenn sie auf Grund mangelhafter Kolostrumversorgung keinen oder einen nur unzureichenden Schutz durch Abwehrstoffe haben. Die Erreger können sich in verschiedenen Organen festsetzen. Gelangen sie in das Gehirn, so kann es zu einer folgenschweren Gehirn-Hirnhaut-Entzündung kommen.

2. Krankheitserscheinungen
Anfangs stehen Fieber, plötzliche Hinfälligkeit, Benommenheit und Schläfrigkeit im Vordergrund. Stark gerötete Schleimhäute (schmutzig-rot), hervortretende oder verwaschene Augengefäße sowie Trübungen in den Augenkammern sind weitere mögliche Krankheitszeichen. Nach vergleichsweise kurzer Zeit kommen die Erkrankten zum Festliegen, haben Untertem-

Abb. 51: Kalb mit bakterieller Allgemeininfektion (Sepsis).
Stark gerötete Schleimhäute und Augengefäße sind regelmäßig festzustellende Krankheitszeichen. Wird nicht umgehend sachgemäß behandelt, dann verschlechtert sich der Zustand der Kälber rasch dramatisch.

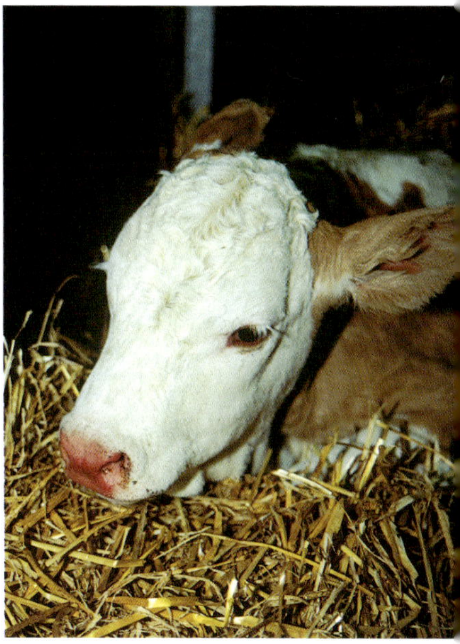

Kälberkrankheiten

Abb. 52: Kalb mit bakterieller Allgemeininfektion (Sepsis) im fortgeschrittenen Krankheitsstadium.
Die meist wenige Tage alten plötzlich erkrankenden Kälber kommen rasch zum Festliegen. Sie sind dabei auffallend benommen. Besonders gefährdet sind Kälber mit mangelhafter Kolostrumversorgung, weil sie keinen ausreichenden Schutz durch Abwehrstoffe haben.

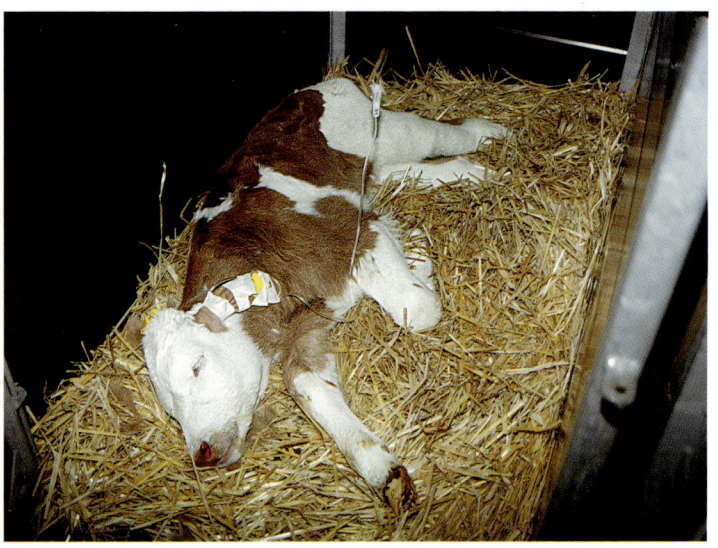

Abb. 53: Kalb mit Gehirn-Hirnhaut-Entzündung.
Werden Kälber mit bakterieller Allgemeininfektion nicht frühzeitig erkannt und sachgemäß behandelt, so kann es zu dieser schwer wiegenden Komplikation kommen. Zentralnervöse Auffälligkeiten wie anfallsweise Krämpfe, Klagen und phasenweises Überstrecken von Kopf und Hals kommen zu den Symptomen der bakteriellen Allgemeininfektion hinzu. Eine Behandlung bereits festliegender Tiere ist meist aussichtslos.

peratur und sterben. Auch Todesfälle innerhalb weniger Stunden sind möglich **(Abb. 51 und 52)**.
Bei **Gehirn-Hirnhaut-Entzündung** kommen zentralnervöse Auffälligkeiten wie anfallsweise Krämpfe, Klagen, phasenweises Überstrecken von Kopf und Hals **(Abb. 53)**, Lärmempfindlichkeit und bestimmte Reflexausfälle hinzu. Der Tierarzt kann durch eine Untersuchung der Gehirnflüssigkeit, die auch unter Praxisbedingungen durchführbar ist, die Diagnose sichern. Fallweise überlagern die Symptome einer die bakterielle Allgemeininfektion auslösenden Grundkrankheit (z. B. Nabelentzündung) das Krankheitsbild.

3. Behandlung
Die Therapie hat nur bei Kälbern im frühen Krankheitsstadium Aussicht auf Erfolg. Zentrale Maßnahme ist die gezielte Antibiotikaverabreichung. Entzündungshemmende und schmerzlindernde Mittel sowie eine vorübergehende intravenöse (Dauertropf-)Ernährung können erforderlich sein.
Erkrankte Kälber müssen trocken aufgestallt werden. Bei Untertemperatur sollten sie unter eine Wärmelampe gelegt werden. Bei bereits festliegenden Kälbern ist eine Behandlung meist aussichtslos.

4. Vorbeuge
Da bekannt ist, dass mit mütterlichen Antikörpern mangelhaft versorgte Kälber am anfälligsten sind, ist eine optimale *Kolostrumversorgung* der neugeborenen Kälber (siehe Seite 21) die entscheidende Vorbeugemaßnahme. Des Weiteren sollte im Umfeld der Kälber auf größtmögliche Hygiene geachtet werden (sauberes Geburtslager, Aufstallung in einer mit Dampfstrahler gereinigten und frisch eingestreuten Einzelbox oder im Iglu). Bakteriell bedingte Erkrankungen neugeborener Kälber (insbesondere Nabelentzündungen) müssen rasch und konsequent behandelt werden.

Infektionskrankheiten

1.10 ISTMEM
(**I**nfektiöse **s**eptikämisch-**t**hrombosierende **M**eningo**e**nzephalo**m**yelitis; sleeper syndrome; Schlafkrankheit)

1. Allgemeines und Ursache
Es handelt sich um eine bakterielle Infektion mit dem Erreger *Histophilus somni* (früher *Haemophilus somnus*; siehe Seite 63). Der Keim ist weltweit verbreitet und vielfach auf den Schleimhäuten des Atmungs- und Geschlechtsapparates auch gesunder Rinder zu finden. Vergleichsweise selten dringen die Erreger in die Blutbahn ein und siedeln sich dann in verschiedenen Organen – u. a. im Gehirn – an, wo sie bestimmte Veränderungen hervorrufen, die sich wiederum in unterschiedlichen Krankheitserscheinungen äußern. Die zentralnervöse Symptomatik steht dabei meist im Vordergrund, weil sie sich am auffälligsten darstellt.

Zu gehäuften Erkrankungen kommt es oft dann, wenn die Tiere besonderen Belastungen ausgesetzt sind. Von ISTMEM betroffen sind bevorzugt mehrere Monate alte Mastrinder, wobei häufig zur gleichen Zeit auch vermehrt Rindergrippefälle in der Tiergruppe auftreten. Die nichtinfektiösen Faktoren, die bei Rindergrippe krankheitsfördernd wirken (siehe Seite 62 ff.), begünstigen offensichtlich auch das Auftreten der Schlafkrankheit.

2. Krankheitserscheinungen
Wie schon erwähnt, erkranken meist mehrere Gruppenmitglieder gleichzeitig oder kurz hintereinander. Nicht selten wird zu Beginn einer Erkrankungsserie ein Tier tot aufgefunden. Bei sorgfältiger Kontrolle der anderen können oft frisch erkrankte Gruppengenossen herausgefunden werden.

Häufig zu beobachtende **Anfangssymptome** sind u. a. hohes Fieber, Appetitlosigkeit, Abgeschlagenheit sowie Stehen oder Liegen mit mehr oder weniger geschlossenen Augenlidern (= Schlafkrankheit). Vom Tierarzt können noch verschiedene zentralnervöse Ausfallserscheinungen festgestellt werden. Ohne Behandlung kommen die Erkrankten rasch zum Festliegen und sterben.

Am lebenden Tier kann durch eine Untersuchung der Gehirnflüssigkeit die Verdachtsdiagnose erhärtet werden. Die Gehirnflüssigkeit ist bei Rindern mit ISTMEM meist deutlich getrübt und von zahlreichen Klümpchen und Flocken durchsetzt; außerdem gerinnt sie oft rasch. Auch ein Erregernachweis kann daraus versucht werden. Verendete Tiere sollten unbedingt seziert werden, weil auf Grund »typischer« Veränderungen im Gehirn die Diagnose gesichert werden kann.

3. Behandlung
Die Erkrankten müssen möglichst frühzeitig mit einem Antibiotikum behandelt werden. Die Behandlung muss natürlich über mehrere Tage fortgeführt werden. Für bereits festliegende Tiere bestehen meist keine Heilungsaussichten mehr.

Um frisch (leicht) erkrankte Gruppenmitglieder herauszufinden, ist die tägliche Messung der Körpertemperatur die effektivste Methode (dies muss nur während weniger Tage, nachdem andere aufgefallen sind, erfolgen). Tiere mit Fieber müssen dann sofort antibiotisch behandelt werden. Die weniger aufwändigere, jedoch meist kostspieligere Alternative hierzu wäre die mehrtägige antibiotische Behandlung aller Gruppenmitglieder.

4. Vorbeuge
Grundsätzlich gelten die gleichen Vorbeugemaßnahmen wie bei der Rindergrippe (siehe Seite 67). Dies gilt auch für die regelmäßige Kontrolle der Tiere zum Zwecke der Krankheitsfrüherkennung.

Angesichts des hier zu Lande nur sporadischen Auftretens von ISTMEM wäre eine vorbeugende Impfung gegenwärtig nicht wirtschaftlich.

1.11 Kälberdiphtheroid
(Nekrobazillose)

Diese Schleimhauterkrankung tritt auf Grund verbesserter Haltungsbedingungen zwar nur noch sporadisch auf, jedoch sind dann meist mehrere Tiere eines Bestandes gleichzeitig oder nacheinander betroffen. Es erkranken bevorzugt Kälber bis zu einem Alter von 3 Monaten.

Ein gehäuftes Vorkommen von Nekrobazillose-Erkrankungen bei erwachsenen Rindern (z. B. Gebärmutterentzündungen, Klauengeschwüre) kann unter ungünstigen Stallbedingungen (wenn zum Beispiel die Abkalbebox unvernünftigerweise auch als Krankenabteil benutzt wird) den Infektionsdruck auf die Kälber steigern.

1. Ursachen
Auslöser der Erkrankung ist eine Ansteckung mit Nekrosebakterien. Diese dringen vermutlich über Primärläsionen (z. B. kleine Schleimhautverletzungen, Veränderungen bei *Stomatitis papulosa*) in die Schleimhaut ein und führen hier zu unterschiedlich schweren Gewebszerstörungen.

2. Krankheitserscheinungen
Die wesentlichen Symptome sind Fieber, Trinkunlust oder völlige

Kälberkrankheiten

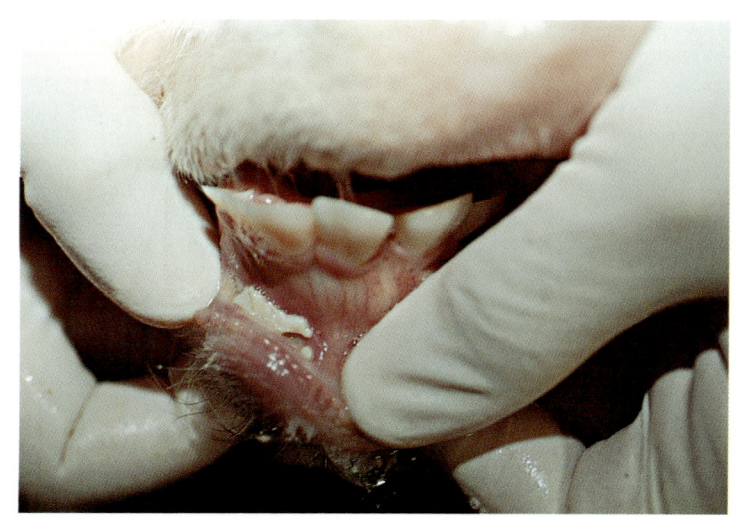

Abb. 54: Kälberdiphtheroid auf der Maulschleimhaut.
Typisch für diese ansteckende Schleimhauterkrankung sind die geschwürigen Gewebsveränderungen mit grau-weißen bis gelb-bräunlichen, bröckeligen, schmierigen Belägen, die durch üblen Geruch gekennzeichnet sind.

Verweigerung der Futteraufnahme, eine meist deutliche Störung des Allgemeinbefindens, Speicheln und insbesondere ein übler (stechend-süßlicher) Mundgeruch. In der Maulhöhle zeigen sich bevorzugt in der Schleimhaut der Backen und der Zunge geschwürige Gewebsveränderungen mit grau-weißen bis gelbbräunlichen, bröckeligen, schmierigen Belägen, die durch faulig-üblen Geruch gekennzeichnet sind **(Abb. 54).** Der Gewebszerfall kann bis in tiefe Schichten hineinreichen. Bei vielen Erkrankten fällt eine »dicke Backe« als charakteristisches Krankheitszeichen auf.
In seltenen Fällen kann es zum Befall des Kehlkopfes oder der Lunge sowie zur Absiedelung der Erreger in verschiedene andere Organe kommen. Auf die jeweilige Symptomatik soll an dieser Stelle nicht weiter eingegangen werden.

3. Behandlung
Die Behandlung besteht aus der gründlichen Entfernung des zerfallenen Gewebes und der wiederholten Pinselung mit bestimmten Jodpräparaten. Auch eine allgemeine antibakterielle Behandlung über mehrere Tage ist angezeigt. Die bisweilen tiefen Schleimhautdefekte heilen unter konsequenter Therapie oft erstaunlich gut.
Die erkrankten Kälber müssen getrennt aufgestallt und aus separaten Eimern getränkt werden.

4. Vorbeuge
Wichtig sind Maßnahmen, die den Keimdruck auf die Kälber verringern und gegebenenfalls die Ausbreitung der Erkrankung im Bestand verhindern.
Dazu gehören:
▶ Getrennte Aufstallung von Kälbern und erwachsenen Rindern,
▶ Abkalbebox nicht als Krankenbox verwenden,
▶ Beachten der allgemeinen Stall- und Tränkehygiene,
▶ getrennte Aufstallung kranker und gesunder Kälber,
▶ zumindest bereits erkrankte Kälber sollten aus separaten Tränkeeimern getränkt werden,
▶ konsequente Behandlung von Erkrankungen, die zur Anhäufung von Nekrosebakterien im Stall führen (z. B. Gebärmutterentzündungen, Klauengeschwüre, Nabelentzündungen).

1.12 Stomatitis papulosa (Ansteckende knötchenförmige Maulschleimhaut-Entzündung)

1. Ursachen und Bedeutung
Es handelt sich hierbei um eine sehr ansteckende, meist jedoch gutartig verlaufende Virusinfektion, an der bevorzugt wenige Tage bis wenige Wochen alte Kälber erkranken. Das Virus ist weit verbreitet. In ihrer Abwehr geschwächte Kälber sind am gefährdetsten. Die Erkrankung hat u. a. Bedeutung durch die Verwechslungsmöglichkeit mit anderen Schleimhauterkrankungen. Sie ist **meldepflichtig**.

2. Krankheitserscheinungen
Die Diagnose kann auf Grund der charakteristischen Schleimhautläsionen vergleichsweise einfach gestellt werden. Es handelt sich um rote Papeln von 0,5–1 cm Durchmesser mit gelblich-graubraunem Zentrum auf der Maulschleimhaut, dem Flotzmaul oder den Lippen **(Abb. 55).**
Bei starker Ausprägung und/oder bei geschwürigen Veränderungen auf Grund bakterieller Sekundär-

Organkrankheiten

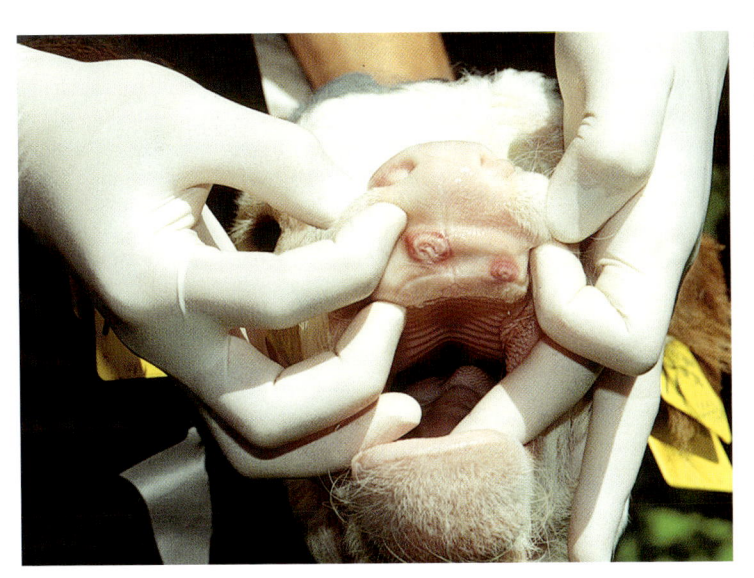

Abb. 55: Kalb mit Stomatitis papulosa.
Auf Grund des charakteristischen Krankheitsbildes kann diese Schleimhautkrankheit meist leicht von anderen unterschieden werden.

infektion kann es zur Störung des Allgemeinbefindens mit Beeinträchtigung der Tränke- und Futteraufnahme kommen. Bei unkompliziertem Verlauf heilen die Veränderungen nach wenigen Wochen wieder ab.

3. Behandlung
Eine gezielte Therapie ist nicht bekannt. Pinselungen mit bestimmten Jodpräparaten werden empfohlen, ihre Wirksamkeit ist jedoch fraglich.

4. Vorbeuge
Wie bei vielen Kälberkrankheiten ist es wichtig, eine Schwächung der Tiere durch mangelhafte Kolostrumversorgung, anderweitige Erkrankungen oder unzureichende Ernährung zu vermeiden.
Um ein Ausbreiten im Bestand zu verhindern, sollten die allgemeinen Stall- und Tränkehygienemaßnahmen beachtet werden. Zumindest sollten erkrankte Kälber vorübergehend von gesunden abgetrennt und mit eigenem Tränkeeimer getränkt werden.

2 Organkrankheiten

2.1 Pansentrinken

Schon beim neugeborenen Kalb sind die dem Wiederkäuer eigenen vier Mägen (Netzmagen [= Haube], Pansen, Blättermagen, Labmagen) vorhanden. Funktionsfähig ist zunächst jedoch nur die hinterste Magenabteilung, der Labmagen.
Normalerweise kommt es beim Saugakt des Kalbes auf Grund bestimmter Reflexabläufe zum Schluss der Schlundrinne, auch Magenrinne genannt, wodurch die abgeschluckte Milch an den Vormägen vorbei in den Labmagen geleitet wird. Dadurch kann eine optimale Verdauung der Milch in Labmagen und Darm erfolgen.
Aus unterschiedlichen Gründen kann die Milchtränke jedoch in die Vormägen gelangen, man spricht dann vom »Pansentrinken der Milchkälber«.

1. Ursachen und Krankheitsentstehung
Im Wesentlichen gibt es drei verschiedene Möglichkeiten, dass die Tränke in den Hauben-Pansenraum gelangt:
▶ **Störung des Schlundrinnenschlusses:**
Natürlicherweise kommt es beim gesunden Kalb zu Beginn des Trinkens schon nach wenigen Sekunden zum vollständigen Schluss der Schlundrinne, der dann etwa 5 (maximal 10) Minuten lang bestehen bleibt. Nur unter dieser Voraussetzung kann die Tränke in den Labmagen gelangen.
Wissenschaftliche Untersuchungen ergaben, dass bestimmte Faktoren (z. B. Alter und Befinden der Tiere, Art der Tränke, Tränkemethode, Durst) den Schlundrinnenschluss beeinflussen können. Weiterhin hat sich gezeigt, dass sich der Schlundrinnenschluss durch verschiedene Störungen im Umfeld der Kälber vorzeitig lösen kann. Am sichersten gelangt die Tränke bei gesunden Kälbern in den Labmagen, wenn sie in stressfreier Umgebung mit Vollmilch aus dem Nippeleimer oder direkt an der Kuh getränkt werden.
Oft kommt es im Verlauf anderer Erkrankungen wie Trinkschwäche, Durchfall, Lungen-,

Kälberkrankheiten

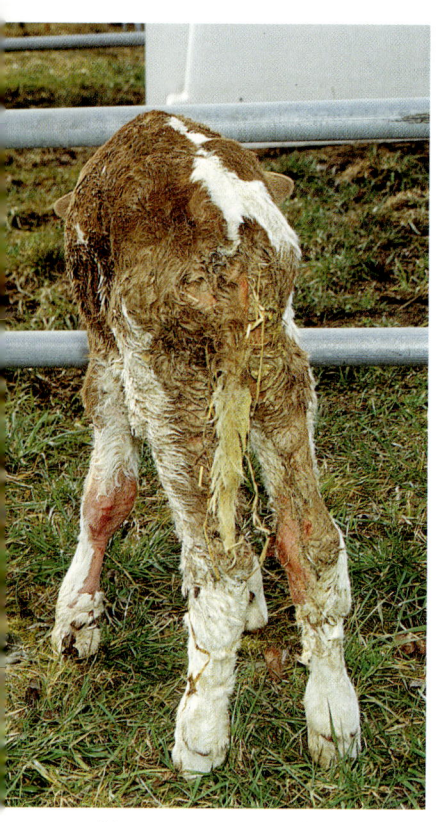

Abb. 56: Etwa 2 Wochen altes Kalb mit Pansentrinken.
Abmagerung, aufgekrümmte Körperhaltung, stumpfes Haarkleid, Haarausfall und leichte Pansenblähung sind unter anderem Hinweise auf diese nicht seltene Erkrankung. Pansentrinken tritt praktisch immer als Komplikation einer anderen Kälberkrankheit auf. Dieses Kalb war über 1 Woche lang an Neugeborenen-Durchfall erkrankt.

Nabel- oder Ohrentzündung auf Grund der Schwäche der Kälber zu Störungen beim Schlundrinnenschluss, oder die Kälber brauchen zum Trinken wesentlich länger als ein vollständiger Schluss der Schlundrinne besteht. Dadurch kann ein Teil der Tränke, unter Umständen die gesamte Menge, in den Hauben-Pansenraum getrunken werden.

▶ **Zwangstränkung der Kälber mit Sonde oder Drencher:**
Im Gegensatz zur aktiven Tränkeaufnahme kann sich bei der Zwangstränkung mit Schlundsonde oder Drencher die Schlundrinne nicht schließen, weil die Tränke mit den Reizempfängern, die sich in der Rachenwand befinden, nicht in Berührung kommt. Die gesamte eingeschüttete Tränke gelangt deshalb immer in den Hauben-Pansenraum. Wir bezeichnen dies als »erzwungenes Pansentrinken«.
Auch mit einer Flasche »eingeflößte« Tränke gelangt größtenteils in die Vormägen. Zusätzlich besteht bei dieser »Zwangstränkungsmethode« noch die Gefahr, dass Tränke in die Lunge läuft, worauf sich eine schwer bis nicht zu heilende Lungenentzündung entwickeln kann (Eingusspneumonie, Seite 151).

▶ **Rückfluss von Tränke aus dem Labmagen:**
Dazu kann es kommen, wenn die pro Mahlzeit verabreichte Tränkemenge das Fassungsvermögen des Labmagens (bei neugeborenen Kälbern ca. 2 Liter) erheblich übersteigt.

Mögliche Ursachen für Pansentrinken:
▶ Störung des Schlundrinnenschlusses,
▶ Zwangstränkung der Kälber mit Sonde oder Drencher (»erzwungenes Pansentrinken«),
▶ Rückfluss von Tränke aus dem Labmagen.

Gleichgültig auf welche Art die Tränke in den Hauben-Pansenraum gelangt, können die Folgen schwer wiegend sein. Wesentlich ist dabei die Tatsache, dass sich schon im Pansen des neugeborenen Kalbes Bakterien ansiedeln, die in der Lage sind, Zucker und Stärke zu Säuren zu vergären. Mit zunehmender Verweildauer der Tränke in den Vormägen – dabei macht es keinen Unterschied, ob es sich um Vollmilch, Milchaustauscher oder so genannte »Diät- oder Ersatztränken« handelt – kommt es zu bakterieller Spaltung.
Dabei entstehen verschiedene Säuren (vor allem Milchsäure). Der pH-Wert des Panseninhalts sinkt dadurch von normalerweise etwa 7 bisweilen auf Werte von unter 4! Die Schleimhaut von Haube (= Netzmagen) und Pansen reagiert auf den starken Reiz durch die Säuren mit Entzündung sowie teilweise schwersten geschwürigen Veränderungen. Unter bestimmten Voraussetzungen kann sich neben anderen Stoffwechselstörungen auch eine Blutübersäuerung entwickeln.

2. Krankheitserscheinungen

An Pansentrinken erkrankte Kälber zeigen immer wechselhafte Tränkeaufnahme, oder sie trinken überhaupt nicht mehr. Manche Kälber haben zwar noch Interesse an der Tränke und besitzen oft auch einen guten Saugreflex, sie hören jedoch schon nach wenigen Schlucken auf zu trinken. Je nach Dauer und Schwere des Krankheitszustandes können weitere Krankheitserscheinungen auftreten **(Abb. 56)**:
▶ Gestörtes Allgemeinbefinden; vereinzelt kommt es zu Festliegen und völliger Schlaffheit auf Grund einer Blutübersäuerung

Organkrankheiten

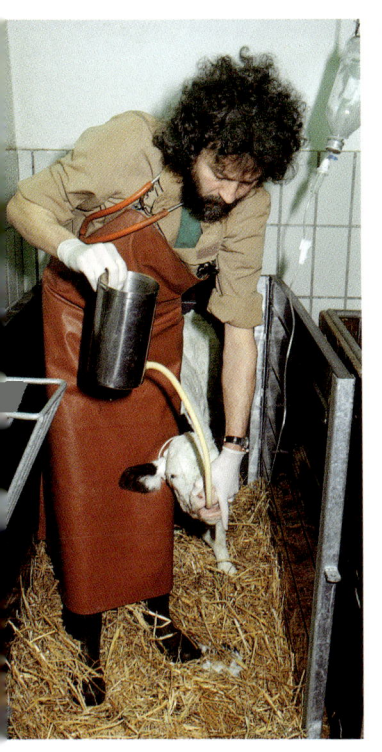

Abb. 57: Durchführung einer Pansenspülung I.
Über eine Maulsonde werden 1–2 Liter warmes Wasser in den Pansen eingegeben.

oder einer Muskelstoffwechselstörung.
▶ Kümmern sowie struppiges, stumpfes Haarkleid; viele Kälber leiden unter Haarausfall, einzelne werden fast ganz nackt. Die Haut ist zunächst nicht verändert, es sei denn, dass sich die Tiere »wund liegen«. Nach überstandener Krankheit wachsen die Haare schnell wieder nach **(Abb. 62,** Seite 87).
▶ Der Bauch erscheint oft voll, und die linke Hungergrube kann verstrichen oder leicht vorgewölbt sein (durch Gärung entstehendes Gas).

▶ Beim Schwingen der linken Bauchwand kann man plätschernde oder gluckernde Geräusche hören.
▶ Stehen mit aufgekrümmtem Rücken und/oder Zähneknirschen können Hinweise auf eine schwere Entzündung der Netzmagen- und Pansenschleimhaut sein.
▶ Der Tierarzt kann den Verdacht auf Pansentrinken absichern, indem er mit einer (speziell für Kälber entwickelten) Maulsonde Pansensaft gewinnt. Beim Einführen der Sonde läuft der Panseninhalt oft spontan ab. Er ist meist sauer und je nach Gärungsart ist ein hoher Anteil von Kaseinklumpen vorhanden.

3. Behandlung

Die erforderlichen **Behandlungsmaßnahmen** hängen im Wesentlichen vom Zustand der Kälber sowie der gegebenenfalls bestehenden (ursächlichen) Grundkrankheit ab.
▶ Konsequente Behandlung der meist gleichzeitig bestehenden ursächlichen Grundkrankheit (z. B. Flüssigkeits- und Elektrolytersatz bei ausgetrockneten Kälbern mit Durchfall; antibakterielle Behandlung von Kälbern mit Lungen- oder Nabelentzündung). Dies ist im Einzelfall Voraussetzung dafür, dass sich das Befinden der Kälber so verbessert, dass sie die angebotene Milchtränke wieder problemlos trinken können.
▶ Entfernung des übersäuerten Panseninhaltes sowie anschließende Spülung des Pansens mit warmem Wasser **(Abb. 57 und 58).**

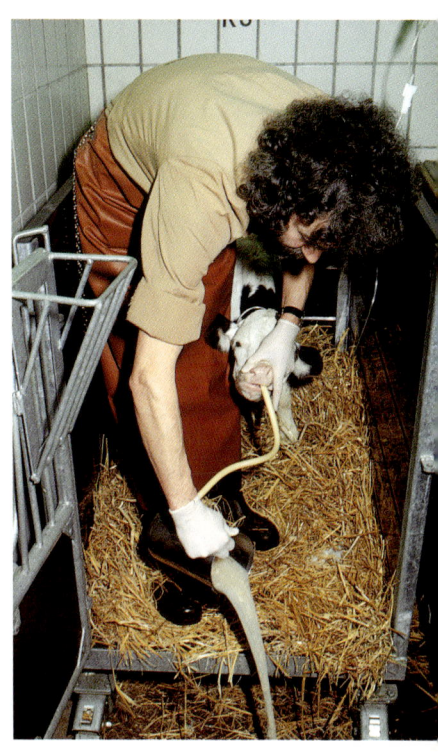

Abb. 58: Durchführung einer Pansenspülung II.
Ablassen der mit vergorenem Panseninhalt vermengten Spülflüssigkeit.

Die Ergebnisse laufender wissenschaftlicher Untersuchungen deuten darauf hin, dass der Behandlung der Grundkrankheit zentrale Bedeutung zukommt. Dagegen scheinen Pansenspülungen nur bei einem Teil der an Pansentrinken erkrankten Kälber erforderlich zu sein. Dazu zählen besonders die Tiere, die sich auf die symptomatische Behandlung der Grundkrankheit hin nicht in gewohnter Weise verbessern und solche, die ohne ein erkennbares Leiden trinkschwach sind (siehe primäre Trinkschwäche, Seite 137) oder mehrere Tage lang zwangsgetränkt wurden **(Abb. 59).**

Kälberkrankheiten

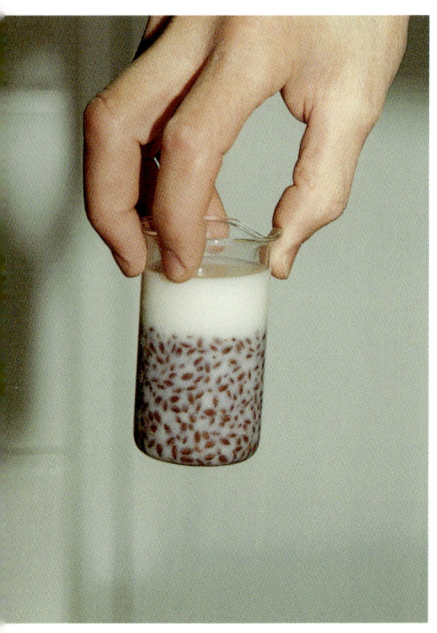

Abb. 59: Panseninhalt eines Kalbes mit Pansentrinken.
Dieser Panseninhalt stammt von einem Kalb, das mit einer leinsamenhaltigen Diättränke zwangsgetränkt wurde. Über Sonde oder Drencher eingeschüttete Tränke gelangt immer in die Vormägen (Hauben-Pansenraum). Wir bezeichnen dies als »erzwungenes Pansentrinken«.

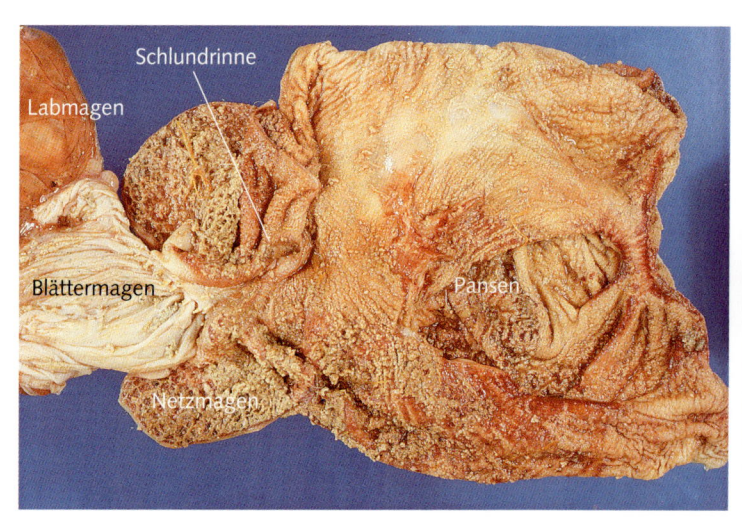

Abb. 60: Hochgradige Entzündung der Hauben- und Pansenschleimhaut.
Das Kalb litt als Folge von Pansentrinken an einer schweren Pansenübersäuerung. Dass derart betroffene Kälber sich nicht wohl fühlen können, müsste angesichts der Veränderungen nachvollziehbar sein. Weil solche Kälber oft die Tränkeaufnahme verweigern, werden sie nicht selten über einen längeren Zeitraum zwangsgetränkt. Mit Fortbestehen der Pansenübersäuerung verschlimmern sich jedoch die Schäden an der Hauben- und Pansenschleimhaut, so dass die Heilungsaussichten immer schlechter werden.

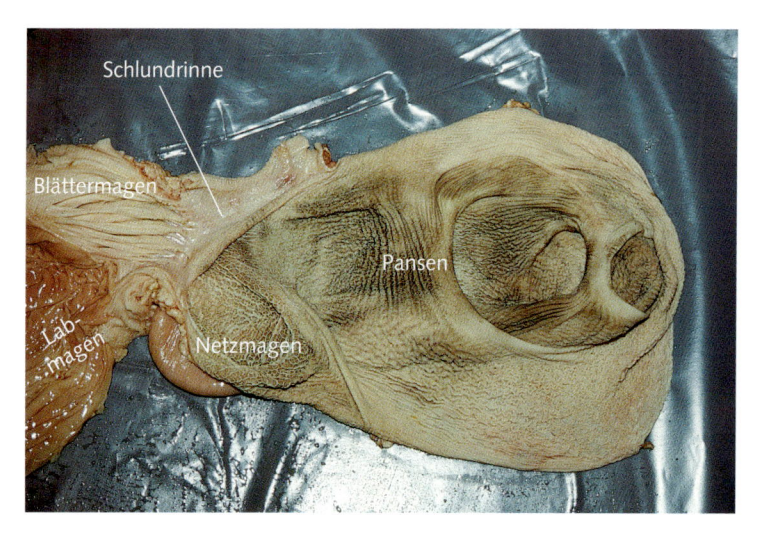

Abb. 61: Normale Mägen eines Milchkalbes (im Vergleich zu Abb. 60).

Organkrankheiten

- Anbieten der Tagesmilchmenge (ca. 10–12 % der Körpermasse) auf 3 Mahlzeiten verteilt ist günstiger als zweimaliges Tränken.
- Stimulierung des Saugreflexes vor dem Tränken, besonders bei trinkschwachen Kälbern, durch Saugenlassen am Finger.
- Bei älteren, bereits ca. 2–3 Wochen alten Kälbern, die trotz aller Behandlungsmaßnahmen immer wieder in den Pansen trinken, kann versucht werden, sie möglichst schnell zu Wiederkäuern zu machen. Diese Kälber sollten mit kleinen Mengen Heu und Kälberkorn »zwangsgefüttert« werden.
Heu, Kälberkorn und frisches Wasser sowie ein Salzleckstein müssen diesen Kälbern zur freien Aufnahme zur Verfügung stehen. Die Entwicklung der Vormägen solcher Kälber kann weiterhin gefördert werden, indem der Tierarzt Pansensaft gesunder Rinder mit der Maulsonde eingibt.
- Kälber, die trotz aller Bemühungen immer wieder rückfällig werden, und solche, bei denen sich zudem in der Spülflüssigkeit größere Mengen abgelöster Schleimhautteile befinden, sollten wegen ungünstiger bzw. aussichtsloser Heilungschancen eingeschläfert werden (**Abb. 60 und 61**).

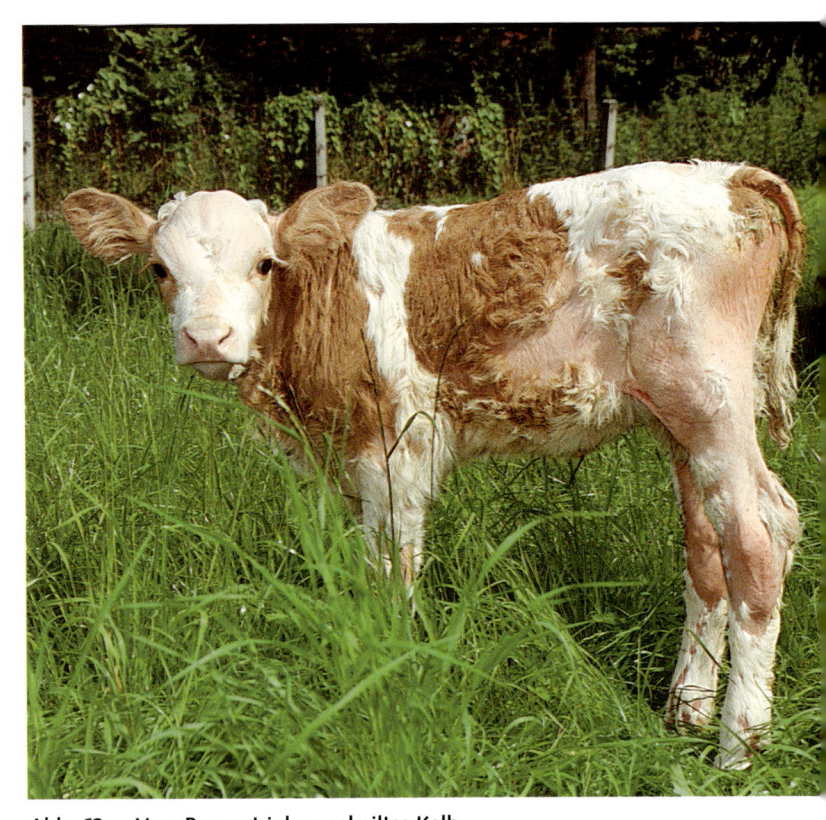

Abb. 62: Vom Pansentrinken geheiltes Kalb.
Pansentrinker leiden oft an Haarausfall. Die Haare wachsen problemlos nach, wenn die Tiere vom Pansentrinken geheilt sind.

4. Vorbeugemaßnahmen

Die **Vorbeugemaßnahmen** müssen den vielfältigen Ursachen des Pansentrinkens Rechnung tragen:
- Sorgfältiges Anlernen und liebevoller Umgang besonders mit trinkschwachen Problemkälbern (z. B. von Beginn an an den Nippeleimer gewöhnen, Saugreflex stimulieren durch Saugenlassen am Finger, für stressfreies Umfeld während des Tränkens sorgen).
- Frühzeitige und konsequente Behandlung aller Erkrankungen neugeborener Kälber (Flüssigkeits- und Elektrolytersatz bei Kälbern mit Durchfall; antibakterielle Behandlung bei Kälbern mit Lungen- oder Nabelentzündung oder anderen fieberhaften Erkrankungen; Auszehrung kranker Kälber vermeiden, indem z. B. auch bei Durchfall der Energiebedarf durch die volle Milchration gedeckt wird).
- Verabreichen angemessener Tränkemengen, um ein Zurückfließen der Tränke aus dem überfüllten Labmagen zu vermeiden (das Fassungsvermögen des Labmagens neugeborener Kälber beträgt ca. 2 Liter, der Tagesbedarf an Milch liegt bei 12 % der Körpermasse; dreimaliges Tränken mit jeweils 1,5–2 Litern Vollmilch ist für Kälber gesünder als zweimaliges mit größeren Mengen).

Kälberkrankheiten

- Bei trinkschwachen Kälbern kann der Tierarzt eine Behandlung mit einem appetitanregenden Medikament, das unmittelbar vor dem Tränken gegeben werden muss, versuchen. Auch die Gabe von Vitamin E und Selen kann sich bei trinkschwachen Kälbern positiv auswirken.
- Keine Zwangstränkung bei Kälbern, weil die verabreichte Tränke immer in den Hauben-Pansenraum gelangt!

Von diesem Grundsatz gibt es nur 2 **Ausnahmen:**
- Die Verabreichung von jeweils 1,5 Litern *Erstkolostrum* im Abstand von ca. 2–3 Stunden mit der Sonde, wenn das Kalb trotz aller Bemühungen die Kolostralmilchaufnahme in den ersten Lebensstunden verweigert.
- Die Eingabe reiner Flüssigkeits-Elektrolyttränken mit der Sonde nach Bedarf in Mengen von 1,5–2 Litern, bei *Durchfallkälbern in Mutterkuhhaltung*, die die im Eimer angebotene Zwischentränke verweigern, weil sie nicht an diese Tränkeart gewöhnt sind.

> **Maßnahmen zur Vermeidung von Pansentrinken:**
> - Sorgfältiges Anlernen und liebevoller Umgang mit trinkschwachen Kälbern,
> - frühzeitige und konsequente Behandlung aller Erkrankungen neugeborener Kälber,
> - Verabreichen angemessener Tränkemengen, um ein Zurückfließen der Tränke aus dem überfüllten Labmagen zu vermeiden,
> - versuchsweise Anwendung eines appetitanregenden Medikamentes,
> - keine Zwangstränkung bei trinkschwachen Kälbern.

Ansonsten haben trinkschwache Kälber meist ein primäres Krankheitsproblem. Sie sollten deshalb vom Tierarzt rechtzeitig untersucht und gezielt behandelt werden (siehe Seite 137 ff.). Zwangstränkung mit Drencher oder Maulsonde, teilweise bis zum Tod, ist schon allein aus Gründen des Tierschutzes abzulehnen.

2.2 Pansenblähung und Wiederkehrendes Aufblähen
(Rezidivierende Tympanie)

Eine **Pansenblähung** liegt dann vor, wenn sich eine unnatürlich große Menge Gas im Pansen angesammelt hat. Je nach Verteilung des Gases werden zwei **Formen** unterschieden:
- Pansenblähung mit Vergrößerung der Gasblase,
- Pansenblähung mit schaumiger Durchmischung des Inhaltes.

Pansenblähung mit Vergrößerung der Gasblase; Wiederkehrendes Aufblähen
(Rezidivierende Tympanie)

Das in normaler Menge anfallende Gas kann nicht oder nur unvollständig aus dem Pansen abgerülpst werden. Das Leiden kann als Komplikation verschiedener krankhafter Prozesse (z. B. Schlundverstopfung) auftreten.
Mit Abstand am häufigsten kommt es bei älteren Kälbern sowie Fressern und Jungrindern als **wiederkehrendes Aufblähen** vor. Diese Form der Erkrankung soll deshalb ausführlicher beschrieben werden.

1. Ursachen
Die Ursachen des wiederkehrenden Aufblähens sind vielfältig und nur teilweise bekannt. Im Einzelfall können sie oft nicht ermittelt werden. Die Tatsache, dass auch in größeren Kälbergruppen meist nur einzelne Tiere betroffen sind, deutet darauf hin, dass immer auch individuelle Faktoren eine Rolle spielen. Diskutiert werden u. a. mechanische und nervale Störungen des Rülpsvorganges auf Grund nachfolgender Möglichkeiten:
- Schädigung des so genannten Pansennervs (Vagus) während bzw. nach schwerer (chronischer) Lungen- und/oder Brustfellentzündung oder chronischer Entzündung der Vormagenschleimhaut als Folge von Pansentrinken beim jungen Kalb.
- Kompression des Schlundes durch geschwollene Lymphknoten (Lymphdrüsen) oder durch verschiedene raumfordernde Prozesse im Bereich des Halses (z. B. Bluterguss [Abb. 89], Abszess, Entartung von Lymphgewebe) oder der Brusthöhle (Flüssigkeitserguss, Luftansammlung im Mittelfell).
- Mangelhafte Entwicklung der Vormägen durch
  - zu große Milchmengen in den ersten Lebenswochen bzw. -monaten,
  - zu spätes Anbieten von Heu, Kälberkorn und Wasser,
  - zu einseitige Ration (z. B. viel rohfaserreiches Heu oder Stroh, dadurch Entwicklung eines Heubauches; siehe Seite 89 und 91!),
  - plötzliche Futterwechsel,
  - chronische Entzündung der Vormagenschleimhaut als Folge von Pansentrinken.
- Manche Kälber blähen unmittelbar beim oder nach dem Tränken auf. Ob dies mit Ab-

Meine Adresse:

Vorname/Name

Straße/Nr.

PLZ/Ort

Tel.-Nr. (für Rückfragen)

Diese Karte habe ich entnommen aus:

Das Buch hat mir gefallen ☐ ja | ☐ nein,

weil:

Ulmer

Antwort

Verlag Eugen Ulmer
Kundenservice
Postfach 70 05 61
70574 Stuttgart

Bitte freimachen.

Fordern Sie kostenlose Zusatz-Infos

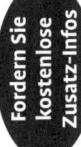

Noch mehr Wissen über

Landwirtschaft

(Gewünschtes bitte ankreuzen)

Schicken Sie mir bitte kostenlos informative Buchprospekte über:

☐ Landwirtschaft
☐ Agrarwissenschaft

Schicken Sie mir bitte kostenlos ein Probeheft der Zeitschrift(en):

☐ DGS-Magazin
Fachmagazin für die Geflügel- und Schweinebranche.
Mit Beiträgen über Strauße und Kaninchen.

☐ Deutsche Schafzucht
Fachzeitschrift für die gesamte Schafproduktion.
Mit Beiträgen über Ziegenzucht und -haltung.

Schicken Sie mir bitte kostenlos Ihren aktuellen E-Mail-Newsletter:

☐ Landwirtschaft
☐ Deutsche Schafzucht

E-Mail-Adresse

Ulmer

www.ulmer.de

Organkrankheiten

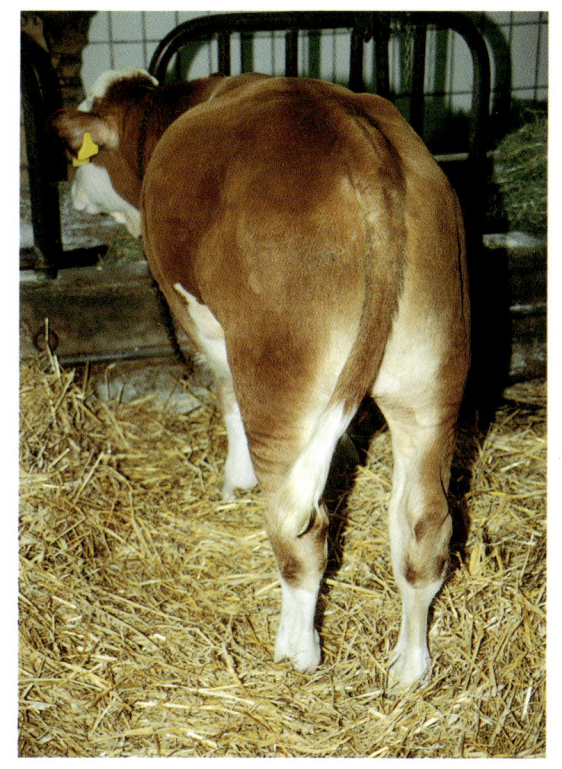

Abb. 63: Kalb mit wiederkehrendem Aufblähen.
Infolge der Pansenblähung ist die linke Hungergrube stark vorgewölbt.

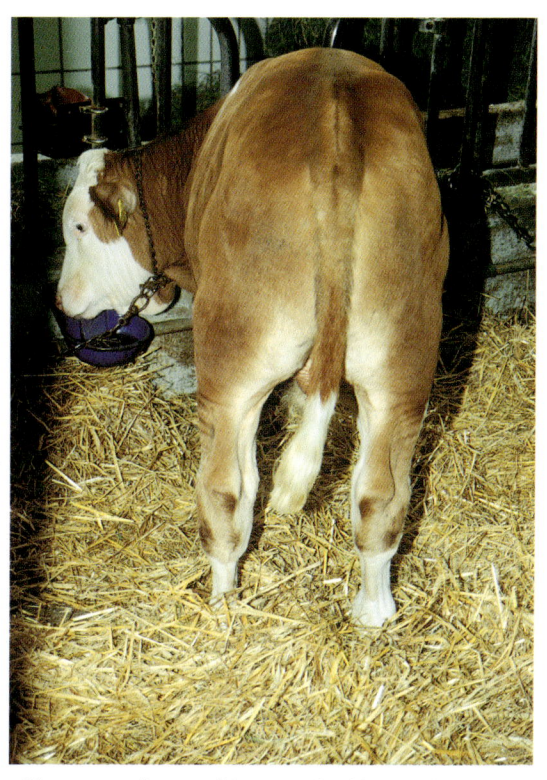

Abb. 64: Kalb von Abb. 63 nach Ablassen des Pansengases.
Kennzeichnend für die Pansenblähung mit Vergrößerung der Gasblase ist die Tatsache, dass das Pansengas mit einer Sonde vollständig abgelassen werden kann.

schlucken von Luft oder mit der Vergärung von in den Pansen gelangter Milch zusammenhängt, ist nicht geklärt.

2. Krankheitserscheinungen

Unterschiedlich starke Auftreibung des Bauches, wobei besonders die linke Hungergrube vorgewölbt ist **(Abb. 63)**. Kennzeichnend für diese Form der Pansentympanie ist die Tatsache, dass das Gas mit einer Sonde abgelassen werden kann **(Abb. 64)**, der Pansen jedoch nach unterschiedlich langer Zeit erneut aufbläht.

Nach Ablassen des Pansengases mit einer Sonde ist durch die Bauchwand hindurch oft der harte, völlig verklumpte und ausgetrocknete Panseninhalt zu fühlen. Kümmern, langes, struppiges Haarkleid und schlecht zerkleinerter Kot können fallweise beobachtet werden. Manche Tiere haben einen so genannten **Heubauch**. Dieser kann entstehen, wenn hauptsächlich zu nährstoffarmes, rohfaserreiches Futter (schlechtes Heu, Stroh) aufgenommen wird.

Erscheinungen einer Lungen- und/oder Brustfellentzündung (Seite 62 ff.) oder einer anderen Grundkrankheit können hinzukommen.

3. Behandlung

Die Behandlung des wiederkehrenden Aufblähens erfolgt üblicherweise zunächst auf konservativem Wege. Hierbei wird das über-

Kälberkrankheiten

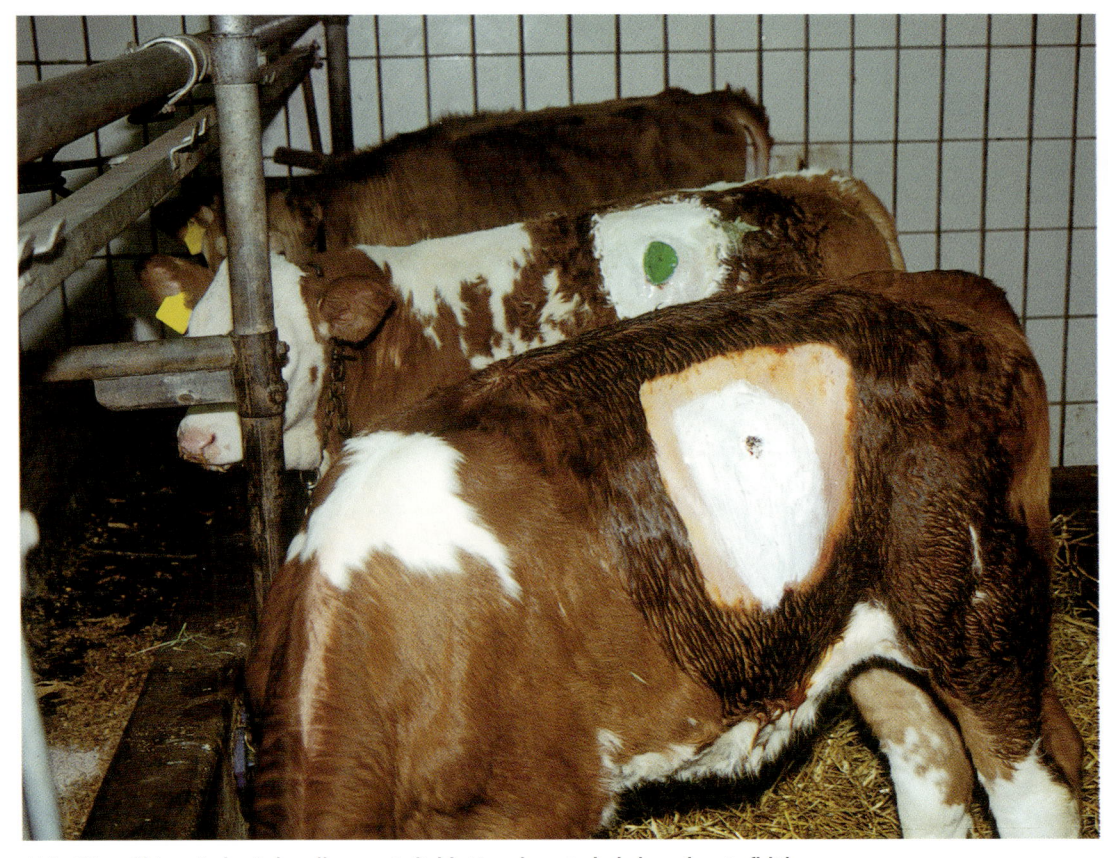

Abb. 65: Chirurgische Behandlungsmöglichkeiten des wiederkehrenden Aufblähens.
Beim mittleren Kalb wurde ein Schraubtrokar eingedreht. Beim Kalb im Vordergrund dient eine kleine, operativ angelegte Pansenfistel dem Zweck, längerfristig ein stets wiederkehrendes Aufblähen zu verhindern.

schüssige Gas mit einer Maul- oder Nasenschlundsonde abgelassen (Abb. 64).
Je kürzer die Zeitabstände sind, in denen das Kalb erneut aufbläht, desto eher sind chirurgische Maßnahmen zur längerfristigen Verhinderung des Aufblähens angezeigt. Hierfür gibt es zwei praktikable Methoden **(Abb. 65):**
- Einsetzen eines Schraubtrokars,
- operatives Anlegen einer kleinen Pansenfistel in der linken Hungergrube.

Der *Schraubtrokar* wird nach ca. 3 Wochen für einige Tage verschlossen, und danach, wenn das Kalb in dieser Zeit nicht erneut aufbläht, wieder entfernt.
Eine operativ angelegte *Pansenfistel* bleibt mehrere Monate lang für Pansengas durchgängig. Sie verkleinert sich in dieser Zeit zusehends und behindert deshalb die Pansenverdauung nicht.
Soweit eine Grundkrankheit (z. B. eine Lungen- und/oder Brustfellentzündung) zu ermitteln ist, muss auch diese sachgemäß behandelt werden (siehe Seite 62 ff.).
In allen Fällen mit wiederkehrendem Aufblähen muss dafür Sorge getragen werden, dass durch eine ausgewogene gemischte Ration mit bestem Heu, Kraftfutter (Kälberkorn), Silage und Wasser die Verdauungsvorgänge im Pansen wieder normalisiert werden. Durch Anbieten eines Salzlecksteins wird die Wasseraufnahme der Tiere gefördert, was durch Aufweichen des häufig verklump-

Organkrankheiten

ten Panseninhaltes von großem Vorteil ist.

Falls das Aufblähen in zeitlichem Zusammenhang mit der Tränkeaufnahme auftritt, sollte die Tränkemenge reduziert oder die Milchtränke ganz abgesetzt werden.

Kritische Anmerkungen zur Therapie des wiederkehrenden Aufblähens:

▸ In vielen Fällen wird zunächst vom Landwirt versucht, mit einer Sonde das Pansengas abzulassen. Wenn über eine Maul- oder Nasenschlundsonde jedoch keine nennenswerte Menge Gas entweicht, so sollte umgehend von einem Tierarzt abgeklärt werden, ob im vorliegenden Fall möglicherweise eine schaumige Durchmischung des Panseninhaltes (siehe unten), eine Labmagenverlagerung nach links (siehe Seite 93 ff.) oder ein anderes schwer wiegendes Bauchproblem vorliegt. Vorschnelles und im Zusammenhang mit den zuletzt genannten Erkrankungsformen natürlich unangebrachtes Setzen eines Trokars hat nicht selten den Totalverlust derart fehlbehandelter Kälber zur Folge! Es sollte deshalb unterbleiben.

▸ Die von vielen Kollegen praktizierte und in manchen Fachbüchern noch immer empfohlene Behandlung mit Antibiotika, die in den Pansen eingegeben werden, ist im Falle des wiederkehrenden Aufblähens nicht angezeigt, denn das Problem liegt nicht darin, dass zu viel Gas produziert wird, sondern darin, dass das normale Gasvolumen nicht ausreichend abgerülpst werden kann.

▸ Auch die häufig empfohlene und praktizierte »Heudiät« ist nicht zweckmäßig, da die Kälber daraus ihren Nährstoffbedarf nicht decken können. Aus Hunger nehmen die Tiere zu große Mengen auf, wodurch es zu einer Überladung des Pansens kommt (= Heubauch). Durch das Überdehnen der Pansenwand wird die Pansenaktivität zusätzlich behindert, wodurch sich die Pansenblähung, die man eigentlich behandeln wollte, eher noch verschlimmert.

▸ Wie bei vielen Krankheiten gilt auch für das wiederkehrende Aufblähen, dass die Heilungsaussichten umso günstiger sind, je rascher eine entsprechende Behandlung erfolgt. Sind die Rinder nach wochenlanger Krankheitsdauer schon völlig abgemagert und geschwächt, so sind die erforderlichen Therapiemaßnahmen meist aufwändiger, langwieriger und nur noch selten befriedigend.

4. Vorbeuge

Da sehr unterschiedliche Ursachen wiederkehrendes Aufblähen auslösen können, und viele Zusammenhänge noch nicht geklärt sind, müssen in mehreren Bereichen Vorbeugemaßnahmen beachtet werden.

Grundsätzlich sollten Fütterungsfehler vermieden werden, die zu einer Störung der Vormagenentwicklung und -verdauung führen können. Zu beachten wäre:

▸ Eine frühzeitige Förderung der Vormagenentwicklung (Seite 27 ff.) sollte angestrebt werden. In diesem Zusammenhang ist es wichtig, dass Kälber nicht mit Milch überfüttert werden. Bei Kälbern in den ersten 2–3 Lebenswochen liegt der Tagesmilchbedarf bei 12 % der Körpermasse. Ältere Kälber, die sich zu leistungsfähigen Wiederkäuern entwickeln sollen, sollten bei rationierter Tränkung zu keiner Zeit mehr als zwei Mal täglich 3–4 Liter Milchtränke erhalten.

▸ Die Wiederkäuerration sollte ausgewogen sein. Ein Salzleckstein und frisches Wasser sollten stets zur freien Aufnahme zur Verfügung stehen. Dadurch wird insgesamt auch die Aufnahme von Heu, Kraftfutter und Silage angeregt.

▸ Plötzliche Futterwechsel müssen vermieden werden, weil damit meist eine Störung der Vormagenverdauung verbunden ist.

▸ Krankheiten, die im weiteren Verlauf eine Beeinträchtigung des Rülpsvorganges nach sich ziehen können (z. B. Lungen- und/oder Brustfellentzündung; raumfordernde Prozesse im Bereich der Brusthöhle oder des Halses, Pansentrinken), müssen rechtzeitig und sachgerecht behandelt werden.

Pansenblähung mit schaumiger Durchmischung des Panseninhaltes

Im Gegensatz zur vorher beschriebenen Form der Pansenblähung ist hier das überschüssige Gas nicht im oberen Bereich des Pansens angesammelt, sondern liegt (in gleichmäßiger Verteilung) in Form kleiner Bläschen vor. Die übliche Dreischichtung des Panseninhaltes (von oben nach unten: gasförmig, fest, flüssig) ist aufgehoben, der Panseninhalt ist vielmehr schaumig durchmischt. Dies hat natürlich wesentliche Auswirkungen auf die Behandlung.

1. Ursachen

Bei älteren Kälbern und Jungrindern, die bereits entsprechend gefüttert werden, können bestimmte Futtermittel wie z. B. Klee, junges Wiesengras oder angefrorener Raps eine schaumige Durchmischung

Kälberkrankheiten

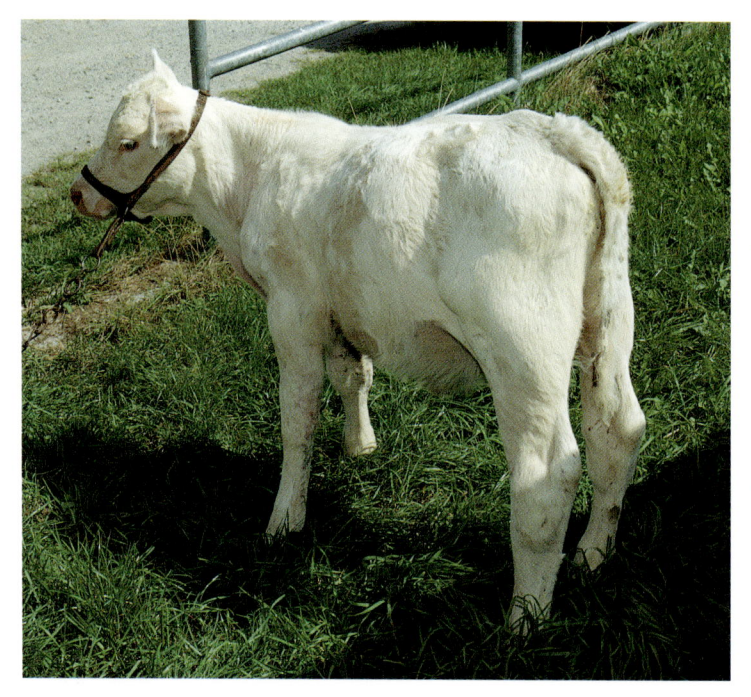

Abb. 66: Charolais-Kalb mit Pansenblähung mit schaumiger Durchmischung des Inhaltes.
Bei hochgradiger Blähung ist neben der linken Bauchwand auch die rechte Seite vorgewölbt. Mit der Sonde ist in diesen Fällen keine nennenswerte Menge Gas abzulassen, auch eine Trokarierung des Pansens sollte unterbleiben.

auslösen. Tierindividuelle Faktoren kommen meist hinzu.

Bei einzelnen Kälbern können nervale und/oder mechanische Störungen der Vormagen- und Labmagenfunktion (siehe auch Seite 98) zu einer schaumigen Durchmischung des Panseninhaltes führen. Auf weitere mögliche Ursachen soll an dieser Stelle nicht eingegangen werden, weil die jeweiligen Zusammenhänge oft nicht vollständig geklärt sind.

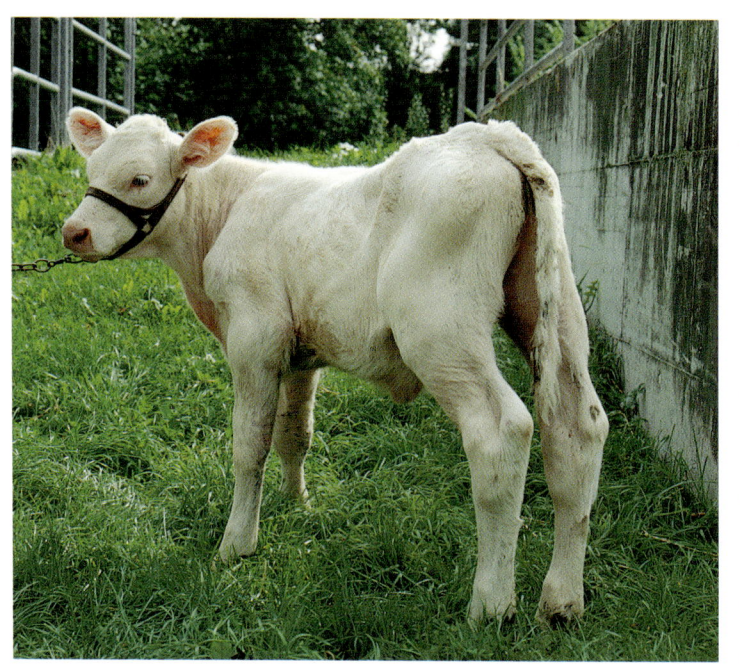

2. Krankheitserscheinungen

Sind mehrere Tiere gleichzeitig betroffen und wurde entsprechendes Futter verabreicht, so ist die Krankheitserkennung verhältnismäßig einfach. Je nach Ursache nimmt der Bauchumfang plötzlich

Abb. 67: Kalb aus Abb. 66 nach Behandlung.
Die akute schaumige Durchmischung muss mit schaumbrechenden Mitteln behandelt werden. Meist zeigt sich schon nach kurzer Zeit der Behandlungserfolg: Der Bauchumfang nimmt ab und die Tiere beginnen Gas abzurülpsen. Die Aufnahme wurde etwa $1^1/_2$ Stunden nach der Behandlung gemacht.

Organkrankheiten

(bei fütterungsbedingter Durchmischung) oder schleichend (bei mechanischer und/oder nervaler Störung) zu. Dabei ist bei hochgradiger Blähung neben der linken Bauchwand nicht selten auch die rechte Seite vorgewölbt **(Abb. 66)**. Akut kranke Tiere zeigen bisweilen Unruhe, Trippeln und angestrengte Atmung. Dadurch, dass der geblähte Pansen auf das Zwerchfell drückt, können sie auch an Atemstillstand plötzlich sterben. Mitunter wird ein Tier mit prall aufgetriebenem Bauch verendet aufgefunden. Chronisch kranke Kälber zeigen neben dem »typisch« vollen Bauch schlechten Ernährungszustand, struppiges Haarkleid und setzen meist nur wenig Kot ab.

Vom Tierarzt können im Rahmen einer gründlichen Untersuchung weitere wichtige Befunde erhoben werden. Bei schaumiger Durchmischung kann über eine Sonde keine nennenswerte Menge Gas abgelassen werden. Zudem ist die Sonde meist mit schaumigem Panseninhalt verstopft.

3. Behandlung

Die *akute schaumige Durchmischung* muss – möglichst bevor ein lebensbedrohlicher Zustand eingetreten ist – mit schaumbrechenden Mitteln behandelt werden **(Abb. 67)**. Diese müssen in ausreichender Dosierung in mehreren Litern Wasser über eine Sonde in den Pansen eingegeben werden. Da es sich bei fütterungsbedingtem Aufblähen mit schaumiger Durchmischung um eine Notfallsituation handelt, erscheint es sinnvoll, dass besonders in Betrieben, in denen solche Fälle wiederholt auftreten, entsprechende Mittel vorrätig sind. In allen anderen Fällen mit schaumiger Durchmischung des Panseninhaltes sollte insbesondere bei erfolgloser konservativer Behandlung eine operative Abklärung angestrebt werden.

Das Einsetzen eines Trokars in den Pansen sollte tunlichst unterlassen werden, weil der schaumige Inhalt in die Bauchhöhle quellen und hier eine Bauchfellentzündung nach sich ziehen kann.

4. Vorbeuge

Mit dem Verabreichen von Futtermitteln, die erfahrungsgemäß häufig zu schaumiger Durchmischung des Panseninhaltes führen, sollte man vorsichtig sein.

Rinder mit sehr vollem Bauch sollten rechtzeitig einem Tierarzt vorgestellt werden, damit dieser nach einer gründlichen Untersuchung die erforderlichen Behandlungsmaßnahmen einleiten kann.

2.3 Erkrankungen des Labmagens

An dieser Stelle soll nur auf die wichtigsten »nichtinfektiösen« Labmagenerkrankungen eingegangen werden, da viele Krankheitssymptome auch für den Landwirt erkennbar sind, was bei den »entzündungsbedingten« Erkrankungen des Labmagens nicht so leicht möglich ist.

Entgegen der weit verbreiteten Meinung kommen die verschiedenen hier aufgeführten Erkrankungen des Labmagens auch bei Kälbern vor. Dabei können Tiere aller Rassen erkranken. Am häufigsten betroffen sind Kälber in der Altersgruppe von 4–12 Wochen. Es ist aber auch möglich, dass erst wenige Tage alte Kälber infolge einer Labmagenverdrehung oder eines durchgebrochenen Labmagengeschwüres sterben.

> **Nichtinfektiöse Erkrankungen des Labmagens beim Kalb:**
> ▶ Einfache Labmagenüberdehnung (-erweiterung),
> ▶ Labmagenverlagerung nach links,
> ▶ Labmagenverlagerung nach rechts (mit oder ohne Drehung):
>   – Labmagenzerreißung (-ruptur),
> ▶ Labmagengeschwür:
>   – oberflächliches,
>   – tiefes,
>   – blutendes,
>   – perforierendes (durchgebrochenes),
> ▶ Labmagenanschoppung,
> ▶ Einklemmung des Labmagens im Nabelbruch (siehe unter Nabelbruch, Seite 130 ff.).

1. Ursachen

Gegenwärtig müssen wir davon ausgehen, dass wir nur einen Teil der Gründe kennen, die für die Erkrankungen des Labmagens verantwortlich sind. Auf Grund bestimmter Umstände, die häufig bei Kälbern mit Labmagenproblemen auffallen, werden verschiedene Faktorengruppen diskutiert. Auf zwei davon soll an dieser Stelle kurz eingegangen werden:

▶ **Stress** (z. B. durch Vermarktung, Transport, Gruppenbildung, Futterumstellung, Impfungen, Enthornung):
Nach Untersuchungen unserer Klinik erkrankt die Mehrzahl der wegen Labmagenproblemen auffallenden Kälber innerhalb von 2 Wochen nach Zukauf in Fressererzeuger-, Mast- oder Zuchtbetriebe. Dass in diesem Zeitraum oben genannte (und weitere) Stressoren in vielfältiger Weise auf die Kälber einwirken, muss sicherlich nicht näher dargestellt werden. Da sich diese

Kälberkrankheiten

Stressfaktoren von Betrieb zu Betrieb sehr unterschiedlich bemerkbar machen, verwundert es nicht, dass in manchen Betrieben wiederholt Kälber erkranken, in anderen – trotz gleicher Gruppengröße – dagegen keine der hier zu beschreibenden Probleme auftreten.

▶ **Vertränkung sehr großer Milchmengen in den ersten Lebenswochen:**
Der Tagesbedarf an Milch liegt bei neugeborenen Kälbern bei etwa 12 % der Körpermasse. Ein 50 kg schweres Kalb benötigt demnach 6 Liter am Tag. Da das Fassungsvermögen des Labmagens in dieser Altersgruppe etwa 2 Liter beträgt, ist es ideal, die gesamte Tagesmilchmenge auf 3 Mahlzeiten zu je 2 Litern aufzuteilen.

Ab wann eine Milchmenge »für den Labmagen« zu groß ist, lässt sich pauschal nicht benennen und hängt sicherlich auch vom jeweiligen Kalb ab. Tatsache ist jedoch, dass es nach der Milchkontingentierung Mitte der 80er-Jahre zu einem auffallenden Anstieg der verschiedenen Labmagenerkrankungen bei Kälbern gekommen ist. Wenn der Labmagen regelmäßig überfüllt wird, kommt es unter anderem zu einer Überdehnung seiner Wand. Die sich daraus ergebende Mangeldurchblutung kann das Entstehen und die Verschlimmerung von Geschwüren fördern. Infolge dessen kann es auch zu Funktionsstörungen dieses wichtigen Organs kommen.

2. Erkrankungsformen, Krankheitssymptome und Behandlungsmaßnahmen

Da je nach Art der Erkrankung das Erscheinungsbild, der Krankheitsverlauf und -ausgang sowie die erforderlichen Behandlungsmaßnahmen sehr unterschiedlich sind, sollen die wichtigsten **Erkrankungsformen** diesbezüglich differenziert dargestellt werden.

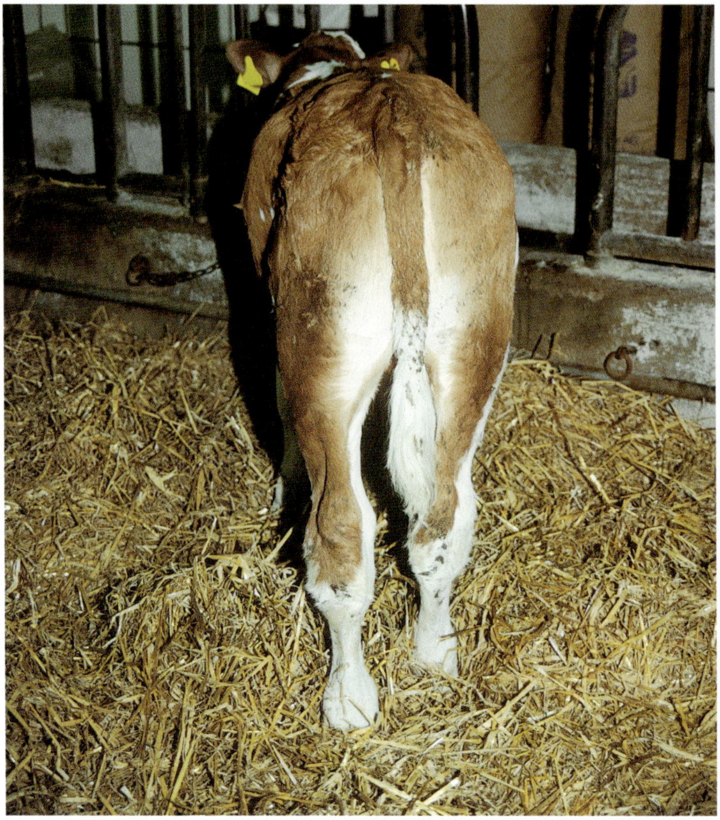

Einfache Labmagenüberdehnung (-erweiterung) – Sie kann bereits bei wenige Tage alten Kälbern auftreten, besonders bei solchen, die mit großen Milchmengen pro Mahlzeit getränkt werden. In unserer Klinik ist dies eine vergleichsweise häufige Komplikation bei Kälbern, die wegen einer Labmagenverdrehung operiert worden sind.

Kälber mit Labmagenüberdehnung müssen keine Krankheitssymptome zeigen, allenfalls trinken sie wechselhaft und ihr Bauch kann (besonders unmittelbar nach der Tränkeaufnahme) im unteren Bereich auf beiden Seiten unterschiedlich stark vorgewölbt sein. Versetzt man die Bauchwand in Schwingung, kann man beidseits mehr oder weniger

Abb. 68: Kalb mit Labmagenverlagerung nach links.
Die linke Bauchwand ist vorgewölbt, weil der verlagerte Labmagen bereits stark aufgegast ist. Dieser Zustand wird gelegentlich mit (wiederkehrendem) Aufblähen des Pansens verwechselt.

Organkrankheiten

deutliche Plätschergeräusche hören. Die Bedeutung der Labmagenüberdehnung liegt vermutlich darin, dass sie anderen Labmagenproblemen (Geschwüren, Verlagerung) vorausgeht.

Als »Therapiemaßnahme« reicht es in vielen Fällen aus, die Tränkemenge auf die gewichtsabhängigen Bedürfnisse des Kalbes abzustimmen. Je älter die Kälber sind und insbesondere je besser sie bereits fressen, desto eher sollte eine rasche Entwöhnung von der Milchtränke angestrebt werden.

Labmagenverlagerung nach links –
Dazu kommt es, wenn sich der normalerweise rechts unten im Bauchraum befindliche Labmagen nach links zwischen Pansen und linke Bauchwand verlagert. Dies kann schon bei wenige Wochen alten Kälber passieren. Voraussetzung ist u. a. eine vermehrte Gasansammlung im Labmagen (Gärgase, schlaffe Wand, herabgesetzte Motorik).
Der Krankheitsverlauf ist oft schleichend über Tage oder gar Wochen. Die Kälber zeigen meist wechselnden Appetit. Bei starker Aufgasung des Labmagens kann die linke Bauchwand vorgewölbt sein **(Abb. 68).**
Dies wird gelegentlich mit (wiederkehrendem) Aufblähen des Pansens verwechselt. Beides kann jedoch leicht unterschieden werden, denn bei der Labmagenverlagerung ist im Gegensatz zu dieser Form der Pansenblähung mit einer Maulsonde keine nennenswerte Menge Gas abzulassen. Der Tierarzt kann mit einer einfachen Untersuchung weitere, vergleichsweise sichere Hinweise auf eine linksseitige Labmagenverlagerung feststellen.
Der nach links verlagerte Labmagen kann sich im Einzelfall spontan zurückverlagern. Decken die Kälber einen Teil ihres Nährstoffbedarfes bereits aus Wiederkäuernahrung, so lässt sich durch Wälzen des Kalbes (durch den Tierarzt!) und anschließendes Absetzen von der Milchtränke eine Operation häufig vermeiden. Gelingt die Wälzbehandlung nicht oder verlagert sich der Labmagen trotz der »Frühent-

Abb. 69:   Kalb mit Labmagenverlagerung nach rechts.
Die rechtsseitige Vorwölbung der Bauchwand wird vom stark aufgegasten und verdrehten Labmagen verursacht. Bei diesem Kalb ist auch die linke Bauchseite vorgewölbt, weil sich auch im Pansen Gas angesammelt hat.

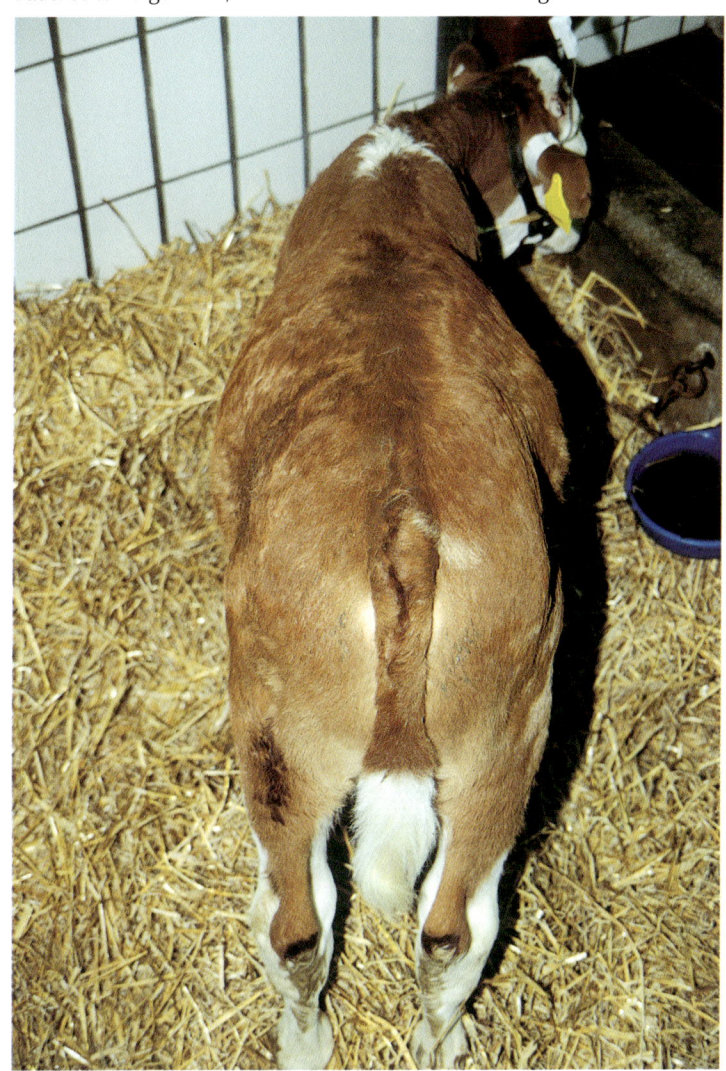

Kälberkrankheiten

wöhnung« wieder, so sollte das Kalb operiert und der Labmagen dabei festgenäht werden.

Labmagenverlagerung nach rechts (mit oder ohne Drehung) – Diese Form der Labmagenverlagerung ist schon bei wenige Tage alten Kälbern möglich. Sie verläuft meist wesentlich spektakulärer, weil sich der Labmagen bei einer Verlagerung nach rechts um eine Achse Blättermagen-Übergang Labmagen/Dünndarm dreht. Dadurch ist in vielen Fällen der Abfluss von Labmageninhalt in die Därme vollständig unterbunden, so dass sich rasch große Mengen Gas und Flüssigkeit im Labmagen ansammeln. Weil zudem auch die Durchblutung der überdehnten Labmagenwand in dieser Situation nicht mehr gewährleistet ist, stirbt das Organ bei länger bestehender Verdrehung ab. Je nach Grad der Aufgasung und Drehung können Kälber binnen Stunden bis weniger Tage sterben. In einzelnen Fällen kann die geschädigte Wand sogar platzen (= **Labmagenzerreißung, -ruptur**). Folgende Krankheitserscheinungen können unter anderem beobachtet werden **(Abb. 69)**:
▶ Plötzlich einsetzende Tränke- und Futterverweigerung,
▶ rasche Zunahme des Bauchumfangs, wobei zunächst die rechte Bauchwand vorgewölbt ist,
▶ zum Teil heftige Kolik,
▶ rasche Verschlechterung des Allgemeinbefindens,
▶ unterschiedlich starke Austrocknung (Augen sinken ein),
▶ verschiedene Veränderungen der Kotbeschaffenheit, bis hin zu fehlendem Kotabsatz.

Kälber, bei denen es im Krankheitsverlauf zur Zerreißung der Labmagenwand **(Labmagenruptur)** kommt, verfallen binnen kürzester Zeit. Sie kommen rasch zum Festliegen, stöhnen oft laut, und die beidseits vorgewölbte Bauchwand ist stark gespannt. Der Tierarzt sollte bei Verdacht auf rechtsseitige Labmagenverlagerung rasch zugezogen werden. Er kann bei der Untersuchung des kranken Kalbes weitere Befunde erheben, die eine Diagnose ermöglichen, und muss umgehend Behandlungsmaßnahmen einleiten.

Bei der Behandlung der rechtsseitigen Labmagenverlagerung ist wegen der meist bestehenden Drehung eine Operation in der Regel unumgänglich. Im Einzelfall muss der Tierarzt entscheiden. Eine Punktion durch die Bauchwand (wie sie von manchen Kollegen empfohlen und von vielen Landwirten selbst durchgeführt wird) sollte nur im absoluten Notfall erfolgen. Einerseits kann es dabei zur Labmagenruptur kommen, zum anderen kann durch Anstechen von Därmen eine Bauchfellentzündung heraufbeschworen werden. Bei rechtzeitiger Operation bestehen grundsätzlich gute Heilungschancen. Ist die Wand des Labmagens jedoch bereits großflächig geschädigt oder gar schon eine Ruptur eingetreten, dann ist das betreffende Kalb nicht mehr zu retten **(Abb. 70)**.

Labmagengeschwüre –
▶ Je nach Alter haben bis zu 90 % der Kälber oberflächliche Veränderungen der Labmagenschleimhaut. Diese verheilen meist wieder, ohne dass erkennbare Erscheinungen auftreten.
▶ Dehnen sich diese Veränderungen jedoch in tiefere Wand-

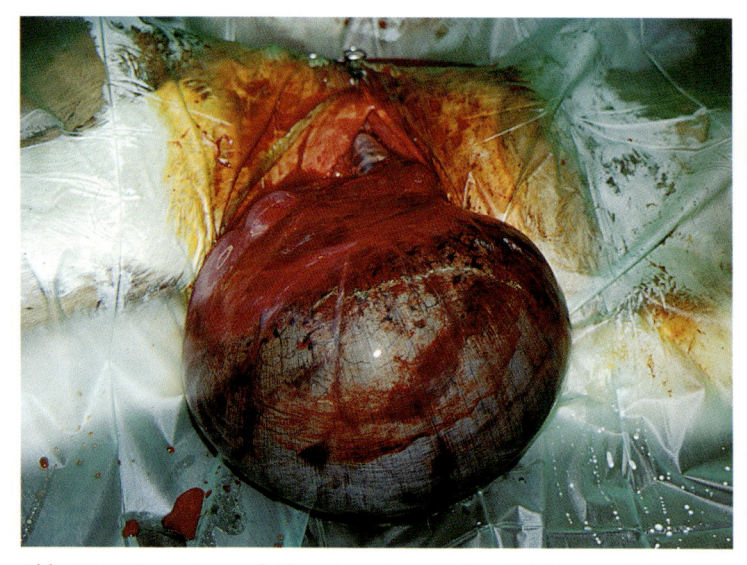

Abb. 70: Operationsaufnahme von einem Kalb mit Labmagendrehung. Der stark überdehnte Labmagen ist schon zurückgedreht. Das Kalb musste trotzdem eingeschläfert werden, weil große Bereiche der Labmagenwand bereits abgestorben waren. In manchen Fällen kann eine derart geschädigte Labmagenwand zerreißen.

Organkrankheiten

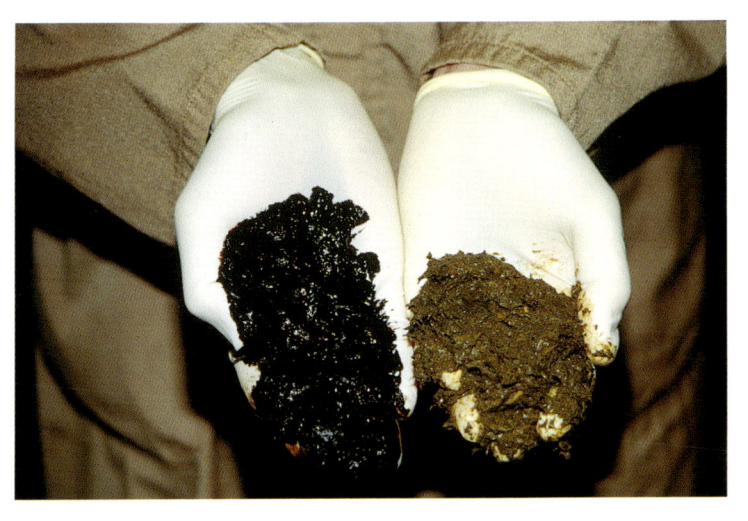

Abb. 71: **Typischer Kot bei einem Kalb mit blutendem Labmagengeschwür.**
Der Kot ist teerartig schwarz, schmierig und stinkend (= verdautes Blut; Meläna). Zum Vergleich der olivfarbene Kot eines gleichaltrigen Tieres.

Abb. 72: **Kalb mit durchgebrochenem Labmagengeschwür.**
Betroffene Kälber zeigen mehrheitlich eine auffällige Körperhaltung (u. a. aufgekrümmter Rücken, gesenkter Kopf) und ein gedämpftes Verhalten. Ihr Bauch ist vergleichsweise voll und die Bauchdecke gespannt.

schichten aus, so sprechen wir von **Geschwüren**, die zu verschiedenen Komplikationen (siehe auch Labmagenanschoppung) führen können, von außen jedoch ebenfalls meist nicht zu erkennen sind.
▶ Werden größere Blutgefäße in der Labmagenwand angegriffen, kann das Kalb schlimmstenfalls in den Labmagen hinein verbluten **(= blutende Geschwüre)**. Solche Kälber verfallen zusehends, ihr Kot ist teerartig schwarz, schmierig und stinkend (= verdautes Blut!, **Abb. 71**). Die Schleimhäute sind auffallend blass und die Augengefäße schlecht oder gar nicht mehr zu sehen.
Bei blutenden Labmagengeschwüren ist eine Bluttransfusion (Abb. 97) oft die einzig lebensrettende Maßnahme. Diese auch im Stall durchführbare Behandlung beeinflusst den Krankheitsverlauf häufig in erstaunlich günstiger Weise.
▶ Frisst sich »das Geschwür« (die Salzsäure des Magensaftes) durch alle Schichten der Labmagenwand, so kann der Mageninhalt in verschiedene Bereiche der Bauchhöhle austreten **(= durchgebrochenes Geschwür)**. Die Kälber sterben rasch (bei Durchbruch in die freie Bauchhöhle – dies ist selten der Fall!) oder nach einem Zeitraum von mehreren Tagen (bei Durchbruch in den Netzbeutel – das ist viel häufiger der Fall).
Da zudem oft gleichzeitig eine Verlagerung des Labmagens (meist nach links) besteht, können die Krankheitserscheinungen unterschiedlich sein. Mehrheitlich sind jedoch nachfolgende Symptome zu beobachten **(Abb. 72)**: auffällige Körperhaltung (aufgekrümmter Rücken, gesenkter Kopf, hängende Ohren), gedämpftes Verhalten (oft wird das Flotzmaul ins Tränkebecken gedrückt, ohne dass die Kälber trinken; Flotz-

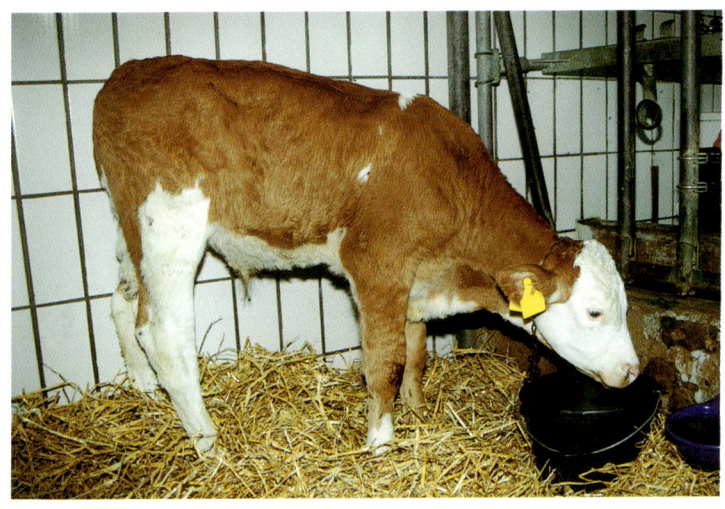

Kälberkrankheiten

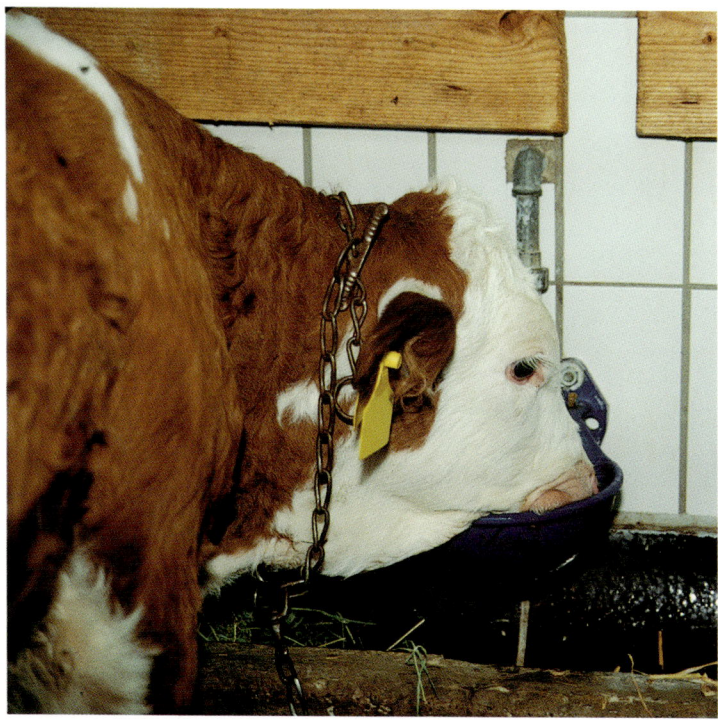

Abb. 73: Kalb mit durchgebrochenem Labmagengeschwür.
Rinder mit durchgebrochenem Labmagengeschwür drücken oft mit dem Flotzmaul in das Tränkebecken oder in den Wassereimer, ohne dabei zu trinken. Der Kehlgang und die Flotzmaulgegend sind dann auffällig nass. Dieses Verhalten zeigen (unabhängig von der Grundkrankheit) viele Rinder mit fortgeschrittener Bauchfellentzündung.

maul und Kehlgang sind dann auffällig nass; **Abb. 73),** voller Bauch (meist beidseits vermehrt gefüllt) und gespannte Bauchdecken, nur wenig oder kein Kotabsatz.
Die meisten Kälber mit durchgebrochenem Labmagengeschwür, die in unsere Klinik eingeliefert wurden, zeigten einen »schleichenden« Krankheitsverlauf. Viele wurden bereits über eine Woche zuvor erstmals behandelt. Bei genauer Untersuchung könnten das schwere Leiden solcher Kälber in vielen Fällen abgekürzt und sinnlose Behandlungskosten eingespart werden. In allen unklaren Fällen und bei Verdacht auf ein durchgebrochenes Geschwür sollte deshalb mit der Operation nicht gezögert werden. Gegenwärtig müssen Kälber mit Labmagendurchbruch in der Operation eingeschläfert werden.

Labmagenanschoppung – Zu dieser Komplikation kommt es bisweilen infolge von Labmagengeschwüren oder nach zu spät erfolgter Operation bei Labmagenverdrehung. Befinden sich Geschwüre im Bereich des Labmagenausgangs, so kann es durch Narbengewebe zu einer vollständigen Abflussstörung kommen (mechanische Stenose = Verengung). Wenn es durch Geschwüre oder durch zu lange bestehende Verdrehung des Labmagens zu einer dauerhaften Schädigung wichtiger nervaler Einrichtungen kommt, so kann die Labmagenentleerung ebenfalls gestört oder verhindert sein (funktionelle Stenose = Abflussstörung).
Die betreffenden Kälber sind meist länger krank und haben lange struppige Haare. Während sie selbst stark abmagern, nimmt ihr Bauchumfang stets zu. Dabei ist die linke Seite insgesamt, die rechte vor allem in der unteren Hälfte vorgewölbt. Dies liegt daran, dass Labmageninhalt in den Pansen läuft und es hier zudem zu einer schaumigen Durchmischung des Inhalts kommt, weil oft auch die Pansenfunktion gestört ist. Gas kann deshalb meist nicht abgelassen oder abgesaugt werden.
Diese Kälber setzen nur noch wenig oder keinen Kot mehr ab. Nicht selten erreichen sie erst nach Wochen oder Monaten das Finalstadium. Wenn der Zustand des Tieres nicht ohnehin eine Tötung erforderlich macht, sollte auch in einem solchen Fall eine Abklärung durch Operation angestrebt werden.

3. Vorbeuge

Da mehrere (zum Teil noch nicht bekannte) Faktoren eine Rolle spielen, werden sich einzelne Erkrankungsfälle nicht verhindern lassen. Umso wichtiger ist im Einzelfall die rasche Erkennung sowie die Durchführung angemessener Behandlungsmaßnahmen. In Betrieben, in

Organkrankheiten

denen mehrfach oder gar gehäuft Labmagenerkrankungen aufgetreten sind, sollten nachfolgende **Empfehlungen** berücksichtigt werden.
▶ Vermeiden von Stress jeder Art (z. B. durch Vermarktung, Transport, Gruppenbildung, Umstallung, Futterumstellung, Impfungen, Enthornung). Unvermeidliche Stressoren sollten zumindest nicht gleichzeitig auf die Kälber einwirken. Fressererzeuger und Mäster könnten ihren neu einzustallenden Kälbern viel Stress ersparen, wenn sie die Tiere von Zuchtbetrieben der Region beziehen und sie von dort beispielsweise selbst abholen würden.
▶ Vermeiden von Fütterungsfehlern. Besonders die Tränkemenge pro Mahlzeit sollte den Bedürfnissen der Kälber gerecht werden. Die Tränkung am Automaten (nach Ablauf der 2. Lebenswoche) kommt den Ansprüchen der Kälber sicherlich entgegen. Es muss jedoch darauf geachtet werden, dass die Gruppenzusammensetzung nicht zu unausgeglichen ist. Es sollte zumindest in eine »**Babygruppe**« (Kälber im Alter von über 2 bis ca. 5–6 Wochen) und in eine »**Kindergruppe**« (ältere Kälber bis zur Entwöhnung) unterteilt werden.
▶ Frühzeitiges Anbieten von Wasser, Heu und Kälberkorn (spätestens ab der 2. Lebenswoche) fördert die Vormagenentwicklung der Kälber. Dadurch können schon wenige Wochen alte Kälber einen Teil ihres Nährstoffbedarfes aus der Vormagenverdauung decken. Der Übergang vom Milchkalb zum Wiederkäuer verläuft dadurch problemloser und zudem wird der Labmagen weniger belastet.

2.4 Darmverschluss

Bei Kälbern können sehr unterschiedliche **Darmverschluss-Zustände** auftreten. Derartige Erkrankungen sind sicherlich häufiger als allgemein angenommen wird, da Darmverschlüsse bei Kälbern in vielen Fällen nicht erkannt werden. Die Heilungsaussichten sind – insbesondere bei verschleppten Krankheitszuständen – besonders bei jungen Kälbern tendenziell schlechter als bei älteren Rindern.

Wichtige Darmverschluss-Zustände beim Kalb:
▶ Darmverkrampfung oder Darmaufgasung,
▶ Darmdrehung
 – Darmscheibendrehung,
 – Darmverschlingung,
 – Blinddarmerweiterung mit/ohne Drehung,
▶ Darmeinschiebung,
▶ Darmanschoppung (= Darmverstopfung),
▶ »Darmverschluss« infolge von Verklebungen oder Verwachsungen (als Komplikation anderer Bauchprobleme),
▶ angeborene Verschlusszustände (siehe Seite 135)
 – Verschluss des Enddarmes,
 – unvollständige Darmanlage,
▶ Darmeinklemmung im Nabelbruch (siehe Seite 131).

1. Ursachen

Die unmittelbaren Gründe für angeborene Verschlusszustände (z. B. kein Anus angelegt, blind endender Darm) sind offensichtlich, ob es sich dabei jedoch um erblich bedingte Missbildungen handelt oder ob sie anderweitig verursacht werden, bedarf in den nächsten Jahren einer genaueren Abklärung.
Auch bei Verschluss infolge Einklemmung in einem Nabelbruch

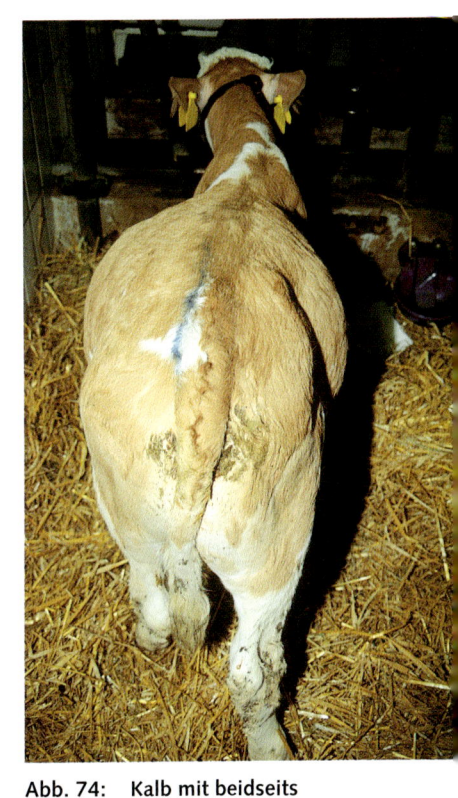

Abb. 74: Kalb mit beidseits vermehrt gefülltem Bauch.
Grund für die vermehrte Füllung des Bauches ist eine Aufgasung der Därme, des Labmagens und des Pansens.

oder durch Verklebungen bzw. Verwachsungen sind die Zusammenhänge leicht zu verstehen.
Für die verbleibenden Formen, die vergleichsweise häufiger auftreten, sind die Ursachen hingegen größtenteils noch nicht bekannt. Diskutiert werden u. a. Fehlgärungen mit abnormer Gasbildung **(Abb. 74)** sowie unterschiedliche Aktivität einzelner Darmabschnitte. Beides kann nach eigener Auffassung zur Entstehung von Verkrampfungen und Aufgasungen sowie im weiteren Verlauf zu

Kälberkrankheiten

Drehungen, Einschiebungen oder Anschoppungen (= Verstopfung) unterschiedlicher Darmabschnitte beitragen.

In manchen »Ersatztränken« befinden sich quellende Inhaltsstoffe, die unter ungünstigen Umständen zu einer Darmanschoppung mit tödlichem Ausgang führen können, insbesondere bei gleichzeitiger Verabreichung von Medikamenten, welche die Darmmotorik hemmen (siehe Seite 36).

2. Erkrankungsformen und Krankheitserscheinungen

Auch wenn es für den Nichtmediziner schwierig sein wird, die verschiedenen Darmverschlussformen zu unterscheiden, sollen die jeweiligen Krankheitserscheinungen und der Krankheitsverlauf differenziert dargestellt werden. Der Tierarzt, der in allen Fällen rasch zugezogen werden sollte, kann im Einzelfall durch eine gründliche Untersuchung weitere Befunde erheben, die eine genauere Diagnosestellung ermöglichen.

Darmverkrampfung oder Darmaufgasung – Derartige Zustände sind sicherlich häufig, sie sind jedoch schwer zu beweisen. Am ehesten noch dadurch, dass – falls solche Kälber operiert werden – unterschiedlichst gefüllte Darmabschnitte mit sehr wechselnder Aktivität auffallen. Solche Kälber zeigen meist unvermittelt Kolikerscheinungen und verweigern die Futteraufnahme. Nach kurzer Zeit (z. T. auch ohne Behandlung) können sie wieder völlig normal erscheinen. Inwieweit solche Zustände am Zustandekommen der nachfolgend zu beschreibenden Formen beteiligt sind, ist unklar.

Darmdrehung – Wenn die gesamten Därme **(Darmscheibendrehung)**

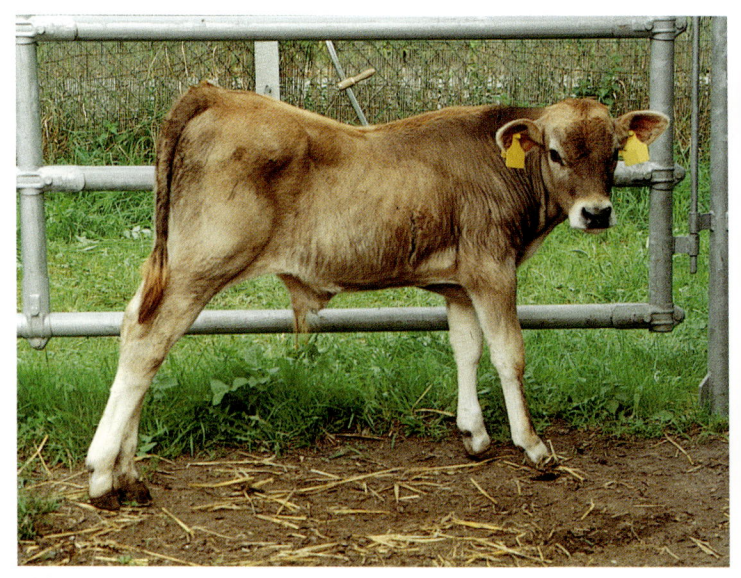

Abb. 75: Braunvieh-Kalb mit Darmeinschiebung.
Kälber mit Darmeinschiebung oder Darmanschoppung zeigen häufig eine ausgeprägt sägebockartige Körperhaltung.

oder Teile des Dünndarms **(Darmverschlingung)** verdreht sind, können zu Krankheitsbeginn neben plötzlicher Tränke- und Futterverweigerung immer z. T. heftige Kolikerscheinungen (Auf- und Niedergehen, Schlagen mit den Beinen) beobachtet werden. Mit zunehmender Krankheitsdauer verschlechtert sich rasch das Allgemeinbefinden, der Bauch wird voller und der Kotabsatz kommt zum Erliegen. Bisweilen binnen Stunden, spätestens nach wenigen Tagen, sterben die Tiere.

Bei **Aufgasungen** und **Drehungen des Blinddarms** treten die schmerzbedingten Kolikerscheinungen z. T. erst mit Verzögerung am 2. oder 3. Krankheitstag auf (vermutlich, weil der Drehung eine Phase unterschiedlich starker Aufgasung vorausgeht). Beeinträchtigung der Futteraufnahme, Störung des Allgemeinbefindens, verminderter oder fehlender Kotabsatz sowie vermehrt gefüllter Bauch sind weitere Krankheitssymptome.

Darmeinschiebung oder Darmanschoppung – Beide verlaufen mehrheitlich unter weniger spektakulären Erscheinungen, z. T. schleichend über mehrere Tage. Beobachtet werden wechselhafte bzw. fehlende Tränke- und Futteraufnahme, im Vergleich zu Darmdrehungen geringgradigere Kolikerscheinungen (Trippeln, Liegen mit zur Seite gelegtem Kopf und weggestreckten Beinen), sägebockartiges Stehen **(Abb. 75)**, zusammengekauertes Liegen. Es wird nur noch wenig oder kein Kot mehr abgesetzt, oder es befindet sich nur pappig-blutiger Kot oder ein Schleimpfropf im Enddarm.

Organkrankheiten

Bei einer *Darmanschoppung* ist der Kot oft trocken und geformt, mit viel zähem Schleim dazwischen. Bei Kälbern mit Darmanschoppung infolge quellender Inhaltsstoffe in Ersatztränken ist der Bauch oft mehr oder weniger stark aufgetrieben und gespannt.

Darmeinschiebungen bei jungen Kälbern entstehen nicht selten während oder nach Durchfallerkrankungen. Sie werden oft nicht erkannt, weil die Verschlechterung des Befindens irrtümlicherweise als Durchfallfolge eingeschätzt wird. Deshalb sollte bei erneuter Verschlechterung des Befindens nach vorübergehender Besserung immer an diese Komplikation gedacht und der Kotabsatz solcher Kälber kontrolliert werden.

Verklebung oder Verwachsung von Eingeweideteilen – Darmverschlüsse infolge von Verklebungen oder Verwachsungen im Bauchraum können als Komplikation verschiedener Probleme eintreten. Daran muss besonders gedacht werden, wenn Kälber über längere Zeiträume wiederholt mit einer Symptomatik auffallen, die der der Darmeinschiebung oder -anschoppung nahe kommt.

Auf **angeborene Verschlusszustände** und **Einklemmung** von Därmen im Nabelbruch wird auf den Seiten 135 und 131 eingegangen.

3. Behandlung

Da bei frühzeitiger Erkennung meist Kolikerscheinungen unterschiedlicher Ausprägung vorhanden sind, steht die Behandlung mit krampflösenden und/oder schmerzlindernden Medikamenten im Vordergrund. Falls innerhalb von 1 bis spätestens 2 Stunden keine oder nur eine vorübergehende Besserung eintritt, muss das Kalb operiert werden.

> Je früher ein Tierarzt zugezogen wird, desto besser sind – eine gründliche Untersuchung des Kalbes durch diesen vorausgesetzt – die Heilungsaussichten. Nach eigenen Erfahrungen sind Darmdrehungen und -einschiebungen nur operativ zu beheben. Dabei können wenige Stunden (!) über den Operationserfolg oder -misserfolg entscheiden.

4. Vorbeuge

Da die genauen Ursachen nicht bekannt sind, können Vorbeugeempfehlungen nicht gegeben werden. Vermieden werden sollten plötzliche Futterumstellungen und Fütterungsfehler anderer Art.
Weiterhin sollten Behandlungsmaßnahmen mit »darmberuhigenden Medikamenten« nur in erforderlichen Fällen (bei Durchfall ist dies fast nie notwendig!) durchgeführt werden. Zu möglichen Problemen in Zusammenhang mit der Anwendung von »Ersatztränken« mit quellenden Inhaltsstoffen siehe Seite 36.

2.5 Harnröhrenverschluss

Das Leiden kann bei männlichen Rindern aller Altersgruppen auftreten. Am häufigsten sind jedoch Tiere im Alter von 2–6 Monaten betroffen. Kastrierte Rinder neigen wegen der meist geringeren Weite der Harnröhre vermehrt zu **Harnröhrenverschluss**.

1. Ursachen

Fälschlicherweise wird der Harnröhrenverschluss häufig mit *Harnsteinkrankheit* gleichgesetzt. Tatsächlich gibt es jedoch mehrere Ursachen, die zu einem Verschluss der Harnröhre von innen (Obstruktion) oder von außen (Kompression) führen können.

Verschluss der Harnröhre von innen (Harnröhrenobstruktion) – Auf Grund der besonderen anatomischen Verhältnisse beim Rind liegt die Verschlussstelle fast ausschließlich im Bereich der S-förmigen Krümmung des Penis (im Zwischenschenkelspalt zwischen Anus und Hodensack). Häufigste Verschlussursache sind *Harnsteine*, die, wenn sie eine bestimmte Größe erreicht haben, in der Engstelle der S-förmigen Krümmung stecken bleiben.

Daneben können aber auch Fibrin- und Eitermassen zu einer Verstopfung der Harnröhre an dieser Stelle führen. Solche Entzündungsprodukte entstehen bei eitrigen Harnwegsinfektionen wie Blasen- oder Nierenbeckenentzündung. Diese sind beim Kalb nicht selten die Folge von nicht erkannten oder nicht vorschriftsmäßig behandelten Entzündungen des Nabels – hier insbesondere der Entzündung des embryonalen Harnganges (Urachus; siehe Seite 75).

Da die Heilungsaussichten je nach Ursache des Harnröhrenverschlusses sehr unterschiedlich sind (günstig bei Verlegung durch Harnsteine, ungünstig bis aussichtslos bei Verschluss durch Fibrin- und Eiterpfropf), ist es für Tierarzt und Landwirt im Einzelfall wichtig, diesbezüglich eine Abklärung anzustreben. Dabei können nachfolgende Hinweise hilfreich sein:
▶ Ist das betreffende Tier *akut erkrankt* (guter Ernährungszustand, glänzendes Haarkleid), so ist ein Verschluss der Harnröhre durch Harnsteine wahrscheinlich.
▶ Erscheint das Rind dagegen *chronisch krank* (schlechter Ernährungszustand, struppiges Haarkleid) und war es gegebe-

Kälberkrankheiten

nenfalls schon früher krank (hatte es vielleicht sogar eine Nabelentzündung), so ist die Verlegung durch einen Fibrin- oder Eiterpfropf wahrscheinlicher.

Natürlich kann es auch bei **weiblichen Rindern** zur Entstehung von Harnsteinen oder Fibrin- und Eiterzusammenballungen kommen. Da die Harnröhre bei ihnen jedoch viel kürzer und dehnbarer ist und keine dem männlichen Rind vergleichbare Engstellen aufweist, kommt es bei ihnen praktisch nie zum Verschluss der Harnröhre.

Verschluss der Harnröhre von außen (Kompression) – Vergleichsweise selten kommt es zu einer Einengung (Kompression) der Harnröhre durch einen Bluterguss im Penis (Penishämatom). Dieser kann entstehen, wenn ein Boxengenosse oder ein Nachbartier auf den Penis eines liegenden Tieres tritt. Der vom Schwellkörper ausgehende Bluterguss drückt dann die Harnröhre zusammen. Auch diese Tiere besitzen grundsätzlich gute Heilungsaussichten.

Neben den genannten Ursachen können weitere Gründe (z. B. angeborene Missbildungen im Bereich des Harnapparates; Schwellungen verschiedener Art im Nabelbereich; Verletzung im Bereich des Rückenmarks, Bauchfellentzündung, Verwachsungen der Blase) eine teilweise oder vollständige Behinderung des Harnabsatzes verursachen, so dass bei diesbezüglicher Problematik eine gründliche Untersuchung des Tieres durch einen Tierarzt erforderlich ist.

2. Krankheitserscheinungen

Zu Beginn der Erkrankung stehen Futterverweigerung sowie eine auffällige Körperhaltung (sägebockartiges Stehen, abgehaltener Schwanz, Liegen mit weggestreckten Beinen)

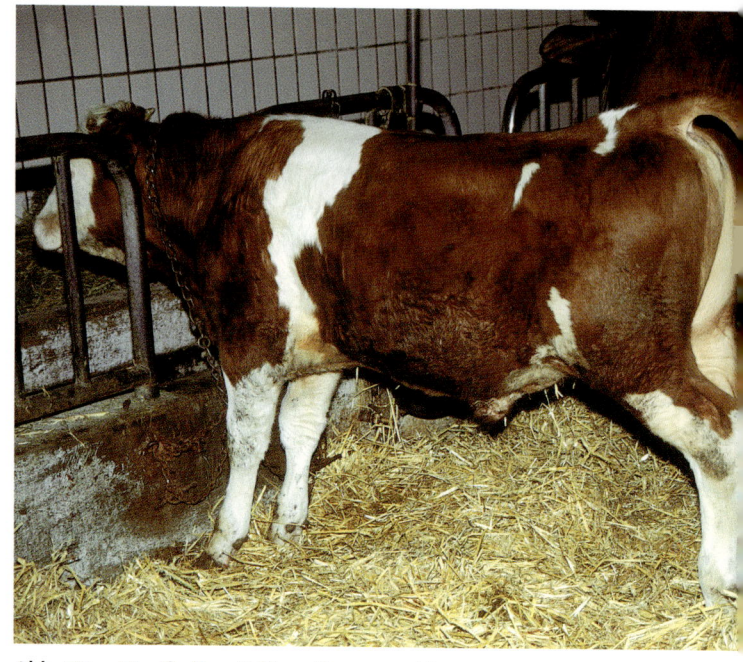

Abb. 76:   Mastbulle mit Harnröhrenverschluss.
Sägebockartige Körperhaltung, abgehaltener Schwanz, Trippeln bzw. Schlagen mit den Hinterbeinen sind einige, bei Tieren mit Harnröhrenverschluss häufig zu beobachtende Krankheitserscheinungen.

und Kolikerscheinungen (Trippeln, Schlagen mit den Beinen, Auf- und Niedergehen, Wedeln mit dem Schwanz, »Pressen auf Kot«) im Vordergrund **(Abb. 76)**. Beim vergeblichen Versuch des Tieres, Harn abzusetzen, kann der sorgfältige Beobachter im Bereich unmittelbar unterhalb des Anus ein rhythmisches Pulsieren der Harnröhre feststellen.

Die *Pinselhaare* sind trocken (bei Rindern, die regelmäßig Harn absetzen, sind sie stets feucht!), und bei manchen Erkrankten haftet den Pinselhaaren Harngrieß – das sind kleine perlschnurartig aufgereihte Kristalle – an. Letzteres bedeutet jedoch nur, dass beim betreffenden Tier Harnsteine gebildet werden.

Bei der Harnröhrenkompression durch einen Bluterguss im Penisschwellkörper ist dieser als sehr derbe, spindelförmige Auftreibung des Penis im Bereich zwischen Hodensack und Penisspitze zu tasten.

Im weiteren Krankheitsverlauf können unterschiedliche Erscheinungen hinzutreten, die aus verschiedenen Komplikationen resultieren. Auf Grund des Harnrückstaus in die Nieren kommt es mit zunehmender Krankheitsdauer sowohl zu direkter Schädigung der Nieren als auch zu verschiedenen Allgemeinstörungen. Die Tiere werden zusehends

Organkrankheiten

matter, kommen zum Festliegen und sterben schließlich.
Auf zwei weitere mögliche Komplikationen, die das Krankheitsbild von Rindern mit Harnröhrenverschluss wesentlich prägen können, wird gesondert etwas genauer eingegangen (siehe Harnödem, Seite 103 und Uroperitoneum, Seite 105).

3. Behandlung

Nur in frühem Erkrankungsstadium kann in Ausnahmefällen (vor allem bei nicht vollständigem Verschluss der Harnröhre) durch eine medikamentöse Behandlung zumindest vorübergehend der Harnabfluss wieder gesichert werden. In allen anderen Fällen ist das Anlegen einer Harnröhrenöffnung (-fistel) im Bereich zwischen Anus und Hodensack erforderlich. Derart operierte Tiere setzen dann dauerhaft über die angelegte *Fistel* Harn ab und können in vielen Fällen ausgemästet werden. Zur Zucht ist ein solcher Bulle dagegen nicht mehr tauglich.
Die Operation ist nur bei akutem Harnröhrenverschluss durch Harnsteine oder infolge eines Blutergusses im Penis sinnvoll. Tiere, die auf Grund chronischer Harnblasen- und/oder Nierenentzündung einen Verschluss der Harnröhre durch Fibrin- oder Eiterpfropf erleiden, sollten dagegen eingeschläfert werden, weil schon wegen der Primärkrankheit schlechte bis aussichtslose Heilungschancen bestehen.
Grundsätzlich sind die Behandlungsaussichten umso besser, je früher der Harnröhrenverschluss erkannt und das Tier operiert wird. Bereits abgeschlagene oder gar festliegende Tiere sollten nicht mehr operiert, sondern eingeschläfert werden, weil bei ihnen häufig bereits irreversible Nierenschädigungen eingetreten sind.

Die anschließend zu beschreibenden möglichen Komplikationen eines Harnröhrenverschlusses (Austreten von Harn in die Bauchhöhle oder in die Unterhaut) verhindern einen Behandlungserfolg hingegen nicht von vornherein (siehe unten und die folgenden Seiten)!

4. Vorbeuge

Die **Harnsteinbildung** ist von sehr verschiedenen Faktoren (unter anderem Anteil bestimmter Mineralstoffe und anderer Substanzen in der Ration und im Harn; pH-Wert des Harns; abgesetzte Harnmenge) abhängig. Des Weiteren können – wie beschrieben – auch insbesondere vom Nabel aufsteigende Blasen- und Nierenentzündungen im weiteren Verlauf zu einem Harnröhrenverschluss führen. Demzufolge sollten in verschiedenen Bereichen Vorbeugemaßnahmen ergriffen werden.

▶ Bei gehäuftem Auftreten von Harnsteinen (viele Tiere in der Gruppe mit Harngrieß an den Pinselhaaren) sollte auf Folgendes geachtet werden:
– Verabreichung einer *bedarfsgerechten Futterration*, in der insbesondere ein ausgeglichenes Mineralstoffverhältnis vorliegt.
– Auf eine funktionierende *Trinkwasserversorgung* muss geachtet werden (so sollte verhindert werden, dass das Wasser im Winter einfriert; gegebenenfalls das Trinkwasser leicht anwärmen, dadurch ist in kalten Zeiten die Wasseraufnahme eher zu gewährleisten).
– Die *Wasseraufnahme* sollte insgesamt stimuliert werden. Dies kann durch Anbieten von Salzlecksteinen geschehen oder durch Einmischen von Kochsalz in das Kraftfutter. Je mehr Wasser die Tiere trinken, desto mehr Harn wird produziert. Dadurch kristallisieren weniger Stoffe im Harn zu Harnsteinen aus, und bereits gebildete Harnsteine werden durch Erhöhung des Harnflusses ausgeschieden, bevor sie eine Größe erreichen, die zu einem Verstopfen der Harnröhre führt.

▶ Um der Entstehung aufsteigender Harnblasen- und Nierenentzündungen entgegenzuwirken, sollte Nabelentzündungen vorgebeugt werden. Des Weiteren sollten Kälber (insbesondere auch zugekaufte!) auf Nabelentzündungen kontrolliert und gegebenenfalls medikamentös oder operativ behandelt werden (siehe hierzu Seite 75 ff.).

▶ Bei wiederholtem Auftreten von Penisverletzungen sollte die Aufstallung der Tiere überprüft werden, insbesondere muss eine ausreichende Stallfläche je Tier zur Verfügung stehen.

2.6 Mögliche Komplikationen des Harnröhrenverschlusses

Auf zwei der möglichen Komplikationen eines Harnröhrenverschlusses soll an dieser Stelle ausführlicher eingegangen werden, weil sie das Krankheitsbild im weiteren Verlauf mitunter entscheidend prägen.

Ansammlung von Harn im Unterhautgewebe (Harnödem) – Auf Grund des hohen Druckes des gestauten Harns kann es im Bereich der Verschlussstelle zum Absterben des Gewebes der Harnröhrenwand kommen. Der Harn sickert dann zunächst durch die geschädigte Harnröhrenwand in das Unterhaut-

Kälberkrankheiten

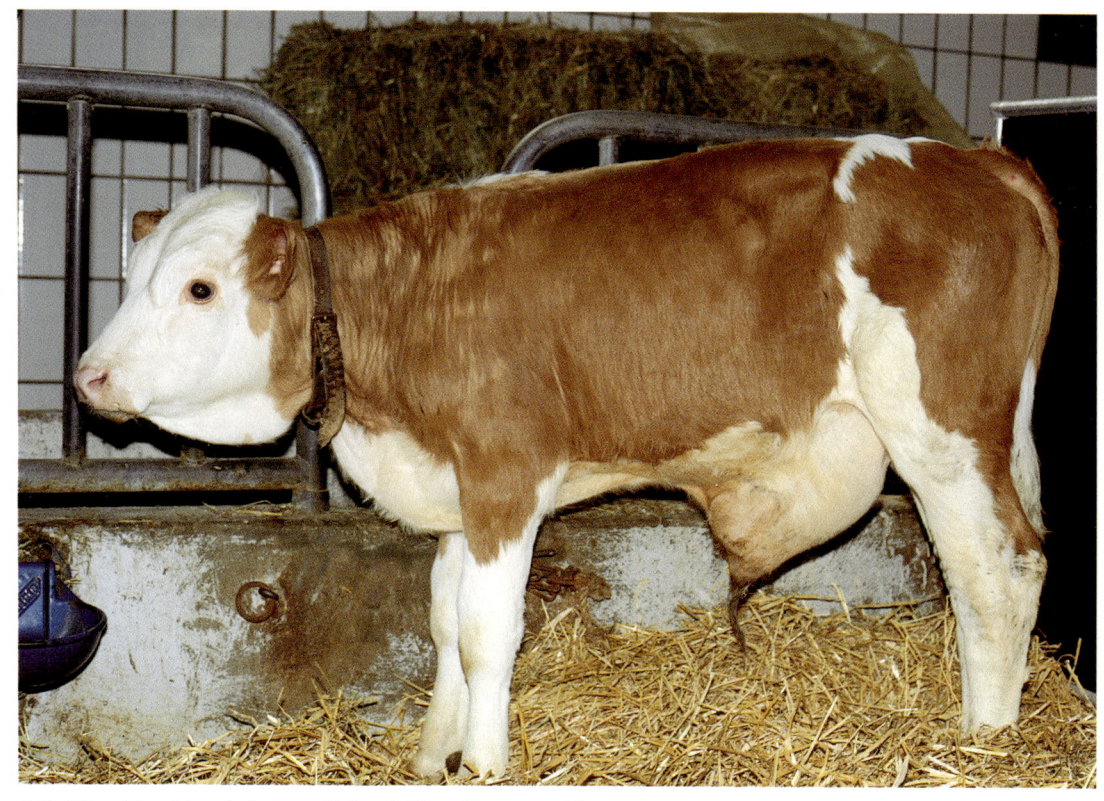

Abb. 77: Harnödem bei einem Kalb mit Harnröhrenverschluss.
Frische Harnansammlungen in der Unterhaut sind meist auf die Region zwischen Nabel und Hodensack begrenzt.

gewebe im Bereich der Verschlussstelle und sammelt sich in der Folgezeit in der Unterhaut am Bauch an.
Im Allgemeinen variieren die Folgen der Harnansammlung in der Unterhaut je nach Krankheitsdauer und Ausdehnung:
▶ Frische und/oder kleinere Harnansammlungen sind meist auf die Region zwischen Nabel und Hodensack begrenzt. Sie sind von teigiger Konsistenz, und die Haut darüber zeigt keine Farb- oder Temperaturabweichungen **(Abb. 77)**.

▶ Bei länger bestehenden und insbesondere bei hochgradigen Harnödemen kann der gesamte Unterbauch- und Unterbrustbereich umfangsvermehrt sein. Bisweilen kommt es hier zu einer beidseitigen, schlauchbootartigen Vorwölbung. In diesen Fällen kommt es rasch zum Absterben der Haut. Diese verfärbt sich bläulich-violett und fühlt sich kalt an **(Abb. 78)**.
Durch das Vorhandensein solcher Harnansammlungen verschlechtert sich der Behandlungserfolg von Rindern mit Harnröhrenverschluss grundsätzlich nicht. Allerdings ist es vielfach ein Hinweis auf einen schon länger bestehenden Verschlusszustand, wodurch sich möglicherweise infolge der bleibenden Nierenschädigung die Heilungsaussichten verschlechtern.
Die **Behandlungsmaßnahmen** bezüglich des Harnödems richten sich nach dessen Ausdehnung und dem Zustand der Haut (Temperatur- und Farbveränderungen).
▶ Umschriebene (kleinere) Harnansammlungen, bei denen sich die Haut noch warm anfühlt und keine Verfärbung zu erkennen

Organkrankheiten

ist, können unbehandelt bleiben. Nach Wiederherstellung des Harnabflusses durch die Harnröhrenfisteloperation wird der sich in der Unterhaut befindende Harn meist rasch resorbiert (vom Körper abgebaut).
▶ Bei umfangreicher Harnansammlung und in allen Fällen mit bereits abgestorbener Haut muss der Tierarzt über eine gezielte Eröffnung dieser Hautbereiche für Harnabfluss sorgen. In den darauf folgenden ca. 2 Wochen werden die veränderten Haut- und Unterhautteile meist abgestoßen, worauf es in weiteren 2–4 Monaten (je nach Größe des Defektes) zur Abheilung kommt.

Im Gegensatz zu früher werden in unserer Klinik in jüngster Zeit über das Abtragen des abgestorbenen Gewebes (nach ca. 2 Wochen) hinausgehende Behandlungsmaßnahmen wie Spülungen auf ein Minimum beschränkt. Der Heilungsverlauf ist zwar langwierig, jedoch meist erstaunlich komplikationslos (siehe **Abb. 79**).

Ansammlung von Harn in der Bauchhöhle (Uroperitoneum) – Wenn infolge des Harnrückstaus die hochgradig überdehnte Harnblasenwand undicht wird, tritt Harn in die Bauchhöhle aus. Den erkrankten Tieren geht es danach vorübergehend besser, so dass man sie nicht selten als »geheilt« wähnt. Die Verbesserung des Allgemeinbefindens ist jedoch nur darin begründet, dass der Schmerz, der durch die überdehnte Harnblase verursacht wurde, nachlässt.
Allein die Tatsache, dass Harn in die Bauchhöhle ausgetreten ist, verhindert einen Behandlungserfolg nicht. Nur dann, wenn es sich um einen Harnröhrenverschluss infolge

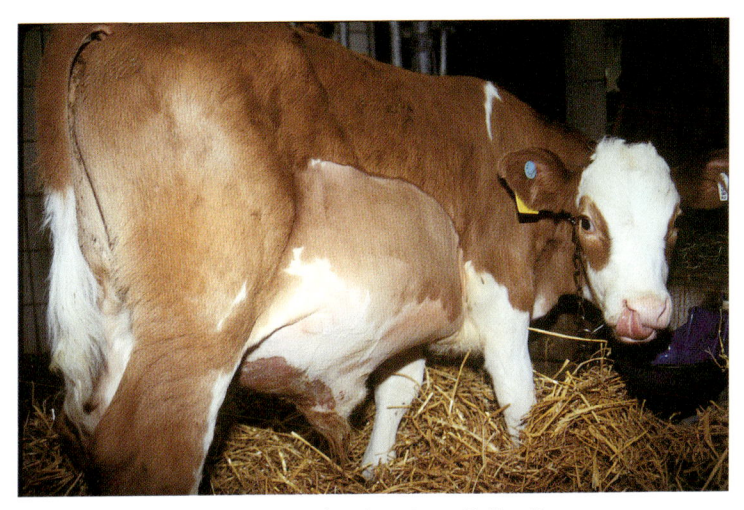

Abb. 78: Hochgradiges Harnödem bei einem Kalb mit Harnröhrenverschluss.
In solchen Fällen kann der gesamte Unterbauch- und Unterbrustbereich umfangsvermehrt sein. Die Haut ist bei diesem Kalb zum Teil bereits abgestorben; sie ist blauviolett verfärbt und fühlt sich kalt an.

Abb. 79: Situation bei Kalb aus Abb. 78 nach 2 Wochen.
Die abgestorbenen Haut- und Unterhautteile sind größtenteils abgestoßen und können leicht entfernt werden. Der weitere Heilungsverlauf ist zwar langwierig, jedoch meist erstaunlich komplikationslos. Betroffene Tiere zeigen meist ein ungestörtes Allgemeinbefinden und müssen nicht weiter behandelt werden.

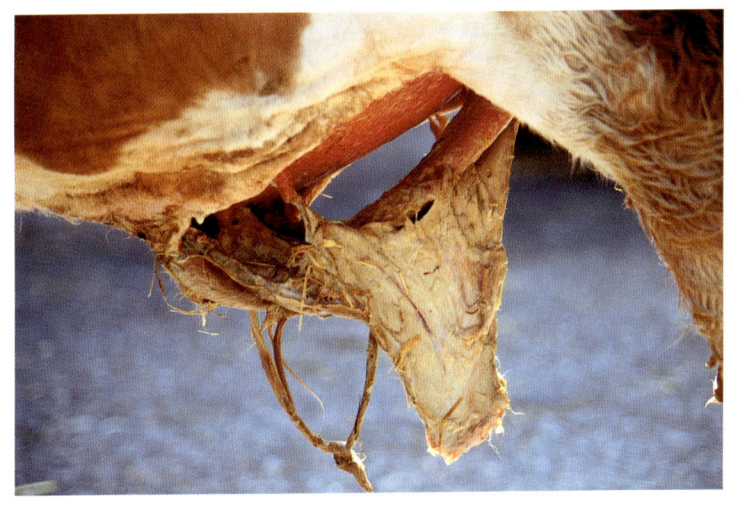

Kälberkrankheiten

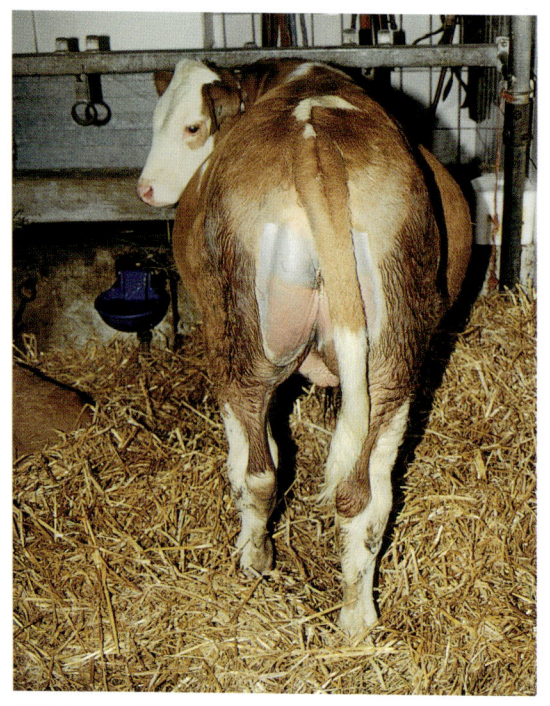

Abb. 80: **Kalb mit Harnansammlung in der Bauchhöhle infolge Harnröhrenverschluss.**
Auffällig ist der birnenförmige Bauchumfang. Bei länger bestehendem Harnröhrenverschluss kann der Harn durch die überdehnte Harnblasenwand hindurch in die Bauchhöhle austreten.

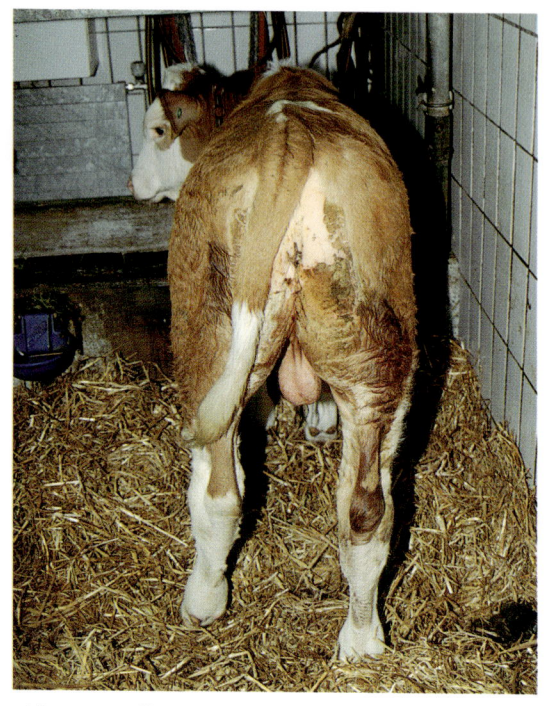

Abb. 81: **Kalb aus nebenstehender Abb. 2 Tage nach Anlegen einer Harnröhrenfistel.**
Wenn der Harnabfluss durch eine »Fistel-Operation« wieder hergestellt ist und der in die Bauchhöhle ausgetretene Harn nicht entzündlich verändert war, wird dieser binnen weniger Tage aus der Bauchhöhle beseitigt. Die zunächst undichte Blase verheilt in den allermeisten Fällen, ohne dass sie operativ verschlossen werden muss.

einer chronischen Blasen- oder Nierenentzündung handelt, kommt es meist zu einer schweren, nicht zu heilenden Bauchfellentzündung.
Tiere mit Harn in der Bauchhöhle haben einen auffälligen birnenförmigen Bauchumfang (die Bauchwand wölbt sich beidseits vor allem im unteren Bereich vor; **Abb. 80).** Je mehr Harn in die Bauchhöhle läuft, desto voller wird der Bauch, so dass er letztlich tonnenförmig aufgetrieben ist. Das Allgemeinbefinden solcher Tiere verschlechtert sich zusehends, so dass sie letztlich mehrere Tage nach Krankheitsbeginn zum Festliegen kommen und sterben.
Die durchlässige Blase muss – selbst dann, wenn sie einen Riss hätte – zumindest in frischen Fällen nicht genäht werden, weil sie nach operativer Wiederherstellung des Harnabflusses meist spontan verheilt. Der weitere Ausgang ist ausschließlich vom Charakter des in die Bauchhöhle ausgetretenen Harns abhängig. Handelt es sich um nicht entzündlich veränderten Harn, dann wird er meist binnen weniger Tage vollständig resorbiert **(Abb. 81).** Ist es dagegen infizierter Harn, so entwickelt sich rasch eine Bauchfellentzündung. Solche Tiere sollten eingeschläfert werden.
Der Tierarzt kann im Einzelfall durch eine Bauchhöhlenpunktion abklären, ob es sich um unveränderten oder infizierten Harn handelt.

2.7 Bauchfellentzündung (Peritonitis)

Als **Bauchfellentzündung** bezeichnet man die Entzündung der Auskleidung der Bauchhöhle und/oder des Überzugs der Bauchhöhlenorgane.

1. Ursache

Eine Bauchfellentzündung ist meist die Folge einer bakteriellen Infektion, die im Verlauf einer anderen Krankheit auftritt. Beim Kalb kommt es vergleichsweise häufig zu dieser Komplikation – unter anderem bei nachfolgenden Krankheitszuständen:
- Übergangener *Darmverschluss* (Seite 99 ff.),
- zu lange bestehende *Labmagenverlagerung* (Seite 93 ff.),
- *durchgebrochenes Labmagengeschwür* (Seite 96 ff.),
- *Austritt von Harn* aus der überdehnten, durchlässig gewordenen Harnblase bei zu lange bestehendem Harnröhrenverschluss, wenn der Harn keimhaltig ist (dies ist vor allem dann der Fall, wenn eine Entzündung des Nabels, der Blase oder der Nieren Ursache für den Harnröhrenverschluss ist; Seite 105 ff.),
- in die Bauchhöhle *aufsteigende Nabelentzündung* (insbesondere bei Entzündungen des Urachus [= embryonaler Harngang] und der Nabelarterien, wenn keine bzw. keine sachgemäße Behandlung durchgeführt wird; Seite 75 ff.),
- im Verlauf schwerer, tiefreichender Entzündungen der Hauben- und Pansenwand bei Pansentrinkern (Seite 83 ff.),
- nach (fehlerhaftem) *Einsetzen eines Trokars in den Pansen* (insbesondere dann, wenn dies bei einer Pansenblähung mit schaumiger Durchmischung des Panseninhaltes durchgeführt wird; Seite 88 ff.),
- als gelegentlich auftretende Komplikation *nach operativen Eingriffen* im Bereich der Bauchhöhle,
- nach *Punktion* von Labmagen oder Darm (durch die Bauchwand hindurch) bei Erkrankungszuständen, die mit einer vermehrten Füllung des Leibes einhergehen (es gibt nur sehr wenige Anlässe, eine solche Punktion durchzuführen, insbesondere medizinische Laien sollten sich deshalb diesbezüglich zurückhalten!),
- im Verlauf *schwerer Entzündungen* verschiedener Eingeweideorgane (z. B. Darm, Leber, Blase, Nieren),
- im Gefolge einer *Blutvergiftung* mit bestimmten Bakterien, die zum Ausschwitzen von Fibrin (= wichtigstes Entzündungsprodukt beim Rind) in allen Körperhöhlen führen.

Darüber hinaus sind noch weitere Gründe für eine Bauchfellentzündung möglich.
Je nach Ursache entwickelt sich die Bauchfellentzündung als Folge einer mechanischen Reizung des Bauchfells und/oder auf Grund der Tatsache, dass Bakterien aus Eingeweideorganen freigesetzt werden. Je nach Bakterienart überwiegt eine jauchige oder eine mit Fibrinausschwitzung verbundene Form der Bauchfellentzündung.

2. Krankheitserscheinungen

Die Schwere der Erkrankung und der Krankheitsverlauf werden von der Art (jauchig oder ausschwitzend) und von der Ausdehnung (auf kleinere Bereiche begrenzt oder die gesamte Bauchhöhle betreffend) der Bauchfellentzündung bestimmt. Betroffene Kälber stehen meist mit aufgezogenem Bauch und aufgekrümmtem Rücken. Ihr Verhalten ist gedämpft, und die Augen haben einen eigenartigen leeren, glanzlosen Ausdruck **(Abb. 8 und 82).**
Oft wird das Flotzmaul ins Wasser gedrückt, ohne dass Wasser getrunken wird. Die Maulgegend und der Kehlgang solcher Kälber sind dann auffallend nass (Abb. 73).
Viele Kälber mit schwerer Bauchfellentzündung stöhnen bei jedem Atemzug und insbesondere beim Betasten des Bauches. Dieser ist in vielen Fällen auffallend voll (oft schon allein wegen der bestehenden Grundkrankheit), und die Bauchdecke ist meist vermehrt gespannt. Eingesunkene Augäpfel, Durchfall oder fehlender Kotabsatz sind weitere mögliche Erscheinungen. Die Körpertemperatur kann vor allem zu Beginn der Erkrankung auf Werte um ca. 40 °C ansteigen, Tiere im Endstadium haben eher Untertemperatur.
Bei schwerer jauchiger Bauchfellentzündung verfallen die Kälber rasch und kommen bisweilen schon nach wenigen Tagen zum Festliegen. Da die Bauchfellentzündung fast ausnahmslos im Verlauf einer anderen Erkrankung (siehe Ursachen!) auftritt, sind natürlich immer auch die Krankheitssymptome der Primärkrankheit zu berücksichtigen.
Bei Kälbern mit schleichendem (chronischem) Krankheitsverlauf (lokal begrenzte Prozesse, Fibrinausschwitzungen ohne jauchige Komponente) kann es noch nach längerer Zeit zu Auffälligkeiten auf Grund von Verwachsungen innerhalb der Bauchhöhle kommen. Sie zeigen unter anderem als Anzeichen einer Beeinträchtigung der Magen-Darm-Passage zeitweise Kolikerscheinungen (siehe hierzu Seite 101), haben wechselnden

Kälberkrankheiten

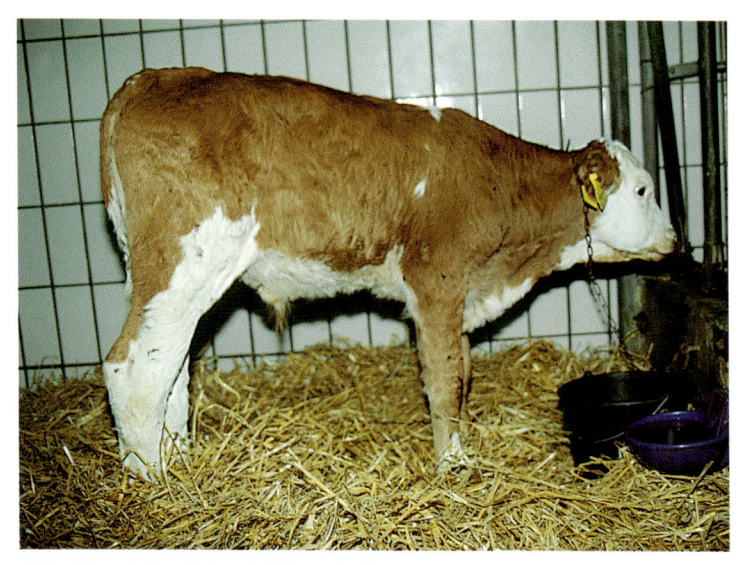

Abb. 82: Kalb mit Bauchfellentzündung.
Betroffene Kälber stehen häufig mit aufgezogenem Bauch und aufgekrümmtem Rücken. Ihr Bauch ist oft auffallend voll, die Bauchdecke vermehrt gespannt. Das Verhalten ist gedämpft, und die Augen haben einen leeren, glanzlosen Ausdruck. Der Kehlgang und das Flotzmaul sind ungewöhnlich nass (vergleiche Abb. 73).

Appetit und entwickeln sich nicht selten zu Kümmerern.
Wie die vorstehende Beschreibung der Krankheitssymptome zeigt, handelt es sich bei der Bauchfellentzündung um ein höchst komplexes Krankheitsgeschehen mit sehr unterschiedlichem Verlauf. Dem Tierarzt stehen verschiedene Untersuchungsmöglichkeiten zur Verfügung, um zur Verdachtsdiagnose »Bauchfellentzündung« zu kommen.

3. Behandlung
Abhängig von der jeweiligen Grundkrankheit sowie der Art und der Ausdehnung der Entzündungsvorgänge bestehen sehr unterschiedliche Behandlungsmöglichkeiten:
▶ Bei jauchiger Bauchfellentzündung gibt es praktisch keine Heilungsaussichten. Die Kälber sollten deshalb unmittelbar nach der Feststellung dieses Befundes eingeschläfert werden.
▶ Ebenso aussichtslos ist ein Therapieversuch dann, wenn die Baucheingeweide umfangreich verklebt oder regelrecht verschwartet sind.
▶ Bei frischen Ausschwitzungen von Fibrin lohnt sich dagegen in vielen Fällen ein Behandlungsversuch. Je nach Grundkrankheit müssen die Baucheingeweide (Därme, Labmagen, Netz) während einer Operation mit sterilen Lösungen gespült werden. Neben anderen Therapiemaßnahmen ist im Anschluss daran eine mehrtägige antibiotische Allgemeinbehandlung erforderlich.
▶ Bei allen unklaren Krankheitsprozessen, bei denen eine Bauchfellentzündung vermutet werden kann, sollte mit einer Operation nicht gezögert werden. Auch wenn die betroffenen Kälber meist eingeschläfert werden müssen, wird ihnen dadurch weiteres Leid und dem Landwirt werden weitere (unnötige) Behandlungskosten erspart.

4. Vorbeuge
Der Entstehung einer Bauchfellentzündung ist am effektivsten dadurch vorzubeugen, dass der Tierarzt bei allen unter Ursachen genannten Erkrankungszuständen vom Landwirt rasch zugezogen wird. An den Tierarzt ist die Forderung zu stellen, die vorgestellten Tiere gründlich zu untersuchen und die jeweils erforderlichen Therapieverfahren zu ergreifen.
Dazu gehören gegebenenfalls auch operative Maßnahmen. Die operierten Kälber sollten anschließend mehrere Tage lang mit Antibiotika behandelt werden, damit sich möglichst keine Bauchfellentzündung entwickelt. Die häufig empfohlene antibiotische Versorgung der Bauchhöhle während (oder auch nach) der Operation wird in unserer Klinik (jährlich mehrere hundert Operationen an Kälbern und erwachsenen Rindern) seit vielen Jahren nicht mehr praktiziert. Der Anteil an Bauchfellentzündungen ist dadurch sicherlich nicht höher als in früheren Jahren – eher geringer!
Die vielerorts von Tierärzten, aber auch von Landwirten durchgeführte mehr oder weniger ziellose Punktion von Baucheingeweiden (Labmagen, Darm) durch die Bauchwand hindurch sollte unterlassen werden, weil sie in vielen Fällen die Ursache für eine schwere Bauchfellentzündung darstellt.

Organkrankheiten

2.8 Erkrankungen von Haarkleid, Haut und Unterhaut

Haarausfall

Neben Ektoparasiten (Seite 110 ff.) und Pilzbefall (Seite 112 ff.) gibt es weitere Gründe für Haarausfall beim Kalb.

> **Mögliche Ursachen für Haarausfall bei Kalb und Jungrind:**
> - Trichophytie,
> - Läusebefall,
> - Haarlingsbefall,
> - Räude (Jungrinder),
> - mechanische Reizung,
> - andere Ursachen (z. B. Pansentrinken, Zinkmangel).

Auf 2 Formen soll an dieser Stelle näher eingegangen werden:
- Haarausfall ohne anfängliche Veränderungen der Haut,
- Haarausfall im Anal- und Schwanzbereich.

Haarausfall ohne anfängliche Veränderungen der Haut –

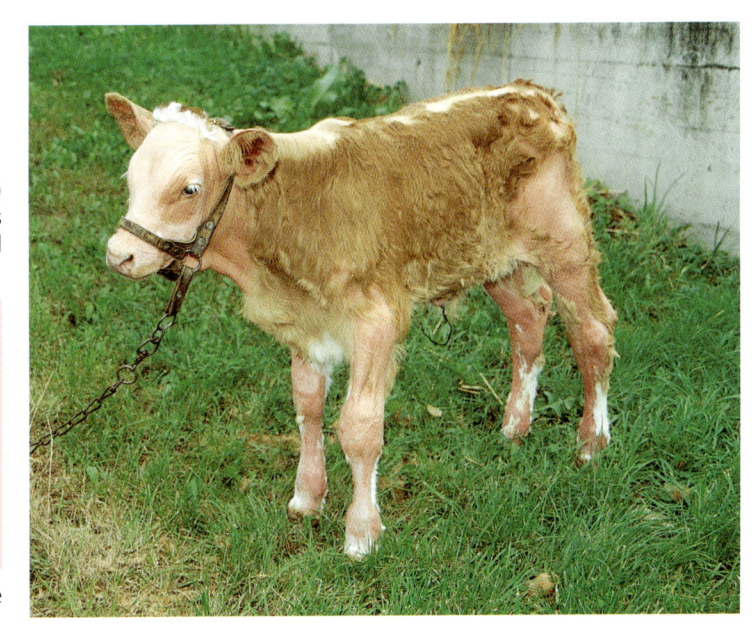

Abb. 83: Haarausfall ohne anfängliche Veränderungen der Haut. Anfangs fallen die Haare vor allem am Kopf und an den Gliedmaßen aus. Der Haarausfall schreitet oft rasch über den ganzen Körper fort. Die Haut ist nicht verändert, es sei denn, die Kälber liegen sich auf. Die genauen Ursachen dieser, vor allem bei Pansentrinkern zu beobachtenden Form des Haarausfalls sind gegenwärtig noch nicht geklärt.

1. Vorkommen und Ursache

Diese Form des Haarausfalls (Abb. 62 und 83) kommt fast ausschließlich bei Milchkälbern vor. In früheren Jahren wurde dies auf die Verfütterung bestimmter Milchaustauscher zurückgeführt. Als direkte Ursache hat man eine ungenügende fermentative Spaltung bestimmter Fette im Milchaustauscher angenommen, wodurch es im weiteren Verlauf zum Ausfall der Haare kommen sollte.

In den letzten Jahren stellte sich jedoch heraus, dass die meisten Kälber mit derartigem Haarausfall ausschließlich mit Vollmilch getränkt wurden. Somit kann die früher vertretene Ansicht der »unverdaulichen Milchaustauscher-Fette« für diese Kälber nicht zutreffen.

Über mögliche andere Gründe werden gegenwärtig zahlreiche Spekulationen angestellt. Im Wesentlichen sind die Zusammenhänge jedoch zur Zeit noch unbekannt. Die auf den Abb. 62 und 83 gezeigte Art des Haarausfalls ist vergleichsweise häufig (aber vermutlich nicht ausschließlich!) bei Pansentrinkern zu beobachten (vergleiche Seite 83 ff.).

Ob dies als Folge eines Mangels oder auf Grund der Wirkung bestimmter, im Pansen dieser Kälber entstehender Stoffe auftritt, ist derzeit ebenfalls noch ungeklärt. Tatsache ist, dass die Haare regelmäßig wieder nachwachsen, nachdem die Kälber vom Pansentrinken geheilt werden konnten. In einer Reihe von Fällen geschieht dies aber auch spontan, offensichtlich abhängig und positiv beeinflusst von der Entwicklung der Vormagenverdauung.

2. Krankheitserscheinungen

Anfangs besteht diffuser Haarausfall vor allem am Kopf und an den Gliedmaßen. Dieser schreitet rasch über den ganzen Körper fort. Dabei fallen die Haare vielfach büschelweise aus. Manche Kälber sind vorübergehend fast nackt. Die Haut ist in der Regel völlig unverändert. Bei Kälbern, die auf Grund körperlicher Schwäche vermehrt liegen bzw. festliegen, besteht aber die Gefahr, dass sie sich »aufliegen«.

Kälberkrankheiten

Das Allgemeinbefinden der Tiere ist allein wegen des Haarausfalls nicht beeinträchtigt, jedoch kann es infolge oft gleichzeitig bestehender Erkrankungen wie Pansentrinken oder Durchfall natürlich in unterschiedlichem Ausmaß gestört sein.

3. Behandlung
Eine spezielle Behandlung dieser Art des Haarausfalls ist nicht bekannt und offensichtlich auch nicht erforderlich, da sich die Kälber nach erfolgreicher Behandlung des Pansentrinkens – einschließlich der meist vorhandenen Grundkrankheit (siehe Seite 83 ff.) – stets wieder behaaren. Da dies offenbar mit zunehmender Vormagenentwicklung rascher erfolgt, sollte diese durch entsprechende Maßnahmen (frühzeitig Anbieten von gutem Heu, Kälberstarter, Wasser und Salzleckstein) gefördert werden. Die Versorgung der Kälber mit Vitaminen und Spurenelementen kann von Vorteil sein.
Die Kälber müssen auf ausreichend Stroh »weich« aufgestallt werden, damit sie sich nicht aufliegen. Bereits aufgelegene Körperstellen sollten regelmäßig mit einer Salbe abgedeckt werden.

4. Vorbeuge
Da die Ursachen derzeit noch weitestgehend ungeklärt sind, können auch keine speziellen Vorbeugeempfehlungen gegeben werden.
Vor dem Hintergrund, dass Pansentrinker oft diese Art Haarausfall zeigen, sollten die beim Pansentrinken genannten Vorbeugemaßnahmen berücksichtigt werden (siehe Seite 87). Insbesondere sollte durch sachgemäße Tränkung und Fütterung der Kälber eine frühzeitige Vormagenentwicklung gefördert werden (siehe hierzu Seite 27 ff.).

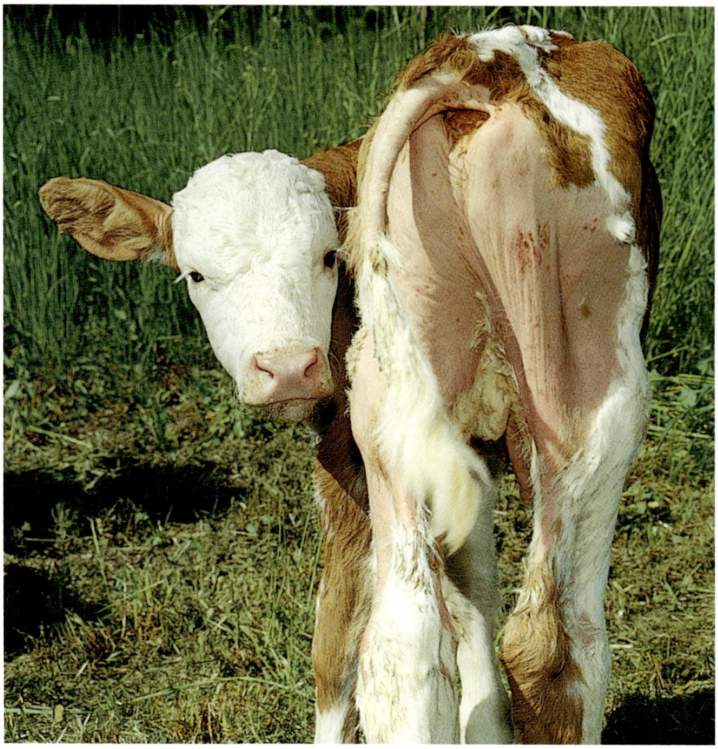

Abb. 84: Haarausfall im Anal- und Schwanzbereich.
Dazu kommt es infolge Reizung durch Kot bei Durchfall. Solche Kälber sind über einen längeren Zeitraum anhand der nachgewachsenen kürzeren Haare als »ehemals durchfallkrank« zu erkennen.

Haarausfall im Anal- und Schwanzbereich – Zu dieser Art Haarausfall **(Abb. 84)** kommt es infolge ständiger Reizung durch Kot bei Durchfall. Einige Zeit nach Normalisierung der Kotbeschaffenheit wachsen die Haare wieder nach. Die Kälber sind jedoch noch über einen längeren Zeitraum anhand der kürzeren Haare in diesen Bereichen als »ehemals durchfallkrank« zu erkennen.
Eine spezielle Behandlung ist auch hier nicht erforderlich. Bei starker Kotverschmutzung sollte der Bereich ab und zu mit warmem Wasser gereinigt und gegebenenfalls mit Salben abgedeckt werden.

Läuse- und Haarlingsbefall

1. Ursachen, Allgemeines
Läuse und **Haarlinge** sind auf der Haut und in den Haaren von Rindern lebende Parasiten. Besonders befallen werden Kälber und Jungrinder in Gruppenhaltung. Enger Tierbesatz, feuchtwarmes Stallklima und Schwächung der Widerstandskraft der Rinder durch andere Erkrankungen fördern dabei die

Organkrankheiten

Befallsstärke. Bevorzugte Körperstellen sind der Nacken, der Rücken und der Schwanzansatz, bei massenhaftem Befall sind die Parasiten jedoch über den ganzen Körper verteilt zu finden.

Obwohl Läuse und Haarlinge allein schon auf Grund der Beunruhigung durch Juckreiz zu Leistungseinbußen bei den befallenen Rindern führen können, wird ihnen von vielen Landwirten erstaunlich geringe Beachtung geschenkt. In Einzelfällen können Kälber an einer Blutarmut infolge eines hochgradigen Läusebefalls sogar sterben!

Läuse: Beim Rind kommen 3 verschiedene Arten vor. Sie besitzen alle einen Stechrüssel und schädigen ihren Wirt durch Blutentzug. Ohne Wirt überleben sie nur wenige Tage.

Haarlinge: Nur 1 Art kommt beim Rind vor. Haarlinge besitzen beißende Mundwerkzeuge. Sie ernähren sich von Schuppen, Drüsensekret und Haaren. Dadurch wirken sie mehr als Lästlinge.

2. Krankheitserscheinungen

Befallene Kälber haben oft ein auffallend schütteres Haarkleid (besonders an Hals, Nacken, Rücken und Schwanzansatz). Bei genauerer Betrachtung kann man die Parasiten und ihre Eier (Nissen) – bei Massenbefall nesterartig – auf der Haut und/oder in den Haaren mit bloßem Auge erkennen **(Abb. 85)**. Bei ungünstigen Lichtverhältnissen ist es hilfreich, einige Haare auszuzupfen und diese gegen das Licht zu halten. Die Parasiten und/oder die Nissen sind dann an und zwischen den Haaren zu erkennen.

Allgemeine Unruhe, Juckreiz sowie »sich Belecken und Scheuern« sind weitere Hinweise auf Ektoparasitenbefall. Bisweilen werden diese Verhaltensauffälligkeiten als Kolik fehlgedeutet. Bei starkem Läusebefall kommen die Symptome einer Blutarmut (z. B. blasse Schleimhäute; weiteres siehe Seite 120) hinzu.

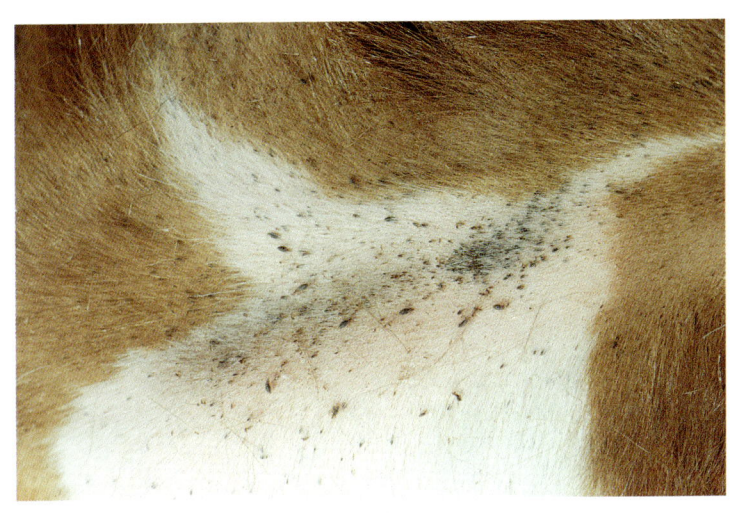

Abb. 85: Kalb mit starkem Läusebefall.
Kälber mit Läuse- oder Haarlingsbefall fallen häufig durch ein schütteres Haarkleid auf. Des Weiteren belecken und scheuern sie sich oft. Bei stärkerem Läusebefall kann man die Parasiten schon aus »einiger Entfernung« mit bloßem Auge erkennen.
Bei näherer Betrachtung ist der für Läuse charakteristische schmale Kopf mit dem Stechrüssel gut zu erkennen. Fallen einzelne Kälber mit Läuse- oder Haarlingsbefall auf, so sollten immer alle Tiere der Gruppe behandelt werden.

3. Behandlung

Gegen Läuse und Haarlinge kann auf verschiedene Art und Weise behandelt werden:
- Mehrmalige Wasch- oder Sprühbehandlung (hierzu gibt es mehrere Präparate; dieses Therapieverfahren ist in der kalten Jahreszeit nicht unproblematisch),
- verschiedene Wirkstoffe können einfach im Aufgussverfahren verabreicht werden,
- gegen Läuse ist auch eine Injektionsbehandlung möglich.

Ungeachtet des angewandten Therapieverfahrens sollten jeweils alle Kälber einer Gruppe einbezogen werden.

4. Vorbeuge

Wichtig ist, dass die Kälber unter günstigen Stallbedingungen gehalten werden. Die Stalltemperatur, die Luftfeuchtigkeit und insbesondere die Belegungsdichte haben wesentlichen Einfluss auf die Befallsstärke. Die Stallungen sollten zwischen den Belegungen jeweils mit Dampfstrahler gereinigt werden.

Besonders Kälber in Gruppenhaltung müssen regelmäßig auf Läuse- und Haarlingsbefall kontrolliert und bei Bedarf schon bei geringem Befall behandelt werden. Zugekaufte Kälber sollten schon bei der Ankunft auf Ektoparasiten unter-

Kälberkrankheiten

sucht und gegebenenfalls ebenfalls gleich behandelt werden.

Kälber- oder Glatzflechte
(Trichophytie)

Die **Trichophytie** ist die bedeutendste *Hautpilzerkrankung* des Rindes. Sie kommt in fast der Hälfte aller Rinderbestände vor, wobei größere Bestände mit häufigerem Zukauf stärker betroffen sind als kleine, geschlossene Betriebe. Bevorzugt erkranken Kälber und Jungrinder im Winterhalbjahr unter den Bedingungen der Stallhaltung. Unter bestimmten Voraussetzungen können jedoch auch erwachsene Rinder betroffen sein.

In den meisten Fällen tritt die Trichophytie bestandsweise gehäuft auf. Obwohl die Erkrankung leicht zu erkennen ist, wird sie von vielen Landwirten erstaunlich wenig beachtet. Dies liegt vermutlich daran, dass Rinder mit Trichophytie meist ein ungestörtes Allgemeinbefinden zeigen und Totalverluste allein wegen der Kälberflechte fast nie vorkommen.

Aus verschiedenen Gründen sollte dieser Krankheit jedoch mehr Aufmerksamkeit entgegengebracht werden:

▶ So wurde nachgewiesen, dass es bei starkem Befall zu Leistungseinbußen bei den erkrankten Rindern kommt (z. B. auf Grund geringerer Gewichtszunahmen bei Masttieren).

▶ Sichtbar erkrankte Zuchttiere unterliegen vernünftigerweise besonderen Handelsbeschränkungen. Wenn zum Verkauf anstehende Zuchttiere wegen einer Trichophytieerkrankung nicht abgegeben werden können, kann dies für manche Zuchtbetriebe zu erheblichen finanziellen Einbußen führen.

▶ Da nach der Abheilung der Trichophytie in vielen Fällen Narben in der Haut zurückbleiben, kommt es auch bei der Verarbeitung der Häute ehemals erkrankter Rinder häufig zu Verlusten.

▶ Die Tatsache, dass stark erkrankte Rinder oft einen sehr unansehnlichen Eindruck machen und insbesondere auf nicht in der Landwirtschaft tätige Verbraucher eine abstoßende Wirkung ausüben, sollte an dieser Stelle nicht unberücksichtigt bleiben **(Abb. 87)**.

▶ Beinahe der wichtigste Grund ist jedoch der, dass die Trichophytie *auch auf den Menschen übertragbar* ist. Sie führt auch hier zu langwierigen und nicht selten ausgesprochen hartnäckigen Erkrankungen.
Auch beim Menschen sind Kinder häufiger und schwerer betroffen als Erwachsene. Bevorzugt an den Armen und im Gesicht kommt es zunächst zu kreisrunden geröteten Stellen, die im weiteren Verlauf von schuppigen Auflagerungen bedeckt sind **(Abb. 88)**. Im Gegensatz zum Rind ist die Erkrankung beim Menschen mit z. T. erheblichem Juckreiz verbunden. Die Tatsache, dass auch eine Übertragung von Mensch zu Mensch möglich ist, sollte einmal mehr Anlass sein, der Bekämpfung der Trichophytie in Rinderbeständen zukünftig mehr Aufmerksamkeit zu schenken.

1. Ursachen und Krankheitsentstehung

In Europa ist in den überwiegenden Fällen der **Hautpilz** *Trichophyton verrucosum* ursächlich. Er bildet sehr widerstandsfähige Sporen (= Vermehrungsformen), die in verseuchten Stallungen mehrere Jahre lang infektionsfähig bleiben. Die Übertragung der Pilzsporen erfolgt durch direkten Kontakt von Tier zu Tier oder indirekt über kontaminierte Stalleinrichtungen und Stallgeräte sowie über Ektoparasiten (Läuse und/oder Haarlinge) und Fliegen. Der Pilz wächst in der verhornenden (obersten) Hautschicht und dringt während des Wachstums auch in die Haarschäfte ein. Dies führt schließlich u. a. zum Haarausfall und zu weiteren Symptomen.

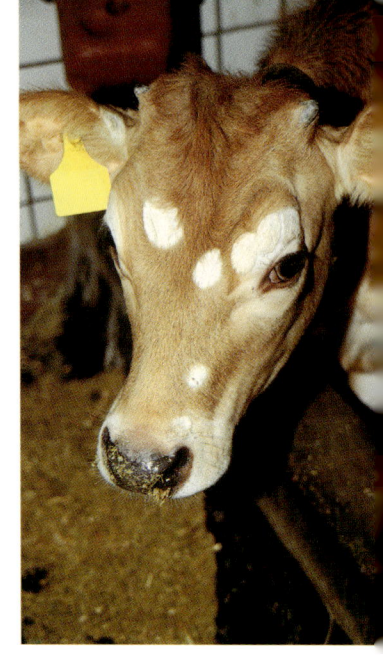

Abb. 86: Jersey-Kalb mit Trichophytie.
Die kreisrunden, von der Umgebung scharf abgegrenzten, haarlosen Stellen sind von asbest- bzw. kleieartigen Belägen bedeckt. Diese Hautveränderungen sind so typisch, dass die Diagnose allein auf Grund des Krankheitsbildes gestellt werden kann.

Organkrankheiten

Als **krankheitsfördernde Faktoren** spielen ein feuchtwarmes Stallklima (hohe Luftfeuchtigkeit, hohe Stalltemperatur, wenig Licht), ein (zu) dichter Tierbesatz, eine Schwächung der Widerstandskraft der Rinder durch andere Erkrankungen (insbesondere solche der Haut wie Läusebefall oder Räude) sowie Mangelzustände (z. B. Auszehrung durch unzeitgemäße Diätmaßnahmen bei Kälberdurchfall, siehe Seite 33 ff. oder Vitamin-A-Mangel) eine nicht zu unterschätzende Rolle.

2. Krankheitserscheinungen

Durchschnittlich 3–4 Wochen nach erfolgter Infektion sind erste Krankheitserscheinungen zu erkennen. Sie bestehen aus kleinen, leicht erhabenen (vorgewölbten) Hautbezirken mit gesträubten Haaren. Meist werden diese »Frühsymptome« jedoch übersehen.

Im weiteren Verlauf entwickeln sich die für diese Pilzerkrankung »typischen« kreisrunden, von der Umgebung scharf abgegrenzten, haarlosen Stellen, die von asbest- bzw. kleieartigen grauen Belägen bedeckt sind **(Abb. 86)**. Bevorzugte Körperstellen sind der Kopf und der Hals. In fortgeschrittenem Krankheitsstadium können darüber hinaus umfangreiche Körperregionen flächenhaft in oben beschriebener Weise verändert sein **(Abb. 87)**.

Das charakteristische, leicht erkennbare Krankheitsbild ermöglicht im Allgemeinen die Diagnose, so dass meist keine weitergehenden (Labor-)Untersuchungen erforderlich sind.

Ohne Behandlung heilen die Veränderungen meist erst nach mehreren Monaten ab. Rinder, die eine Erkrankung durchgemacht haben, entwickeln in der Regel eine lebenslang anhaltende Immunität.

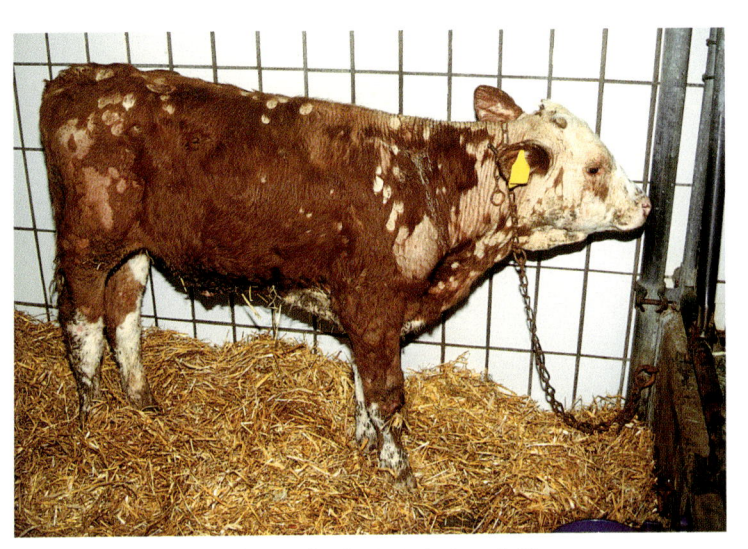

Abb. 87: Rind mit starker Trichophytie in fortgeschrittenem Krankheitsstadium.
Solche Tiere haben insbesondere auf nicht in der Landwirtschaft tätige Personen eine abstoßende Wirkung.

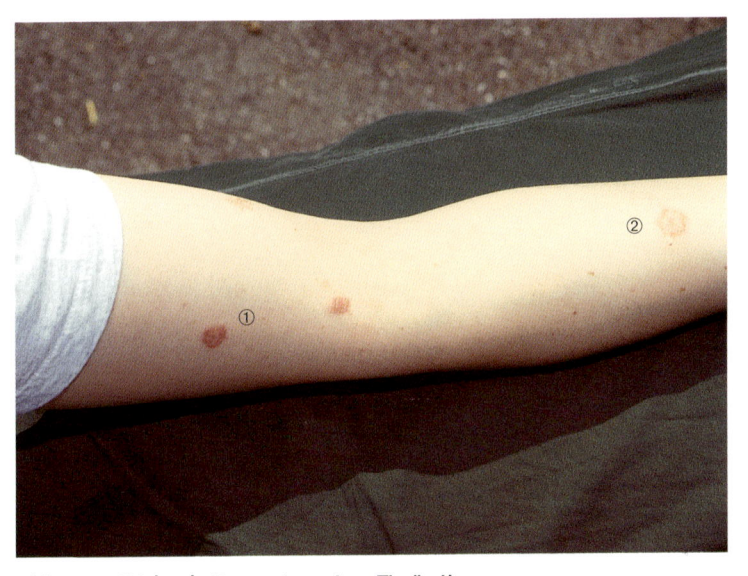

Abb. 88: Trichophytie am Arm einer Tierärztin.
Auch Menschen können an diesem Hautpilz erkranken. Bevorzugt an den Armen und im Gesicht kommt es zu anfangs kreisrunden geröteten Stellen ①, die im weiteren Verlauf von schuppigen Auflagerungen ② bedeckt sind. Im Gegensatz zum Rind tritt beim Menschen oft auch Juckreiz auf.

Kälberkrankheiten

3. Behandlung

Auf Grund der Tatsache, dass verschiedene früher für die Behandlung der Trichophytie eingesetzte Präparate gegenwärtig für die Anwendung bei zur Lebensmittelgewinnung dienenden Tieren nicht mehr zugelassen sind, bestehen derzeit nur beschränkte Behandlungsmöglichkeiten. Andererseits ist durch die Verabreichung bestimmter Impfstoffe an bereits erkrankte Rinder ein therapeutischer Effekt zu erreichen. Therapiebegleitend sollte immer auch der Stall sauber gereinigt (Dampfstrahler) und mit gegen den Pilz wirksamen Mitteln desinfiziert werden.

4. Vorbeuge

Nicht zuletzt wegen der Ansteckungsgefahr für den Menschen sollte der Bekämpfung der Rindertrichophytie seitens der Landwirtschaft mehr Beachtung geschenkt werden. Den *Vorbeugemaßnahmen* kommt infolge der gegenwärtig nur beschränkten Behandlungsmöglichkeiten (siehe oben!) zentrale Bedeutung zu.
Derzeit stehen gut verträgliche *Impfstoffe* zur Verfügung, durch deren Anwendung sich Erkrankungen sehr gut verhindern lassen. Durch die Verabreichung bestimmter Impfstoffe an bereits erkrankte Tiere kommt es zu einer rascheren Abheilung der Hautveränderungen. Wichtig ist, die Impfung im Bestand über Jahre hinweg regelmäßig durchzuführen, weil nur dadurch eine Sanierung verseuchter Betriebe möglich wird.
Dies liegt daran, dass die Pilzsporen unter Stallbedingungen viele Jahre infektionstüchtig bleiben. In Norwegen ist es beispielsweise mit Hilfe einer staatlich unterstützten, auf regelmäßige Impfung aufbauenden, Bekämpfung gelungen, die Trichophytie im Verlauf von weniger als einem Jahrzehnt praktisch zu tilgen.
Parallel zu den Impfmaßnahmen sollten jedoch eine regelmäßige *Reinigung und Desinfektion* des Stalles und der Gerätschaften durchgeführt werden. Weiterhin müssen krankheitsfördernde Faktoren ausgeschlossen oder zurückgedrängt werden.
Insbesondere ist zu achten auf:
▶ Ein gutes Stallklima (nicht zu warm und nicht zu feucht),
▶ ausreichend Lichteinfall,
▶ nicht zu dichte Belegung der Boxen,
▶ regelmäßige Fliegenbekämpfung,
▶ das Verhindern anderer Hauterkrankungen wie Räude oder Läusebefall; bei Bedarf sollte regelmäßig dagegen behandelt werden,
▶ eine ausgewogene und vollwertige Ernährung der Tiere.

Umfangsvermehrungen im Bereich der Unterhaut

1. Formen und Ursachen

Aus sehr unterschiedlichen Gründen kann es an verschiedenen Körperstellen des Kalbes zu Umfangsvermehrungen (»Schwellungen«) im Bereich der Unterhaut kommen. Die zu unterscheidenden Arten von Umfangsvermehrungen, die möglichen Ursachen und die wesentlichen Befunde sind in der **Tabelle 9** kurz beschrieben.
Je nach Lokalisation und Ausdehnung der jeweiligen Umfangsvermehrung können verschiedene Lebensabläufe des betroffenen Kalbes in unterschiedlicher Weise beeinträchtigt sein. So kann beispielsweise durch eine größere Schwellung im Bereich des Halses **(Abb. 89)** der Abfluss der Venen sowie das Abrülpsen von Pansen-

Abb. 89: Kalb mit Umfangsvermehrung am Hals.
Durch eine umfangreiche Schwellung im Bereich des Halses können unter anderem der Abfluss der Halsvenen und das Abrülpsen von Pansengas in unterschiedlichem Ausmaß beeinträchtigt sein. Venenstauung und Pansenblähung sind meist die Folgen. Wie bei diesem Kalb ist am häufigsten ein Bluterguss der Grund für diese Art von Umfangsvermehrung.

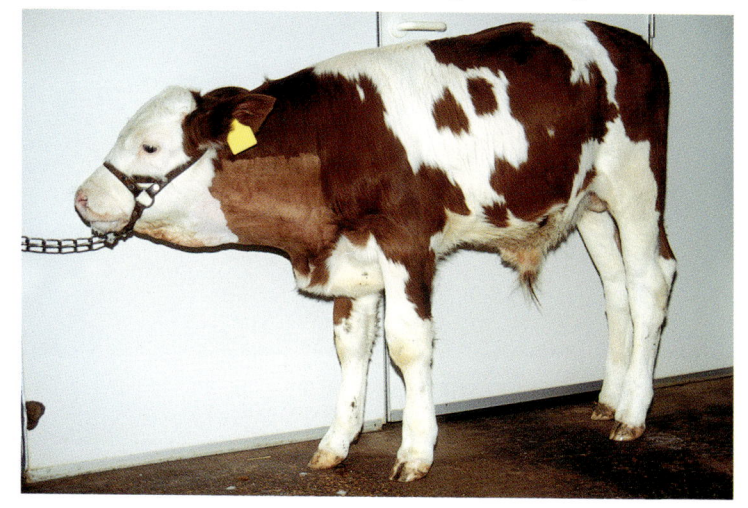

Tabelle 9: Ursachen und »typische« Befunde bei verschiedenen Umfangsvermehrungen im Bereich der Unterhaut

Art der Umfangsvermehrung	mögliche Ursachen	»typische« Befunde
Bluterguss (Hämatom; Ansammlung von Blut unter der Haut; **Abb. 89 und 90**)	▶ Verletzung von Blutgefäßen infolge stumpfer Gewalteinwirkung (Stoß, Sturz), ▶ Verletzung von Gefäßen bei Injektionen, ▶ blutende Gefäße bei operativen Eingriffen, ▶ allgemeine Blutungsneigung	▶ rasche Entstehung, ▶ dünne Kapsel, ▶ meist weich-fluktuierend und wenig druckempfindlich
Abszess (durch eine bindegewebige Kapsel abgegrenzte Eitermassen; **Abb. 91**)	▶ entzündliche Bindegewebsreaktion (z. B. im Gefolge von Injektionen), ▶ Nabelabszess siehe Seite 75 ff.	▶ je nach Dicke der Abszesskapsel, Konsistenz des Eiters sowie Reifegrad des Abszesses derb, prall-fluktuierend oder weich-fluktuierend
Gewebswasser (Ödem; diffuse Ansammlung von Flüssigkeit im Gewebe)	▶ Stauung (Behinderung des Blutabflusses zum Herzen), ▶ Eiweißmangel, ▶ lokale Entzündung, ▶ Harnödem siehe Seite 103 ff.	▶ teigige Konsistenz, Fingereindrücke bleiben vorübergehend bestehen, ▶ bei Stauungsödem: normale Temperatur oder kühl bzw. kalt, meist nicht druckempfindlich, ▶ bei entzündlichem Ödem: vermehrt warm und druckempfindlich
Gasansammlung (Emphysem, meist Ansammlung von Luft im Unterhautgewebe)	▶ schwere Lungenblähung (siehe Seite 70 ff.), ▶ in Umgebung von Trokarierungsstellen oder Operationswunden, ▶ sehr selten Infektion mit gasbildenden Bakterien	▶ Haut wölbt sich vor, ▶ Knistern beim Darüberstreichen bzw. Eindrücken, ▶ puffiger, hohler Klang beim Beklopfen
Serom (Ansammlung von Gewebswasser in einem normalerweise nicht vorhandenen Hohlraum)	▶ im Bereich von Operationswunden, ▶ Verletzung von Gefäßen bei Injektion	▶ weiche Fluktuation (ähnlich wie Bluterguss)
Phlegmone (»bösartige« Entzündung)	▶ schwere eitrige, jauchige oder gewebszerstörende Entzündung; meist nach Verletzungen, manchmal auch im Gefolge von Infusionen oder Injektionen	▶ derbe bis derb-elastische Konsistenz, ▶ vermehrt warm bis heiß, ▶ unterschiedlich druckempfindlich, ▶ Haut rot bis rotviolett verfärbt, ▶ oft mit Fieber und Allgemeinstörung einhergehend
Dasselbeulen (**Abb. 92**)	▶ Larven der Dasselfliege (nur in Gegenden mit Weidehaltung; z. T. bei Importtieren)	▶ am Rücken bis zu walnussgroße Beulen mit zentralem Loch (= Atemöffnung der hier sitzenden Dassellarven); über diese Öffnung kann die gut 2 cm lange Larve herausgedrückt werden

Kälberkrankheiten

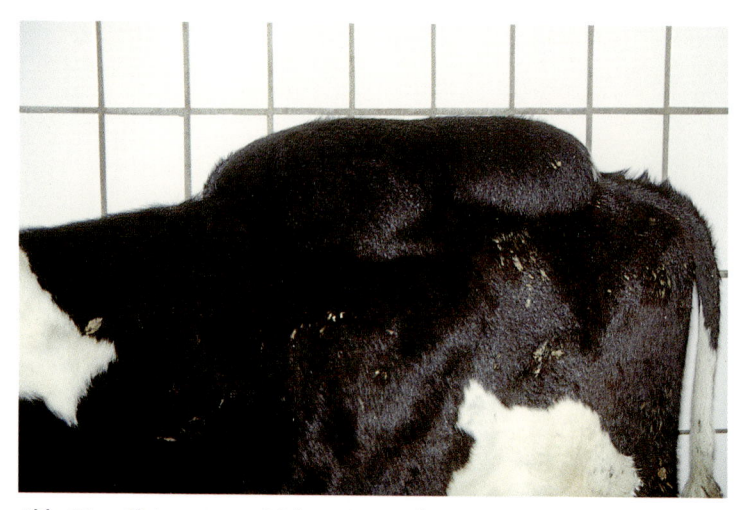

Abb. 90: Bluterguss am Rücken eines Kalbes.
Ein Bluterguss, der die Lebensabläufe des Tieres nicht nennenswert beeinträchtigt, sollte am besten belassen werden. Selbst dieser, vermutlich durch Stoßeinwirkung entstandene, außergewöhnlich große Bluterguss hat sich innerhalb von 4–5 Wochen vollständig zurückgebildet.

werden, damit der Eiter ablaufen kann; die Abszesshöhle »verheilt« dann meist innerhalb weniger Wochen.
- *Kleine* (kompakte) *Abszesse* können dagegen auch operativ entfernt werden.
- *Blutergüsse* sollten nach Möglichkeit belassen werden; das Blut wird meist nach einiger Zeit wieder abgebaut **(Abb. 90)**.
- *Luftansammlungen* in der Unterhaut sind über Einschnitte in der Haut oder ähnliche Maßnahmen nicht zu beseitigen, weil die Luft in Form unzähliger kleiner Bläschen verteilt vorliegt. Auch die Luft wird nach unterschiedlich langer Zeit durch körpereigene Vorgänge wieder beseitigt.
- Die Behandlung der *Dassellarven* sollte nach dem Weideab-

gas wesentlich behindert sein. Neben anderen Befunden sind bei solchen Kälbern gestaute Halsvenen und eine Pansenblähung regelmäßig festzustellen.

2. Behandlung

Die erforderlichen bzw. möglichen Behandlungsmaßnahmen richten sich nach der Art und der Ausdehnung der jeweiligen Veränderung sowie nach der Beeinträchtigung des Wohlbefindens der Tiere. In allen Fällen sollte etwaigen Behandlungsmaßnahmen eine gründliche tierärztliche Untersuchung vorausgehen.

Für die **Behandlung** gelten folgende Anhaltspunkte:
- *Phlegmonen* müssen in der Regel u. a. auch mit antibakteriellen Medikamenten behandelt werden.
- *Große Abszesse* mit weicher Fluktuation sollten gespalten

Abb. 91: Kalb mit zwei großen »Spritzenabszessen«.
Zur Verringerung der Gefahr, dass sich an Injektionsstellen derartige Abszesse entwickeln, sollte darauf geachtet werden, dass bei Injektionsbehandlungen saubere Kanülen und Spritzen benutzt werden.

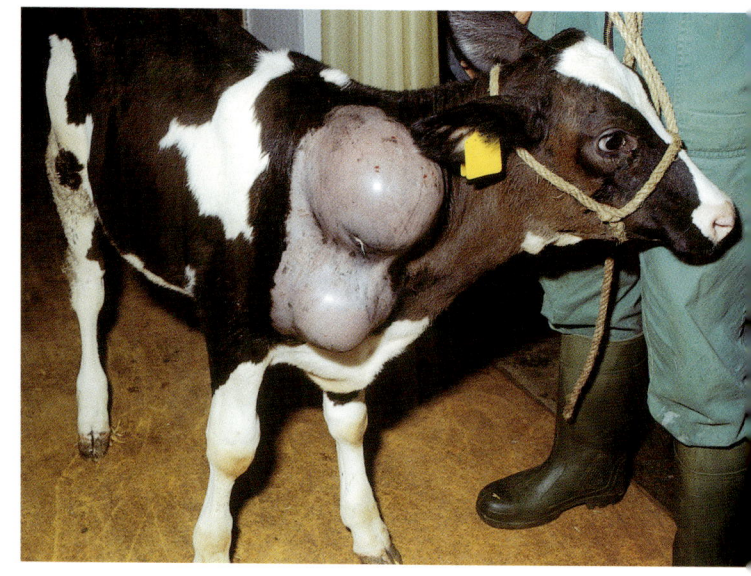

Organkrankheiten

Die Erkrankung ist weltweit verbreitet. Sie tritt bevorzugt bei Tieren im Alter von 2 Wochen bis 6 Monaten auf. Einzelne Kälber werden sogar schon mit leukotisch veränderten Lymphknoten geboren. Bei Zwillingen sind jeweils beide betroffen. Das Leiden ist nicht heilbar und führt immer zum Tod.

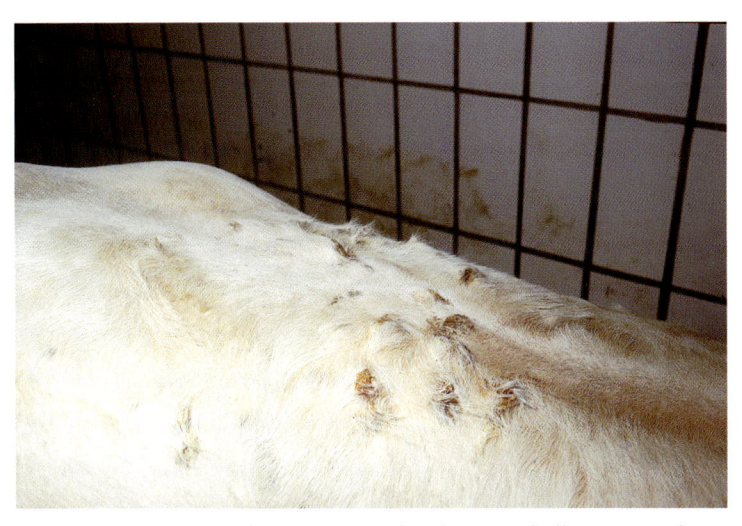

Abb. 92: Aus Frankreich importierter Charolais-Mastbulle mit Dasselbeulen am Rücken.
In den bis zu walnussgroßen Beulen sitzen die Dassellarven während einiger Wochen ihrer Entwicklung. Die reifen Larven gelangen schließlich über die Atemöffnungen ins Freie und verpuppen sich. Nach einer durchschnittlich 1½-monatigen Puppenruhe schlüpfen die Fliegen und beginnen alsbald mit der Paarung und der Eiablage.

trieb erfolgen, jedoch nicht zwischen Dezember und Februar, weil sich in dieser Zeit die Larven auf ihrer Wanderung im Wirbelkanal befinden können. Würden die Larven hier absterben, so könnte dies im weiteren Verlauf zu Lähmungserscheinungen führen. Für die Behandlung stehen verschiedene Präparate zur Verfügung (Spritzen, Aufgussverfahren).

3. Vorbeuge
Viele der in Tabelle 9 beschriebenen Umfangsvermehrungen sind durch keine gezielten Vorbeugemaßnahmen zu verhindern. Am ehesten noch die Gruppe von Veränderungen, die im Zusammenhang mit der Verabreichung von Injektionen auftritt (z. B. Spritzenabszesse; **Abb. 91**).

Wenn Landwirte Injektionsbehandlungen selbst durchführen, so sollten sie darauf achten, dass dies mit sauberen (sterilen) Kanülen und Spritzen geschieht. Auch die Körperstelle, in die gespritzt wird, sollte möglichst sauber sein. Für tierärztliche Behandlungen sollten natürlich mindestens die gleichen Anforderungen selbstverständlich sein.

2.9 Jungtierleukose

Im Gegensatz zu der in den vergangenen Jahrzehnten erfolgreich bekämpften enzootischen Leukose der erwachsenen Rinder handelt es sich bei der **Jungtierleukose** um eine nur sporadisch (vereinzelt) auftretende Geschwulstkrankheit.

Leukoseformen des Rindes:
Enzootische Leukose:
– Meist erwachsene Tiere betroffen,
– unterschiedliche Verlaufsformen,
– Erreger ist ein Virus (Retro-Virus, Bovines Leukämie-Virus),
– Nachweis durch serologische Untersuchung,
– in Deutschland **anzeigepflichtig** und staatlich bekämpft.

Sporadische Leukoseformen:
▶ **Jungtierleukose**
▶ **Thymusleukose**
▶ **Hautleukose**
– Meist Jungtiere bis zu ca. 3 Jahren betroffen,
– Ursache unbekannt (Beteiligung des Bovinen Leukämie-Virus wurde *nie* nachgewiesen, serologische Untersuchung negativ!),
– keine staatliche Bekämpfung.

1. Ursache
Die Ursachen der Jungtierleukose sind gegenwärtig noch ungeklärt. Infektionserreger sind bisher nicht nachgewiesen worden und angesichts des vergleichsweise seltenen Vorkommens auch unwahrscheinlich. Untersuchungen auf das für die enzootische Leukose der erwachsenen Rinder ursächliche Bo-

Kälberkrankheiten

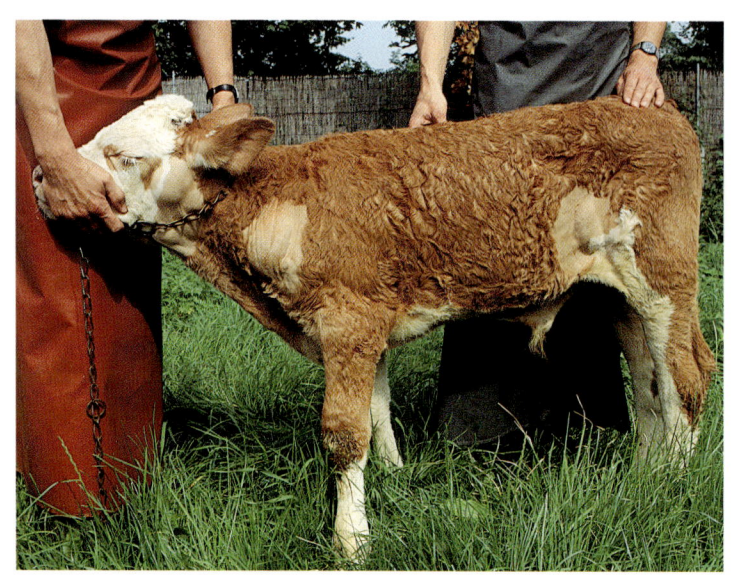

Abb. 93: Kalb mit Jungtierleukose.
Die vergleichsweise leicht zu erkennende Vergrößerung sämtlicher Körperlymphknoten (siehe die geschorenen Stellen) vereinfacht die Diagnosestellung. Gegenwärtig gibt es keine wirksame Behandlung dieser nur sporadisch auftretenden Krankheit.

vine Leukämie-Virus und auf die dagegen gerichteten Antikörper fielen bisher immer negativ aus.

2. Krankheitserscheinungen

In den ersten Lebenstagen und (-wochen) erscheinen die Kälber meist normal und zeigen eine ungestörte Futteraufnahme. Charakteristisch für die Erkrankung ist die Vergrößerung sämtlicher Körperlymphknoten **(Abb. 93)**. Die Diagnose kann deshalb meist leicht gestellt werden.
Mit zunehmender Krankheitsdauer können Erscheinungen verschiedener Folgekrankheiten (z. B. Lungenentzündung, Durchfall, Pansenblähung; Blutarmut) hinzutreten. Die Erkrankten kümmern und verfallen zusehends, bevor sie schließlich sterben.

3. Behandlung

Gegenwärtig gibt es keine wirksame Behandlung. Bei eindeutigem Krankheitsbild sollten die Kälber frühzeitig eingeschläfert und seziert werden. In einzelnen Bundesländern (z. B. in Bayern) gibt es eine Beihilfe. Voraussetzung ist unter anderem, dass eine serologische Blutuntersuchung auf enzootische Leukose ein negatives Ergebnis hatte.

4. Vorbeuge

Eine Vorbeuge ist bisher nicht möglich.

2.10 Spastische Parese

Charakteristisch für das auch als »Elsohacke« bezeichnete Leiden ist eine krankhafte Steilstellung der Hintergliedmaßen. Die Bezeichnung Elsohacke geht darauf zurück, dass Nachkommen des Bullen Elso-II gehäuft von spastischer Parese betroffen waren.
Man unterscheidet eine Frühform, die bereits bei wenige Wochen alten Kälbern auftreten kann, von der Spätform, die erst im Verlauf des 2. Lebensjahres oder noch später auftritt. Die Veränderungen können ein- oder beidseitig vorkommen. Auf Grund des mit fortschreitender Erkrankung eingeschränkten Stehvermögens kommt es zu mangelhafter Gewichtsentwicklung oder zu Kümmern, da die betroffenen Tiere nicht mehr lange genug stehen, um genügend Futter aufzunehmen.

1. Ursachen

Seit langem ist geklärt, dass die Veranlagung zur spastischen Parese vererbt wird. Welche weiteren Faktoren zum Auftreten des Krankheitsbildes erforderlich sind, ist gegenwärtig noch nicht restlos geklärt.

2. Krankheitserscheinungen

Als erstes Symptom fällt meist eine Steilstellung der Hintergliedmaße(n) auf. Diese verschlimmert sich in der Regel rasch. Die betroffenen Tiere stehen mit aufgekrümmtem Rücken und oft auffallend unter den Körper gestellten Hinterbeinen. Sie fußen schließlich nur noch auf den Zehenspitzen – teilweise schwebt das (stärker) betroffene Bein frei in der Luft. Sind beide Beine betroffen, dann trippeln die Erkrankten häufig hin und her. Anfallsweise wird die Hintergliedmaße krampfartig nach hinten weggestreckt **(Abb. 94)**.
Der Fersensehnenstrang fühlt sich beim Betasten sehr straff und hart an. Beim Gehen werden die Hinterbeine in einer Art Pendelbewegung

Organkrankheiten

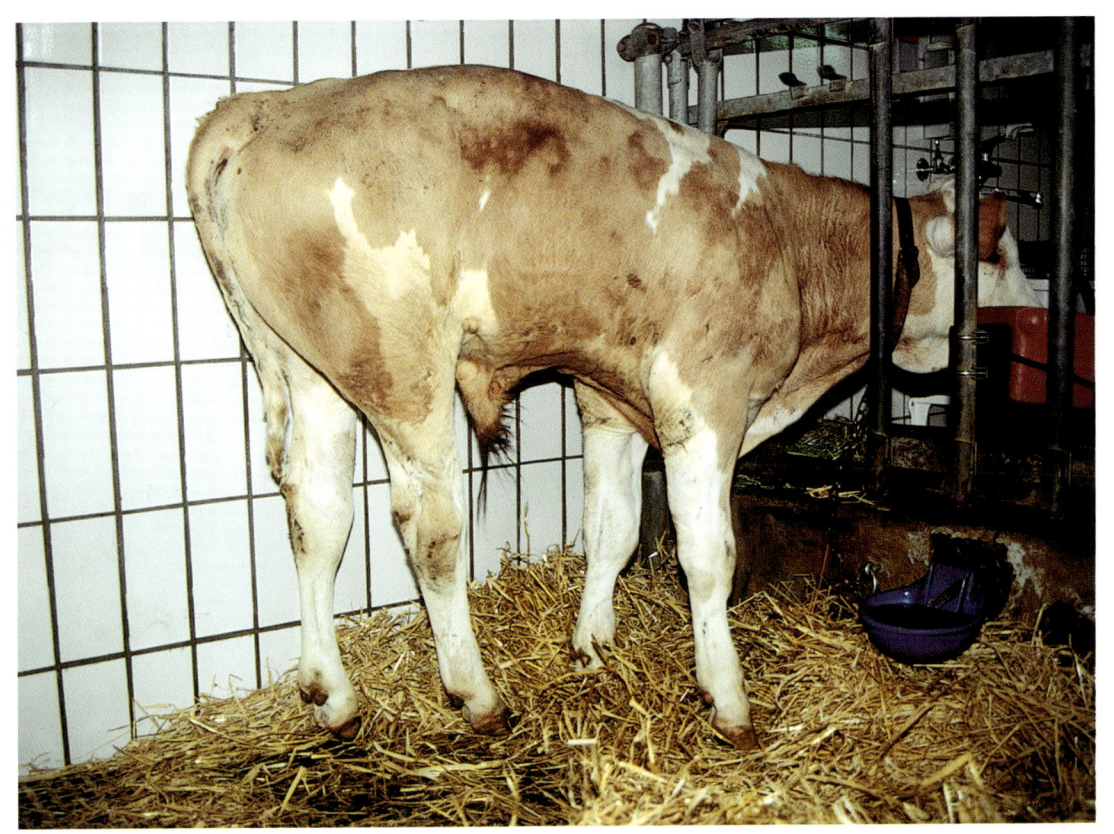

Abb. 94: Mastbulle mit spastischer Parese.
Das Tier zeigt die charakteristische Körperhaltung: Steilstellung der Hintergliedmaßen, aufgekrümmter Rücken, auffallend unter den Körper gestellte Hinterbeine. Der Fersensehnenstrang fühlt sich beim Betasten sehr straff und hart an.

nach vorne geführt. Im fortgeschrittenen Krankheitsstadium liegen die Tiere vermehrt. Dadurch fressen sie weniger und haben schlechtere Gewichtszunahmen oder magern sogar ab. Schließlich kommen die Erkrankten zum Festliegen.

3. Behandlung

Die Krankheit ist unheilbar. Bei jüngeren Tieren kann durch eine Operation der Krampfzustand meist dauerhaft behoben werden, so dass in vielen Fällen die Ausmästung möglich wird. Es gibt unterschiedliche Operationsverfahren (Durchtrennung des zuständigen Nervs bzw. verschiedener Sehnen der Ferse).

Je »gewichtiger« die betroffenen Rinder zum Zeitpunkt der Operation bereits sind, desto größer ist die Gefahr von Komplikationen in Form von Muskel- und/oder Sehnenrissen. Ältere Rinder (mit einem Körpergewicht von mehr als ca. 200 kg) sollten aus diesem Grunde nicht mehr operiert, sondern frühzeitig verwertet werden, weil sie mit Fortschreiten der Erkrankung rasch an Gewicht verlieren.

4. Vorbeuge

Da das Leiden vererbt wird, müssen Tiere mit spastischer Parese von der Zucht ausgeschlossen werden. Bei Rindern, die die Veranlagung in sich tragen, kann das Auftreten der Erkrankung durch keine Maßnahme verhindert oder verzögert werden.

Kälberkrankheiten

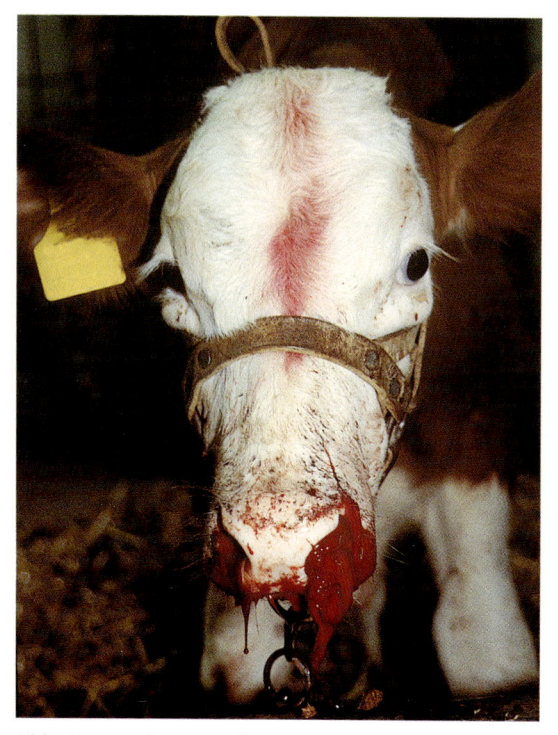

Abb. 95: Kalb mit starkem Nasenbluten infolge einer krankhaften Blutungsneigung.
Das Blut läuft in solchen Fällen meist aus beiden Nasenöffnungen.

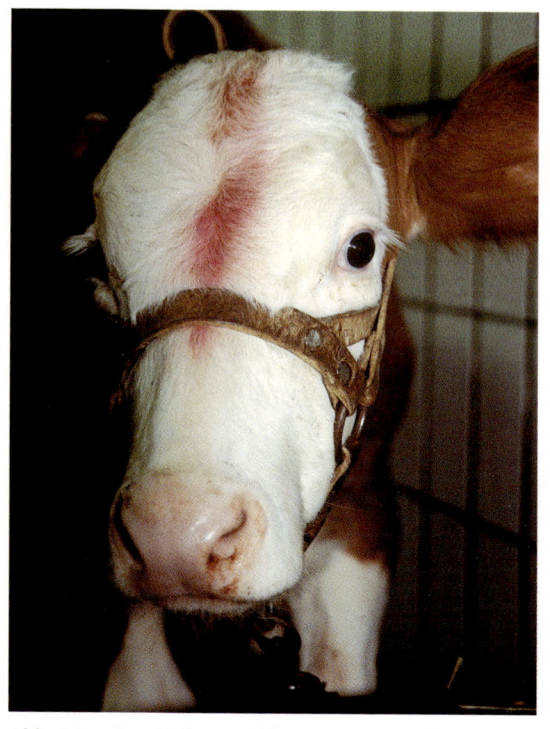

Abb. 96: Das Kalb aus Abb. 95 am Tag nach einer Blutübertragung.
Die Blutung ist vollständig zum Stillstand gekommen.

3 Mangelkrankheiten und Vergiftungen

3.1 Blutarmut (Anämie)

Unter **Anämie** versteht man eine krankhafte Verminderung der roten Blutkörperchen und/oder des Blutfarbstoffes.

1. Ursachen
Die Ursachen für Blutarmut können drei Formen zugeordnet werden. Je nach Ursache sind Einzeltiere, mehrere oder alle Kälber einer Gruppe betroffen.

Auswahl von Ursachen für die verschiedenen Formen der Blutarmut (Anämie):

Blutverlust nach innen/außen:
▶ Verletzungen,
▶ blutende Labmagengeschwüre (Seite 97),
▶ blutiger Durchfall (z. B auf Grund von Kokzidienbefall (Seite 49 ff.),
▶ Blutungsneigung unterschiedlicher Ursache.

Vermehrte Zerstörung von roten Blutkörperchen:
▶ Verschiedene Blutparasiten,
▶ bestimmte Gifte,
▶ Aufnahme großer Wassermengen nach Durstphasen,
▶ verschiedene Pflanzeninhaltsstoffe.

Ungenügende Bildung von roten Blutkörperchen:
▶ Knochenmarksschädigung unterschiedlicher Ursache,
▶ Eisenmangel (z. B. bei ausschließlicher Ernährung mit Milch),
▶ andere Mangelzustände.

---

2. Krankheitserscheinungen
Kälber mit Blutarmut fallen durch träges Verhalten, körperliche

Mangelkrankheiten und Vergiftungen

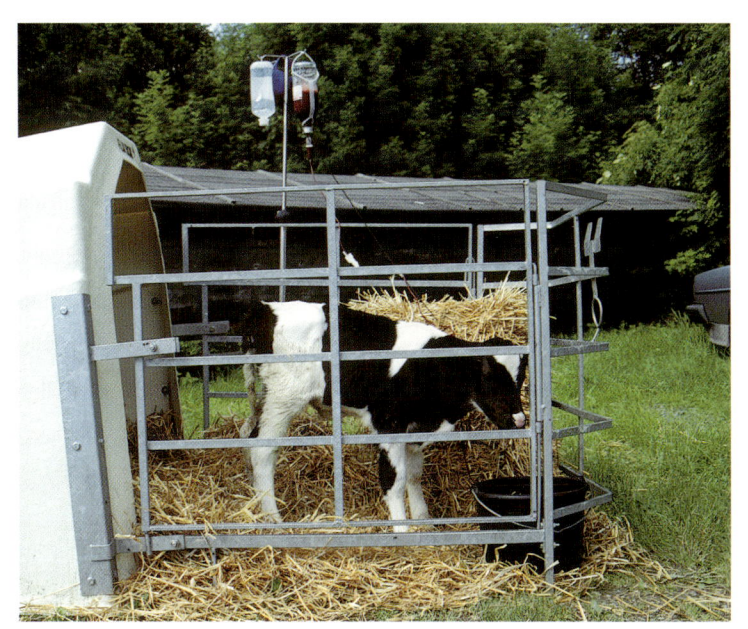

Abb. 97: Bluttransfusion beim Kalb.
Bei starken Blutverlusten und insbesondere bei krankhafter Blutungsneigung (deren Ursache selten geklärt werden kann) ist eine Bluttransfusion die mit Abstand effektivste Behandlungsmaßnahme.

Schwäche, mangelhafte Entwicklung und stumpfes Haarkleid auf. Die Schleimhäute sind blass (bei vermehrter Zerstörung roter Blutkörperchen blass-gelb), und die Augenbindehautgefäße sind weniger gefüllt oder nicht mehr sichtbar.
Je nach Schwere der Blutarmut sind die genannten Symptome unterschiedlich stark ausgeprägt. Bei hochgradiger Blutarmut kommen noch Krankheitszeichen einer Kreislaufschwäche hinzu. Im Einzelfall können weitere Symptome auffallen: z. B. Nasenbluten **(Abb. 95);** Bluten aus einer Verletzung; schwarzer, teerartiger Kot bei blutenden Labmagengeschwüren (Abb. 71); rot gefärbter Harn; blutiger Durchfall (Abb. 26); Läusebefall (Abb. 85).

3. Behandlung
Die Behandlung muss sich an der jeweiligen Ursache orientieren. Bei Blutarmut infolge einer Verletzung von Blutgefäßen muss zunächst die Blutung sachgemäß zum Stillstand gebracht werden. Bei starken Blutverlusten (z. B. blutendes Labmagengeschwür) und bei krankhafter Blutungsneigung ist eine Bluttransfusion (Blutübertragung; **Abb. 96 und 97)** oft allein lebensrettend. Der Tierarzt kann diese auch unter Praxisbedingungen im Stall durchführen.
In weniger ausgeprägten Fällen genügt in der Regel die Verabreichung eines Eisenpräparates. Ist die Blutarmut ein Symptom einer anderen Erkrankung (siehe oben), so muss natürlich auch diese Grundkrankheit sachgemäß behandelt werden.

4. Vorbeuge
Die ernährungsbedingte Eisenmangelanämie könnte einfach durch eine vielseitige wiederkäuergerechte Ernährung verhindert werden. Wird den Kälbern frühzeitig Raufutter angeboten, so können sie ihren Eisenbedarf problemlos decken. Bei bekannter Mangelsituation kann auch vorbeugend ein Eisenpräparat verabreicht werden.
Alle Krankheiten, die – wodurch auch immer – mit Blutverlust einhergehen, müssen frühzeitig und sachgemäß behandelt werden.

Kälberkrankheiten

3.2 Weißmuskelkrankheit
(Muskeldystrophie; Vitamin-E-/Selen-Mangel)

1. Ursachen

Auslöser für diese Erkrankung ist ein Mangel an Vitamin E und/oder dem Spurenelement Selen, wodurch es zur Schädigung der Muskulatur kommt. Besonders betroffen sind Kälber, deren Hauptnahrungsgrundlage aus Vollmilch besteht, da sowohl der Vitamin-E- als auch der Selen-Gehalt der Milch für sie nicht bedarfsdeckend sind.
Verschiedene krankheitsfördernde Faktoren wie zum Beispiel körperliche Anstrengung können zusätzlich wirken. So werden gehäuft Erkrankungsfälle nach Umstallung oder nach Weideaustrieb beobachtet. Zudem kann es in Zusammenhang mit anderen Erkrankungen (z. B. Blutübersäuerung bei Kälberdurchfall oder Festliegen unterschiedlicher Ursache) zu Mangelzuständen kommen.
Der Vitamin-E-Gehalt des Grundfutters ist sehr von der Witterung bei der Werbung sowie von den Bedingungen bei der Lagerung abhängig. Weiterhin beeinflussen die Menge und die Qualität der Fette sowie der Gehalt an ungesättigten Fettsäuren im Milchaustauscher den Vitamin-E-Bedarf von Kälbern.
Die Selen-Versorgung der Rinder hängt im Wesentlichen vom Selen-Gehalt des Bodens ab. Dieser ist regional sehr unterschiedlich.

2. Krankheitserscheinungen

Sie können sehr variabel sein. In vielen Fällen sind mehrere Tiere einer Gruppe gleichartig erkrankt. Bei neugeborenen Kälbern kann es zu Lebens- und/oder Trinkschwäche (Seite 137 ff.) kommen. Einzelne Kälber können die Zunge nicht richtig rollen, manchen hängt sie aus dem Maul. Zum Teil haben solche Tiere Schluckbeschwerden, so dass ihnen die Milch wieder aus dem Maul läuft.
Ältere Kälber mit Weißmuskelkrankheit wirken meist schwach und liegen viel. Nach Auftreiben bzw. Aufheben bleiben sie nur kurzzeitig aufgekrümmt stehen. Dabei zittern manche am ganzen Körper. Auffallend steifer Gang, angestrengte und beschleunigte Atmung sowie Schwitzen sind weitere mögliche Krankheitssymptome **(Abb. 98)**.
Viele der Erkrankten können den Kopf nicht lange heben – dieser wird oft kraftlos in die Einstreu gelegt **(Abb. 99)**. Bei Beteiligung der Herzmuskulatur können Kälber plötzlich unter Schreien sterben.
Die Diagnose kann in den meisten Fällen durch eine Blutuntersuchung gesichert werden.

3. Behandlung

Die Kälber müssen mehrmals mit Vitamin E und Selen nach Plan (Tierarzt!; **Selen schadet bei Überdosierung**) behandelt werden. Die erkrankten Tiere sollten keinen körperlichen Belastungen ausgesetzt werden. Sie müssen weich und trocken gelagert und mehrmals täglich gewendet werden, damit sie sich nicht wund liegen. In schweren Fällen ist eine deutliche Verbesserung des Krankheitszustandes oft erst nach mehreren Behandlungstagen zu erkennen.
Nicht erkrankte Kälber der Gruppe sollte man gleichzeitig vorbeugend behandeln.

4. Vorbeuge

Besonders während der Hochträchtigkeit müssen Kühe und Färsen ausreichend mit Vitamin E und Selen versorgt werden (Grünfutter, gute Silage, vitaminierte und selenhaltige Futtermittel). In Problembeständen kann eine Vitamin-E-/Selen-Injektion an trockenstehende Kühe und neugeborene Kälber verabreicht werden.
Bei Mastkälbern ist eine Vitamin-E-/Selen-Zufuhr bei der Einstallung zu empfehlen. Weiterhin sollte auf ausreichende Vitamin-E-Gehalte in Milchaustauschern geachtet werden. Eine vernünftige Fütterung der Kälber (frühzeitig Festfutter und Wasser anbieten) und die Vermeidung unnötiger Belastungen vermindern das Krankheitsrisiko allgemein.
In Beständen mit gehäuftem Auftreten dieser Erkrankung sollten Bodenproben auf ihren Selen- und Futterproben auf ihren Vitamin-E-Gehalt untersucht werden. Im Falle einer Mangelversorgung empfiehlt sich eine regelmäßige Versorgung der Kälber oder bereits der Mütter über das Futter oder durch Injektionen.

Mangelkrankheiten und Vergiftungen

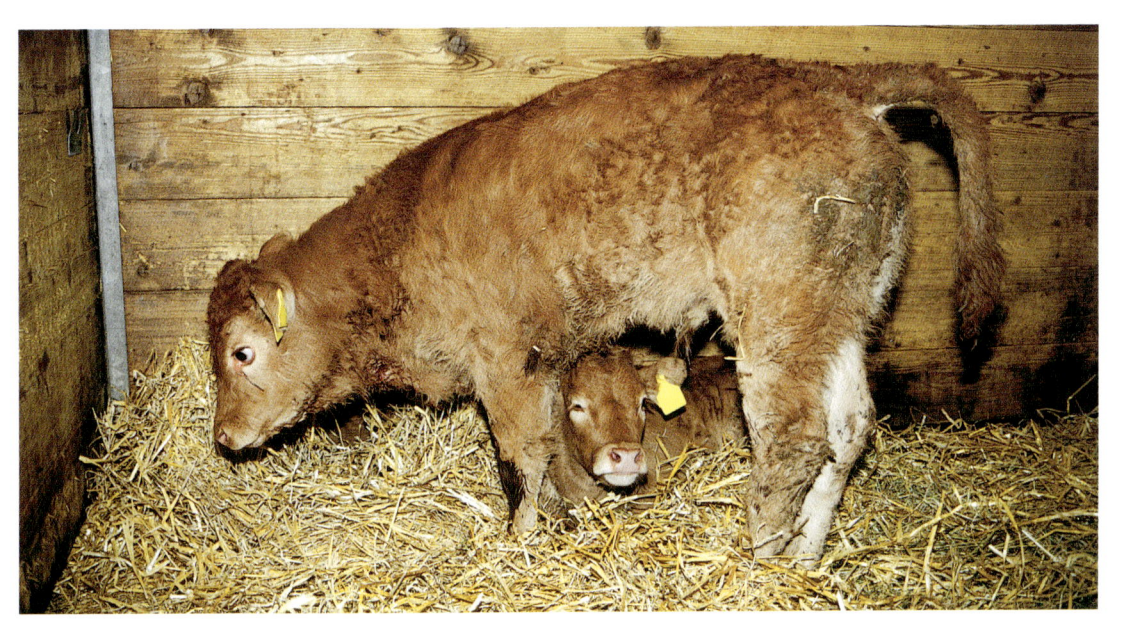

Abb. 98: Limousin-Kälber mit Weißmuskelkrankheit.
Betroffene Kälber wirken schwach und liegen viel. Werden sie aufgetrieben oder aufgehoben, so bleiben sie nur kurzzeitig aufgekrümmt – z. T. mit abgehaltenem Schwanz – stehen und beginnen rasch am ganzen Körper zu zittern. Steifer Gang und angestrengte Atmung sind weitere Krankheitssymptome. Die Diagnose kann in den meisten Fällen durch eine einfache Blutuntersuchung gesichert werden.

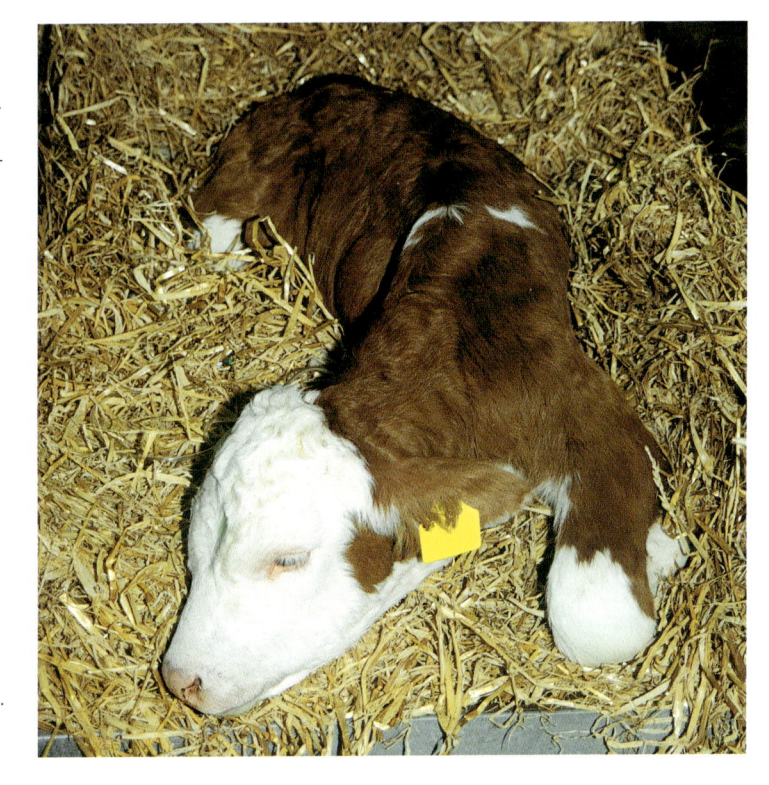

Abb. 99: Junges Fleckvieh-Kalb mit Weißmuskelkrankheit.
Viele der an Weißmuskelkrankheit leidenden Kälber können den Kopf nicht richtig oder nicht lange heben. Dieser wird oft kraftlos in die Einstreu gelegt.

Kälberkrankheiten

3.3 Hirnrindennekrose
(Sternguckerkrankheit, Vitamin-B_1-Mangel)

Diese nichtinfektiöse Erkrankung tritt bevorzugt bei Milchkälbern auf. Sie wird aber auch bei älteren, bereits entwöhnten und vereinzelt sogar bei erwachsenen Rindern beobachtet. Nicht selten sind mehrere Tiere einer Gruppe betroffen.

1. Ursachen
Die Ursachen und die Krankheitsentstehung sind gegenwärtig nicht vollständig geklärt. Meist ist die Hirnrindennekrose die Folge eines Vitamin-B_1-Mangels, wodurch es unter anderem zu einer Stoffwechselstörung im Gehirn mit Schwellung der Hirnrinde (Hirnödem) kommt.
Als mögliche Gründe für den Vitamin-B_1-Mangel werden diskutiert:
▶ Unzureichender Vitamin-B_1-Gehalt in der Futterration (z. B. bei ausschließlicher Ernährung mit Milchaustauscher),
▶ plötzlich steigender Vitamin-B_1-Bedarf (z. B. bei körperlicher Anstrengung oder bei kraftfutterreicher Ration),
▶ abrupte Futterumstellungen sowie akute Pansenübersäuerung,
die Pansenflora bildet unter diesen Umständen zu wenig Vitamin B_1, normalerweise decken Wiederkäuer mit funktionierender Pansenverdauung ihren Bedarf an Vitamin B_1 durch Eigensynthese,
▶ Verdauungsstörungen (z. B. wird bei Durchfall eine geringere Menge von Vitamin B_1 aus dem Darm aufgenommen),
▶ Zerstörung des Vitamin B_1 (z. B. durch das Ferment Thiaminase).

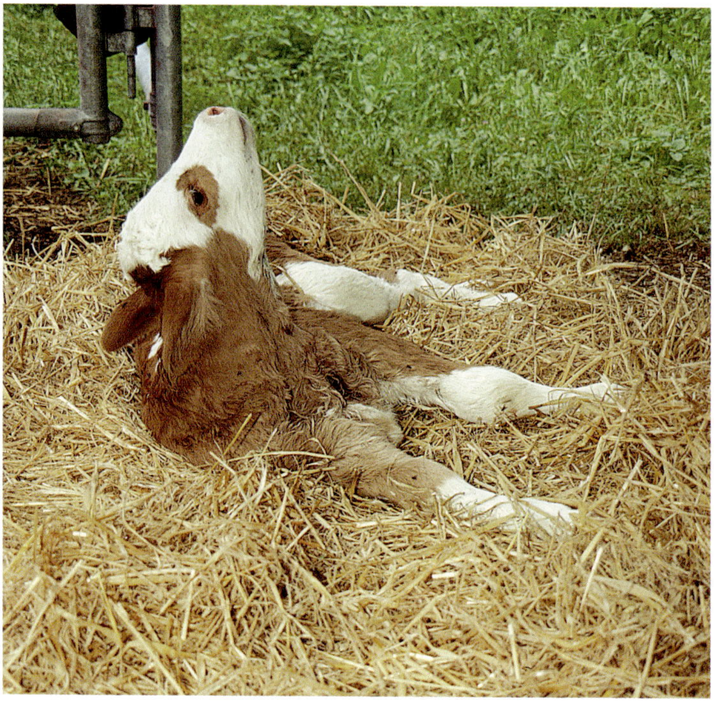

Abb. 100: Kalb mit Hirnrindennekrose (Vitamin-B_1-Mangel).
Das häufig zu beobachtende Überstrecken von Kopf und Hals als ein charakteristisches Symptom dieser Erkrankung hat im deutschsprachigen Raum zu der treffenden Bezeichnung »Sterngucker« geführt. Weitere hinweisgebende Krankheitserscheinungen sind plötzlich auftretende Blindheit und Verdrehen der Augäpfel. Kälber mit Vitamin-B_1-Mangel kommen oft rasch zum Festliegen. In Seitenlage rudern sie dann anfallsweise mit den Gliedmaßen. Bei rechtzeitig erfolgender sachgemäßer Behandlung bestehen jedoch gute Heilungsaussichten.

2. Krankheitserscheinungen
Je nach Schwere der Erkrankung können folgende Symptome beobachtet werden: Futterverweigerung; unsicherer, tappender (stolpernder) und unkoordinierter Gang; Muskelzittern bzw. -zuckungen besonders im Bereich des Kopfes; plötzliche Blindheit; Verdrehung der Augäpfel bei enggestellten Pupillen; erhöhte Erregbarkeit; Zähneknirschen; Leerkauen; Überstrecken von Kopf und Hals (Sterngucker; Abb. 100); Festliegen mit anfallsartigen Ruderbewegungen der Gliedmaßen.
Nicht rechtzeitig behandelte Tiere können – sofern sie überleben – bleibende Schäden (Blindheit) behalten. Sie finden sich jedoch (besonders bei Einzelaufstallung) meist erstaunlich gut zurecht.

3. Behandlung
Mehrmalige Zufuhr von Vitamin B_1 nach Plan (Tierarzt!) über mehrere

Mangelkrankheiten und Vergiftungen

Tage. Bei frühzeitiger Behandlung zeigt sich oft ein spektakulärer Behandlungserfolg bereits binnen weniger Stunden. Bei Erkrankung eines Kalbes sollten alle gefährdeten Tiere vorbeugend mit Vitamin B_1 versorgt werden.
Schwer erkrankte Rinder bedürfen noch weiterer Behandlungsmaßnahmen. In verschleppten Fällen bestehen meist nur noch schlechte Heilungsaussichten.

4. Vorbeuge
Die unter Ursachen genannten Bedingungen sollten möglichst vermieden werden. Wesentliche Vorbeugemaßnahmen bestehen in einer ausgewogenen Fütterung der Kälber und der Vermeidung plötzlicher Futterumstellungen.
An krankheitsgefährdete Rinder kann Vitamin B_1 oder Bierhefe vorbeugend verabreicht werden.

3.4 Tetanie der Milchkälber
(Magnesium-Mangel)

Magnesium ist ein wichtiger Bestandteil vieler Enzyme. Es kann nicht wie einige andere Mineralstoffe kurzfristig aus körpereigenen Depots mobilisiert werden. Deshalb muss der Bedarf der Rinder durch ständige Zufuhr mit der Nahrung gedeckt werden. Abhängig vom Alter der Tiere, der Fütterung und der Einwirkung bestimmter Faktoren, die die Magnesium-Versorgung und den -Bedarf beeinflussen, muss zwischen Weide-, Stall- und Transporttetanie erwachsener Rinder und der Tetanie der Milchkälber unterschieden werden. An dieser Stelle kann nur auf die zuletzt genannte Form eingegangen werden.

Die Tetanie der Milchkälber kommt auf Grund veränderter Fütterungsgewohnheiten seltener vor als in früheren Jahren. Betroffen sind bevorzugt ältere, eher gut genährte Kälber, die ausschließlich mit Kuhmilch getränkt werden.

1. Ursachen
Die Ursache für die Tetanie der Milchkälber ist ein Magnesium-Mangel, da der Magnesium-Gehalt der Kuhmilch für Kälber ab einem Alter von ca. 2 Monaten nicht mehr bedarfsdeckend ist. Zur Auslösung der Erkrankung ist jedoch vermutlich die Einwirkung weiterer Faktoren wie Stress oder körperliche Belastung erforderlich.

2. Krankheitserscheinungen
Zu Beginn der Erkrankung fallen die Kälber meist durch Unruhe, Nervosität und Erregungszustände auf. Sie bewegen sich ungewohnt steif. Im weiteren Verlauf kommt es insbesondere während oder nach Stresssituationen zu Krampfanfällen. Die Kälber rudern dabei mit den vom Körper abgestreckten Gliedmaßen, überstrecken phasenweise Kopf und Hals und brüllen manchmal laut.
Nach solchen Anfällen können sie auch wieder aufstehen und sich normal verhalten. Ohne gezielte Behandlung kommen sie schließlich zum Festliegen und verenden meist an Atemstillstand.

3. Behandlung
Der Tierarzt sollte in Verdachtsfällen rasch zugezogen werden. Er muss unter anderem magnesiumhaltige Lösungen (nach Vorschrift!) verabreichen. Auch eine wiederholte Zufuhr von Magnesium-Salzen über das Futter ist möglich. Stress und körperliche Anstrengungen sollten vermieden und eine wiederkäuergerechte Ration angeboten werden.

4. Vorbeuge
Durch eine frühzeitige Zufütterung von Raufutter (siehe Seite 27 ff.) kann die Tetanie der Milchkälber relativ sicher verhindert werden.

3.5 Kochsalzvergiftung
(Hypernatriämie, Wasser-Mangel)

Im Zusammenhang mit verschiedenen Tränkefehlern kommt es immer wieder zu **Kochsalzvergiftungen** bei Kälbern. Dabei sind – zum Teil bestandsweise gehäuft auftretende – schwere Erkrankungen mit tödlichem Ausgang nicht selten.

1. Ursachen
Zu Kochsalzvergiftungen kann es nur dann kommen, wenn den Kälbern größere Mengen Kochsalz (Natriumchlorid, NaCl) verabreicht werden, ohne dass sie die Möglichkeit zur freien Wasseraufnahme haben.
Die zwei häufigsten Ursachen für die übermäßige Zufuhr von Kochsalz sind:
▶ Zu konzentriert angerührte Elektrolyttränken sowie so genannte Diät- oder Ersatztränken (davon sind insbesondere junge Kälber mit Durchfall betroffen),
▶ zu konzentriert angerührte Milchaustauscher (dies ist in der Vergangenheit gehäuft bei Milchmastkälbern sowie bei männlichen Kälbern, die zur Mast verkauft werden sollten, beobachtet worden). In den meisten Fällen wurde versucht, durch die ausschließliche Verträgkung großer Mengen hochkonzentrierter Milchaustauscher hohe Gewichtszunahmen zu erreichen.

Kälberkrankheiten

Weitere – seltener vorkommende – Fehler sind das zusätzliche Einmischen von Kochsalz in oben aufgeführte Tränken und Eigenmischungen von Elektrolyttränken, in denen zu viel Kochsalz enthalten ist (entweder, weil die Menge nicht abgewogen wird, oder weil die erforderliche Menge überhaupt nicht bekannt ist).

Nach eigenen Erfahrungen liegen die Gründe für das Fehlverhalten einerseits darin, dass obige Tränken nach dem Motto »viel hilft viel« angerührt werden, zum anderen muss oft festgestellt werden, dass die Milchpulvermenge einfach »nach Gefühl« eingemischt und die Menge oft erheblich unterschätzt wird.

Eine wichtige Voraussetzung für das Entstehen der Kochsalzvergiftung ist jedoch die Tatsache, dass die Kälber keine Möglichkeit zur freien Wasseraufnahme haben.

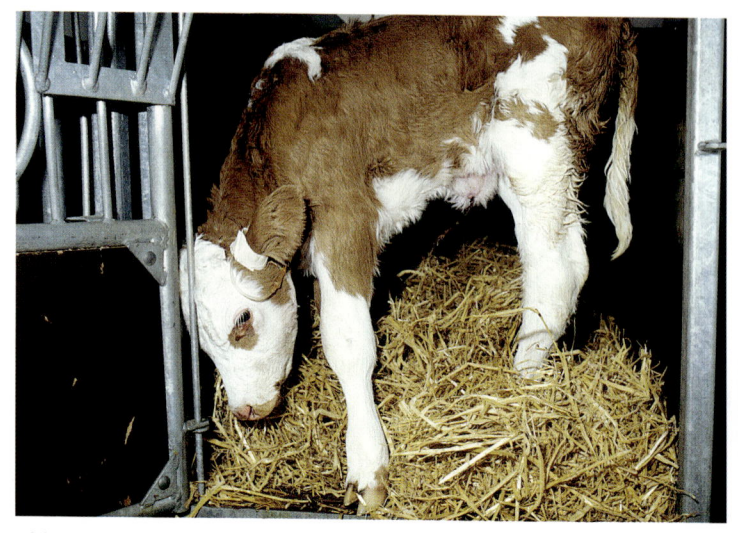

Abb. 101: Kalb mit Kochsalzvergiftung in der Depressionsphase. Stehen mit tief gesenktem Kopf, Drängen in die Boxenecke und Verdrehen der Augäpfel sind markante Krankheitserscheinungen. Je nach Krankheitsgrad und -stadium können weitere Symptome auftreten.

2. Krankheitserscheinungen

Die Krankheitssymptome können je nach Krankheitsgrad und Krankheitsstadium sehr unterschiedlich sein. Oft wechseln **Depressionsphasen** (Stehen mit hängendem, in die Boxenecke gedrücktem Kopf **(Abb. 101);** Schläfrigkeit; Zähneknirschen; verdrehte Augäpfel) mit **Erregungszuständen** (anfallsweise Krämpfe in Seitenlage; Überstrecken von Hals und Kopf; Stöhnen; Klagen) ab.

Manche Kälber haben Fieber (bis 41 °C), gerötete Schleimhäute und atmen vermehrt und angestrengt, was häufig fälschlicherweise als Anzeichen einer Lungenentzündung eingeschätzt wird. In unsere Klinik werden immer wieder Kälber mit Kochsalzvergiftung eingeliefert, die vorher tagelang erfolglos gegen Lungenentzündung behandelt wurden. Kälber mit Kochsalzvergiftung infolge überdosierter Milchaustauschertränke sind oft auffallend gut ernährt bis mastig und schwitzen.

Weitere Krankheitserscheinungen sind möglich, ihre Aufzählung würde an dieser Stelle jedoch nur verwirren. Der Tierarzt kann die Diagnose durch eine Blutuntersuchung untermauern.

3. Behandlung

Die Behandlung der Kochsalzvergiftung gestaltet sich gegenwärtig noch schwierig. Je nach Ursache, gegebenenfalls vorhandener Grundkrankheit (z. B. Durchfall) und Schwere der Erkrankung sind unterschiedliche Maßnahmen angezeigt. Ziel aller Behandlungsbemühungen ist die behutsame Absenkung der zu hohen Konzentration von Natrium und Chlorid in Blut und Geweben. In Verdachtsfällen sollte deshalb umgehend der Tierarzt zugezogen werden.

Bereits erkrankte Kälber dürfen übrigens nicht plötzlich größere Mengen Wasser aufnehmen, weil dies unter anderem zu einer Hirnschwellung führen kann, worauf sich der Krankheitszustand und die Heilungsaussichten solcher Kälber drastisch verschlechtern.

4. Vorbeuge

Die Verhinderung von Kochsalzvergiftungen ist wegen der oben aufgezeigten nur begrenzten Behandlungsmöglichkeiten von zentraler Bedeutung. Grundsätzlich kann diese Erkrankung bei Kälbern leicht und sicher (!) vermieden werden, wenn nachfolgende Empfehlungen eingehalten werden:

▶ **Elektrolyttränken und Milchaustauscher nach Vorschrift in Wasser anrühren.**

Es wäre wünschenswert, dass Hersteller in der Gebrauchsanweisung auf die Gefahr einer

Mangelkrankheiten und Vergiftungen

Kochsalzvergiftung bei Überdosierung hinweisen. Um an dieser Stelle Missverständnissen vorzubeugen, sei ausdrücklich betont, dass vorschriftsmäßig angerührte Elektrolyttränken, die zwischen den Milchmahlzeiten verabreicht werden, für die Behandlung von Kälbern mit Neugeborenendurchfall von größter Bedeutung sind (siehe Seite 42). Zur kritischen Einschätzung von »Diät- oder Ersatztränken« sei auf Seite 33 ff. verwiesen.

▶ **Wasserversorgung für Kälber sicherstellen.**
Nach eigener Ansicht sollten Kälber schon nach wenigen Lebenstagen Wasser zur freien Aufnahme angeboten bekommen. Wenn stets Wasser zur Verfügung steht, können sich Kälber damit nicht »übersaufen«, weil die Nieren »zu viel« aufgenommenes Wasser sofort wieder ausscheiden würden. Im Übrigen ist darauf hinzuweisen, dass nach der **Tierschutz-Nutztierhaltungsverordnung** (siehe Seite 147 ff.) vorgeschrieben ist, dass Kälber nach Ablauf der 2. Lebenswoche stets freien Zugang zu Wasser in ausreichender Menge und einwandfreier Qualität haben müssen. Dies gilt natürlich auch für den Betriebszweig Milchmast! Würde diese sinnvolle Verordnung eingehalten, könnten Kochsalzvergiftungen zumindest bei über 2 Wochen alten Kälbern nicht mehr auftreten.

3.6 Bleivergiftung

Die akute **Bleivergiftung**, bei der zentralnervöse Krankheitserscheinungen im Vordergrund stehen, kommt im Vergleich zu früher nur noch selten vor. Im Einzelfall können jedoch erhebliche Schäden auftreten, weil meist mehrere oder alle Rinder einer Gruppe gleichzeitig oder kurz nacheinander erkranken und sterben.

1. Ursachen
Die Bleiaufnahme erfolgt mit dem Futter oder durch Belecken von mit Blei verunreinigten Flächen und Gegenständen. Rinder zeigen eine auffallende Vorliebe für bleihaltige Stoffe (bleihaltige Farben, Batterien, Öle u. a.). Die Ermittlung der jeweiligen Bleiquelle gestaltete sich in den vom Autor überschaubaren Krankheitsfällen stets sehr schwierig, wobei meist detektivische Fähigkeiten erforderlich waren.
Aus diesem Grunde sollen die verschiedenen Ursachen für bestandsweise gehäuft aufgetretene Bleivergiftungen bei Kälbern und Jungrindern, zu deren Aufklärung unsere Klinik zugezogen wurde, genannt werden:
▶ Mit Bleifarbe gestrichenes Blech eines alten Kirchendaches, das zur Trogauskleidung benutzt wurde,
▶ mit Bleifarbe gestrichene alte Holztafel (mit der Aufschrift »Kolonialwaren«), die als Boxenabtrennung eingebaut worden war,
▶ mit Bleifarbe gestrichene Stallpfeiler,
▶ alte Bleirohre als Trinkwasserleitung,
▶ Autobatterie, die im Stall gelagert war,
▶ bleihaltiger Abraum in der Umgebung einer früheren Bleiabbaustelle.

2. Krankheitserscheinungen
Bei der akuten Bleivergiftung dominieren Verhaltensauffälligkeiten und zentralnervöse Krankheitssymptome. Mitunter werden aber auch Kälber tot aufgefunden, ohne dass sie vorher als krank aufgefallen waren. Eigene Klinikpatienten mit Bleivergiftung zeigten u. a. nachfolgende Krankheitserscheinungen:
Nahrungsverweigerung; erhöhte Erregbarkeit (manche Tiere waren kaum zu bändigen); Muskelzittern und rhythmische Zuckungen am Kopf und an anderen Körperstellen; abnorme und unkoordinierte Bewegungen (Taumeln, Vorwärtsdrang, zielloses Umherwandern, Kreisbewegungen, kreisförmige Kopfbewegungen); abnorme Gliedmaßenstellungen; Blindheit (Laufen gegen Boxenwand oder in die Umzäunung); Zähneknirschen und/oder Leerkauen (manche Tiere fügten sich dabei selbst Verletzungen der Maulschleimhaut zu); schaumiges Speicheln, z. T. schmatzende Geräusche; Wechsel von Depressions- und Erregungsphasen; erhöhte Atemfrequenz; Festliegen (zum Teil mit Überstrecken von Kopf und Hals); anfallsweise Krampfzustände.
In zahlreichen Fällen verenden die Kälber bereits nach kurzer Krankheitsdauer.
Durch gezielte Untersuchungen (z. B. Bestimmung der Bleikonzentration in Harn oder Blut sowie im Nieren- und Lebergewebe) kann die Verdachtsdiagnose »Bleivergiftung« gesichert werden.

3. Behandlung
In vielen Fällen kommen Behandlungsmaßnahmen zu spät. Bis vor kurzem durften Stoffe verabreicht werden, die das Blei binden, wodurch eine beschleunigte Ausscheidung über die Nieren erfolgt. Diese sind gegenwärtig für die Anwendung bei Lebensmittel liefernden Tieren nicht zugelassen. Der Tierarzt muss also eine dem jeweiligen Krankheitszustand entsprechende symptomatische Therapie

durchführen. In Anbetracht der vorstehend genannten Umstände sollte er in Verdachtsfällen möglichst rasch zugezogen werden.
In allen Fällen sollte man gründlich nach der Bleiquelle suchen und diese gegebenenfalls entfernen.

4. Vorbeuge

Die Verhinderung der Erkrankung ist wegen ihres dramatischen Verlaufes und der gegenwärtig nur begrenzten Behandlungsmöglichkeiten von zentraler Bedeutung. In diesem Sinne muss dafür gesorgt werden, dass bleihaltige Stoffe für Rinder nicht zugänglich sind (siehe auch unter Ursachen genannte Möglichkeiten).

3.7 Kupfervergiftung

1. Allgemeines, Ursachen

Auf Grund einer sachgemäßeren Tränkung und Fütterung tritt die **Kupfervergiftung** beim Kalb nur noch sehr selten auf. Dabei handelt es sich dann fast ausschließlich um die chronische Kupfervergiftung.
Dazu kann es kommen, wenn den Kälbern über einen längeren Zeitraum von Wochen oder gar Monaten überhöhte Kupfermengen zugeführt werden. In den wenigen Fällen, zu deren Abklärung unsere Klinik in den letzten ca. zwei Jahrzehnten zugezogen wurde, konnten als »Kupferquellen« Mineralfutter für Schweine oder mit Kupfer »aufgewertete« Milchaustauscher ermittelt werden. Meist waren mehrere Kälber einer Gruppe betroffen.
Das vermehrt aufgenommene Kupfer wird zunächst in der Leber gespeichert. Ist die Speicherkapazität der Leber erschöpft, so kommt es zum plötzlichen Zerfall der Leberzellen. Dadurch gelangen große Mengen Kupfer in die Blutbahn. Das freigesetzte Kupfer führt schließlich zu einem massenhaften Zerfall roter Blutkörperchen, woraus sich die Krankheitssymptomatik ergibt.
Verschiedene Stressfaktoren wie Futterwechsel, Transport, Umstallung oder Witterungseinflüsse wirken vermutlich begünstigend auf die Krankheitsentstehung.

2. Krankheitserscheinungen

Charakteristisch für die chronische Kupfervergiftung des Kalbes sind eine rasche Verschlechterung des Allgemeinbefindens und die auffällige Blass-Gelbfärbung der Schleimhäute und der Augenlederhaut **(Abb. 102)**. Der Harn ist braunrot bis schwarz verfärbt, weil darin große Mengen Blutfarbstoff ausgeschieden werden. Die Kälber kommen rasch zum Festliegen und sterben meist schon nach Stunden bis wenigen Tagen.
Die Diagnose kann durch die Bestimmung des Kupfergehaltes in der Leber gesichert werden. Deshalb sollten verendete Kälber mit Verdacht auf Kupfervergiftung seziert werden.

3. Behandlung

Eine Behandlung kommt für schwer erkrankte Kälber fast immer zu spät. Bei leicht erkrankten Tieren sollte eine Blutübertragung durchgeführt werden. Des Weiteren muss der Tierarzt eine auf den Einzelfall abgestimmte »symptomatische« Therapie durchführen.
Wichtig ist, die Kupferquelle ausfindig zu machen, um die weitere Zufuhr von Kupfer an die nicht erkrankten Gruppengenossen zu verhindern.

Abb. 102:   Gelbsucht bei »chronischer« Kupfervergiftung.
Auffällige Blass-Gelbfärbung der Schleimhäute. Besonders dann, wenn mehrere Kälber einer Gruppe gleichartig betroffen sind, sollte immer an eine »chronische« Kupfervergiftung als Ursache gedacht werden. Unter der Voraussetzung einer sachgemäßen Fütterung lassen sich Kupfervergiftungen beim Kalb heutzutage jedoch nahezu sicher verhindern.

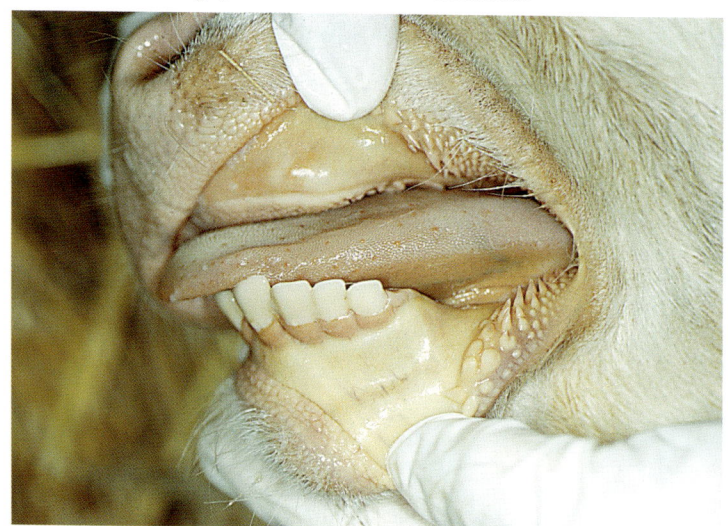

4. Vorbeuge

Eine sachgemäße Tränkung und Fütterung schließt das Auftreten einer Kupfervergiftung beim Kalb nahezu aus. Es sollten nur für Kälber vorgesehene Milchaustauscher und Kraftfuttermischungen verwendet werden.

4 Angeborene Erkrankungen

Bei Kälbern aller Rassen kann eine Vielzahl von Anomalien verschiedener Organsysteme auftreten.

1. Ursachen/Vorkommen

Die genauen Ursachen sind meist nicht geklärt. In Frage kommen Erbfehler sowie zufällig (durch Mutation) oder als direkte oder indirekte Folge bestimmter Einflüsse (z. B. Inhaltsstoffe von Futtermitteln, Infektion des Muttertieres während der Trächtigkeit) in der Embryonalentwicklung auftretende Missbildungen. Je nach Ursache der angeborenen Erkrankung sind Einzeltiere oder mehrere Kälber betroffen.

Es muss zwischen angeborenen Erkrankungen unterschieden werden, die über kurz oder lang zum Tode des Kalbes führen, und solchen, die mit dem Leben vereinbar sind. Dies hängt in vielen Fällen insbesondere davon ab, in welcher Ausprägung die »Missbildung« vorhanden ist.

Der Grad der Ausprägung einer angeborenen Erkrankung entscheidet vielfach auch darüber, ob ein Kalb ohne Behandlungsmaßnahme aufwachsen kann (z. B. bei Verkrümmung der Vordergliedmaßen 1. Grades), ob es dies besser (oder ausschließlich) auf Grund einer gezielten Behandlungsmaßnahme kann (z. B. bei Verkrümmung 2. Grades) oder ob es wegen einer hochgradigen Verkrümmung 3. Grades sogar eingeschläfert werden muss (siehe hierzu Seite 132 ff.).

Des Weiteren spielt für die Einschätzung eine Rolle, ob ein betroffenes Kalb nur eine begrenzte Zeit oder langfristig (mit oder ohne Behandlung) lebensfähig ist. Schließlich sind in einer Reihe von Fällen mehrere Anomalien gleichzeitig vorhanden, wovon das Ausmaß der Beeinträchtigung sowie die Behandlungsmöglichkeiten und der -aufwand wesentlich bestimmt werden.

Bezüglich der Beurteilung der Behandlungswürdigkeit angeborener Erkrankungen sollten unter anderem folgende Kriterien berücksichtigt werden:

▶ Anzahl der gleichzeitig vorhandenen Missbildungen,
▶ Grad der Ausprägung der Anomalie,
▶ Grad der Beeinträchtigung des Kalbes (ohne und gegebenenfalls trotz gezielter Behandlungsmaßnahmen),
▶ optisch erkennbare Ausprägung der Behinderung,
▶ Aufwand und Nutzen erforderlicher Behandlungsmaßnahmen,
▶ zuchthygienische Gesichtspunkte.

All diese Kriterien sollen im Rahmen der nachfolgenden Beschreibung von Erscheinungsbild und Behandlungsmöglichkeiten der verschiedenen angeborenen Erkrankungen jeweils berücksichtigt werden.

2. Vorbeuge

Im Rahmen der Vorbeuge angeborener Erkrankungen stehen zuchthygienische Aspekte im Vordergrund. Dies gilt natürlich insbesondere für alle Erkrankungen, für die eine genetische (erbliche) Veranlagung nachgewiesen ist.

Es muss aber auch für all jene zutreffen, deren Ursachen gegenwärtig noch mehr oder weniger ungeklärt sind. Grundsätzlich sollten überlebende Kälber mit angeborenen Erkrankungen niemals zur Zucht, sondern nur zur Mast herangezogen werden.

Auswahl der häufigsten angeborenen Erkrankungen beim Kalb (unter Berücksichtigung der Überlebensfähigkeit):

▶ **Nicht/nicht lange überlebensfähig:**
– Gehirnanomalien (Wasserkopf, Kleinhirnmissbildung),
– Erbkrankheiten bei Braunviehkälbern,
– verschiedene multiple Missbildungen.

▶ **Nur nach gezielter (operativer) Behandlung überlebensfähig:**
– Verschluss des Enddarms,
– unvollständige Darmanlage,
– Gaumenspalte.

▶ **Je nach Art, Ausprägung und auftretender Komplikationen überlebensfähig** (mit oder ohne Behandlung):
– Nabelbruch,
– Gliedmaßenverkrümmung,
– Spastische Parese,
– Herzfehler,
– Anomalien des Darms (ohne Verschluss),
– Missbildungen im Bereich des Harnapparates.

▶ **Meist ohne Behandlung überlebensfähig:**
– Verkürzung oder Verlängerung von Ober- bzw. Unterkiefer,
– verschiedene, die Überlebensfähigkeit nicht ausschließende Missbildungen (z. B. Stummelschwanz, Zwitter/Zwicke).

Kälberkrankheiten

Bei allen der an dieser Stelle zu beschreibenden Leiden, besonders, wenn sie bestandsweise oder regional gehäuft auftreten, sollten seitens der Betriebsleiter und der jeweils zuständigen Zuchtverbände Elterntiere kritisch überprüft und gegebenenfalls frühzeitig aus der Zucht genommen werden.

Im Zeitalter des Tierpasses und der zur Verfügung stehenden EDV-Möglichkeiten wäre dies vergleichsweise leicht möglich. Gegenwärtig sind diesbezüglich leider nur ungenügende Aktivitäten zu beobachten.

3. Wesen, Erscheinungsformen und Behandlungsmöglichkeiten

Nachfolgend wird auf einige der häufiger vorkommenden angeborenen Leiden näher eingegangen, wobei jeweils das Wesen der Anomalie, die Krankheitserscheinungen und die Behandlungsmöglichkeiten (mit dem Ziel, die Tiere auszumästen) beschrieben werden.

4.1 Nabelbruch

1. Wesen

Als **Bruch** (Hernie) bezeichnet man das Vorfallen von Eingeweideteilen aus der Bauchhöhle in eine mit Bauchfell ausgekleidete abnorme Ausstülpung. Meist sind solche Brüche angeboren, sie können aber auch im Verlauf des Lebens entstehen.

Beim Rind ist der Nabelbruch mit großem Abstand die häufigste derartige Komplikation. Viel seltener kommen Bauchbrüche (meist hinter oder seitlich des Nabels gelegen) und Zwerchfellshernien vor. Nabelbrüche können bei Kälbern aller Rinderrassen auftreten. Für einzelne Rassen ist die Erblichkeit des Leidens nachgewiesen.

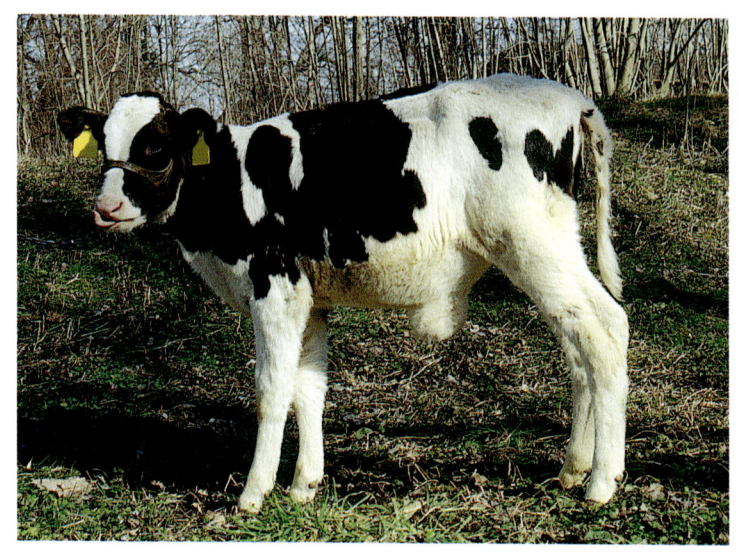

Abb. 103: Kalb mit unkompliziertem Nabelbruch.
Solange es zu keiner Einklemmung von Eingeweiden (Labmagen, Därme, Netz) im Nabelbruch kommt, ist das Allgemeinbefinden der betroffenen Kälber völlig ungestört.

Der Nabelbruch ist charakterisiert durch
▶ die **Bruchpforte** (= abnorm weite Nabelöffnung in der Bauchwand),
▶ den von Bauchfell ausgekleideten **inneren Bruchsack** und
▶ den von der Haut gebildeten **äußeren Bruchsack**.

Durch die Bruchpforte können Eingeweideteile (Netz, Darm, Labmagen) in den inneren Bruchsack vorfallen. In ungünstigen Fällen kann es zur Einklemmung und Abschnürung oben genannter Eingeweideteile kommen, die dann rasch absterben, was bei ausbleibender Behandlung zum Tode des betreffenden Tieres führt.

Seltener können die vorgefallenen Eingeweideorgane im inneren Bruchsack verkleben und/oder verwachsen, was ebenfalls verschiedene Probleme, schlimmstenfalls sogar den Verlust des Kalbes nach sich ziehen kann.

2. Krankheitserscheinungen bei unkompliziertem Nabelbruch

Der **Nabelbruch** zeigt sich als unterschiedlich große, mehr oder weniger kugelige bis längsovale Umfangsvermehrung im Bereich des Nabels. Der Bruchinhalt (Netz, Darm, Labmagen) fühlt sich meist weich an, ist nicht druckempfindlich und lässt sich leicht in die Bauchhöhle zurückschieben. In Höhe der Bauchwand ist die unterschiedlich große, meist rundliche Bruchpforte zu fühlen – diese kann einen Durchmesser von mehreren Zentimetern haben. Das Allgemeinbefinden und die Futteraufnahme von Kälbern mit unkompliziertem Nabelbruch sind völlig ungestört **(Abb. 103)**. Es besteht kein Fieber.

Angeborene Erkrankungen

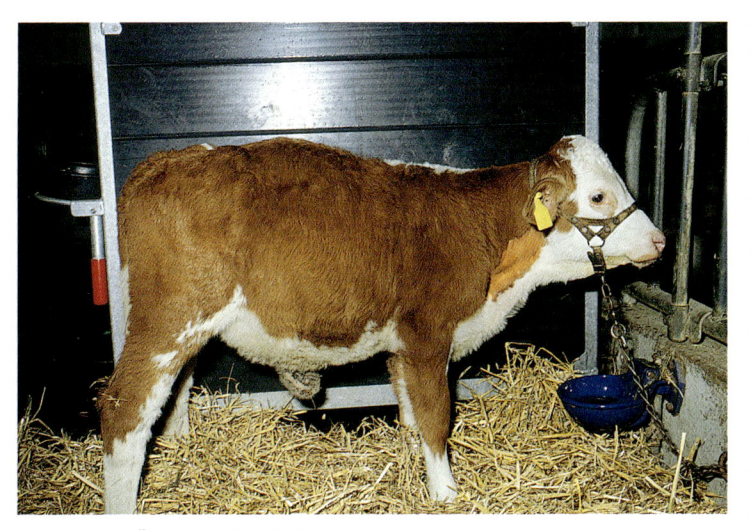

Abb. 104: Älteres Kalb mit Einklemmung des Labmagens im Nabelbruch.
Sägebockartige und aufgekrümmte Körperhaltung, deutlich gestörtes Allgemeinbefinden sowie ein abnorm gefüllter Bauch deuten auf den schweren Krankheitszustand hin. Der Nabelbruch erscheint prall gespannt. Der Bruchinhalt lässt sich nicht mehr (oder nur mit Mühe bzw. unvollständig) in die Bauchhöhle zurückschieben. Ohne rasche sachgemäße (operative) Behandlung kommen betroffene Kälber zum Festliegen und sterben an den Folgen der Einklemmung.

3. Krankheitserscheinungen bei eingeklemmtem Nabelbruch

Ganz anders zeigt sich die Situation, wenn Netz- und insbesondere Darm- oder Labmagenteile in den Nabelbruch eingeklemmt (= inkarzeriert) sind. Der Bruchinhalt fühlt sich dann nicht mehr weich, sondern je nach Art der eingeklemmten Eingeweide prall-elastisch, teigig oder derb an. Er lässt sich nicht mehr oder nur noch mit Mühe durch die Bruchpforte in die Bauchhöhle zurückschieben. Die Betastung des Bruches und vor allem der Versuch des Zurückschiebens der eingeklemmten Eingeweideteile ist für das Kalb meist unangenehm und schmerzhaft.
Je nach Art (Netz, Darm oder Labmagen) und Dauer der Einklemmung kann eine Vielzahl von Krankheitserscheinungen auftreten (Abb. 104):
▶ Futterverweigerung oder wechselhafte Futteraufnahme,
▶ sägebockartige Körperhaltung,
▶ voller Bauch (besonders bei Einklemmung des Labmagens),
▶ Austrocknung (Augäpfel eingesunken),
▶ Kolik (besonders bei Einklemmung von Darmteilen),
▶ fehlender Kotabsatz,
▶ fortschreitende Hinfälligkeit.
Die betroffenen Kälber kommen ohne sachgemäße Behandlung schließlich zum Festliegen und sterben an den unterschiedlichen Folgen der Einklemmung. Die Körpertemperatur ist auch in diesen Fällen meist nicht erhöht, viel häufiger kommt es mit zunehmender Krankheitsdauer zu Untertemperatur.

4. Behandlung

Bei eingeklemmtem Nabelbruch ist eine sofortige **Operation** nötig. Diese ist auch unter Praxisbedingungen im Stall vergleichsweise einfach durchführbar. In verschleppten Fällen sinken die Heilungschancen rasch (eingeklemmte Darm- oder Labmagenteile sterben ab) und der operationsbegleitende Behandlungsaufwand wird erheblich größer.
Wenn Kälber mit Nabelbruch plötzlich in einer Weise auffällig werden, wie dies unter »eingeklemmter Nabelbruch« beschrieben ist, so sollten sie immer vom Landwirt auf Einklemmung kontrolliert und gegebenenfalls muss der Tierarzt rasch zugezogen werden.
Hierfür ist es erforderlich, dass die die Kälber betreuende Person weiß, ob beim Kalb ein Bruch vorliegt. Aus diesem Grunde sollten neugeborene Kälber im Sinne einer Statuserhebung diesbezüglich untersucht werden (saubere Hände!). Auf diese Weise kann im Falle einer Einklemmung die »Veränderung« rasch erkannt werden.
Vom eingeklemmten Nabelbruch muss immer die akute Nabelentzündung oder ein Nabelabszess unterschieden werden.
Da beim Verkauf von Kälbern mit Nabelbruch mit Preisabschlägen zu rechnen ist, kann bei jungen Kälbern eine vorbeugende Nabelbruchoperation durchgeführt werden. Derart operierte Kälber erreichen im weiteren Verlauf normale Mastleistungen. Operierte Tiere sollten in jedem Fall von der Zucht ausgeschlossen werden.
Besonders Brüche mit relativ enger Bruchpforte und vergleichsweise großem Bruchsack neigen zu einer Einklemmung. Kälber mit solchen

Kälberkrankheiten

Brüchen sollten deshalb vorbeugend operiert werden.
Von zahlreichen »konservativen« Behandlungsmaßnahmen ist dagegen abzuraten, da sie meist nicht funktionieren und in manchen Fällen zu Verklebungen und Verwachsungen des Bruchinhaltes mit dem Bruchsack führen.

4.2 Angeborene Gliedmaßenverkrümmung

1. Wesen

Die betroffenen Kälber zeigen eine von Geburt an bestehende **Verkrümmung** der Vorder- und/oder Hintergliedmaßen. Meist sind die Veränderungen beidseits symmetrisch ausgeprägt. Die jeweiligen Gliedmaßen können meist auch passiv nur teilweise oder nicht gestreckt werden.
Unmittelbar verursacht wird diese Beugehaltung durch eine Verkürzung der Sehnen und/oder der Beugemuskeln. Welche Faktoren bei der Entstehung dieser *Anomalie* eine Rolle spielen, ist gegenwärtig nicht endgültig geklärt. Neben erblichen werden auch nervale sowie umweltbedingte Einflüsse verantwortlich gemacht.

2. Krankheitserscheinungen

Es werden 3 Schweregrade unterschieden:
- In *leichten Fällen* fußen die Kälber noch auf den Klauenspitzen, knicken jedoch phasenweise in den Fesselgelenken ein **(Abb. 105)**.
- Bei *mittelgradiger Ausprägung* fußen die Kälber fast ständig auf dem Fesselkopf. Eine passive Streckung der gebeugten Gelenke ist auch mit hohem Kraftaufwand meist nicht möglich.
- Die Tiere mit *hochgradiger Verkrümmung* können überhaupt nicht stehen. Sie »knien« allenfalls auf den Karpalgelenken **(Abb. 106)**.

Hinzu kommt, dass mit zunehmendem Grad der Verkrümmung oft noch zusätzlich eine Achsenrotation besteht, also eine Drehung der Gliedmaßen um die Längsachse. Auf Grund der Tatsache, dass die Tiere mit mittel- und hochgradiger Beugehaltung die meiste Zeit auf den Fessel- oder Karpalgelenken fußen, besteht die Gefahr, dass es an der Haut über diesen Gelenken zu Druckschäden kommt.
Im weiteren Verlauf können über kleine Hautverletzungen Eitererreger eindringen, was zu folgenschweren Schleimbeutel- oder gar Gelenksentzündungen führen kann. Schlimmstenfalls kann es durch Keimstreuung zu schwer wiegenden Folgeerkrankungen (z. B. vielörtliche Gelenksentzündung) kommen.

3. Behandlung

Die erforderlichen Behandlungsmaßnahmen richten sich nach dem Grad der Verkrümmung sowie den gegebenenfalls bereits eingetretenen Komplikationen.
- *Geringgradig* ausgeprägte Verkrümmungen bedürfen meist

Abb. 105: Kalb mit geringgradiger Vordergliedmaßenverkrümmung. Derart geringgradige Verkrümmungen bedürfen meist keiner Behandlung, weil sie sich erfahrungsgemäß im Verlauf weniger Wochen »verwachsen«.

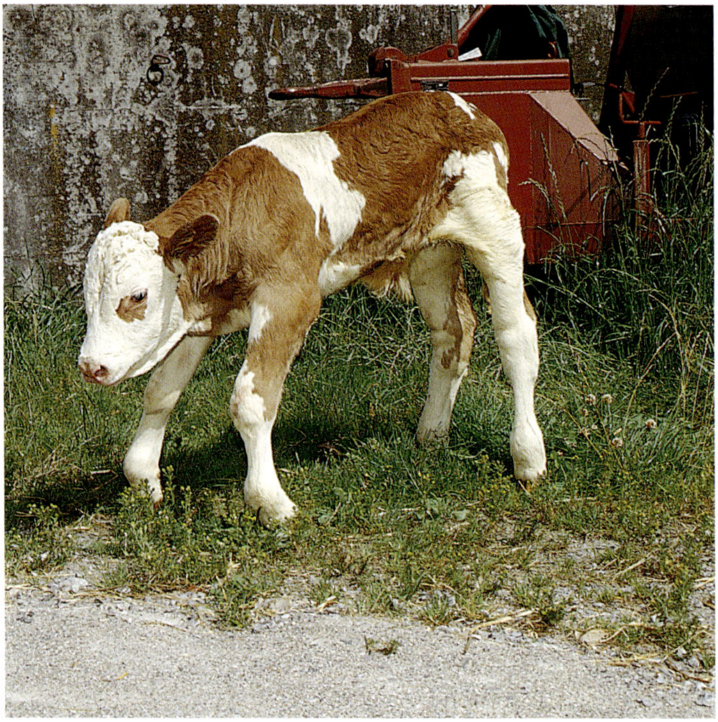

Angeborene Erkrankungen

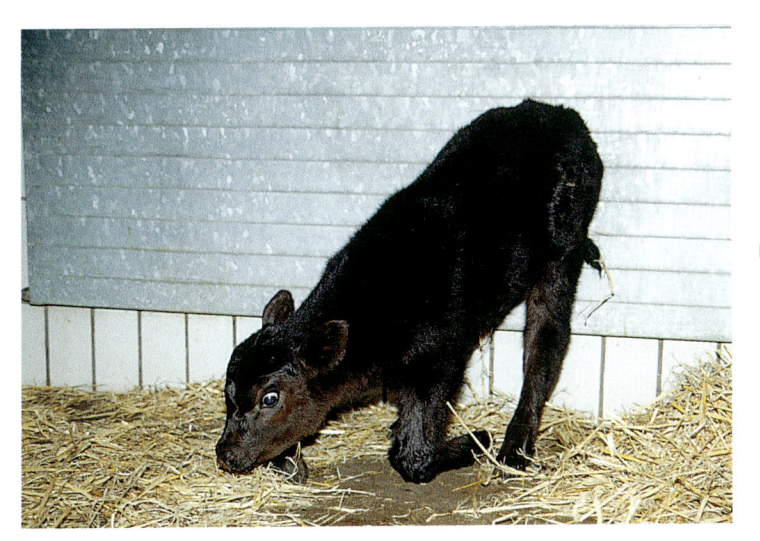

Abb. 106: Angus-Kalb mit hochgradiger Vordergliedmaßenverkrümmung.
Dieses Kalb konnte nur auf den Karpalgelenken »knien«. Solch schwere Verkrümmungen sind – besonders wenn die Beugehaltung der Karpalgelenke im Vordergrund steht – auch durch eine Operation meist nicht zu beheben.

Streckung nicht möglich ist, muss dagegen ca. 2–3 Wochen lang ein gut gepolsterter Streckverband aus Kunststoff oder Gips angelegt werden **(Abb. 108).** Zusätzlich ist in diesen Fällen oft eine Durchtrennung der beiden Beugesehnen erforderlich.

▶ Kälber mit *hochgradiger* Vordergliedmaßenverkrümmung, insbesondere solche, bei denen die Beugehaltung der Karpalgelenke im Vordergrund steht und/oder eine Rotation der Gliedmaßen um die Längsachse hinzukommt, sind nicht sinnvoll zu behandeln und sollten deshalb aus wirtschaftlichen und Tierschutzgründen eingeschläfert werden (Abb. 106). Dies gilt auch für alle Tiere mit höhergradiger Verkrümmung der Hinterbeine sowie solche, bei denen es bereits zu Komplikationen (z. B. Druckschäden, Schleimbeutel-, Ge-

keiner speziellen Therapie, weil sie sich nach einiger Zeit »verwachsen«. Dieses geschieht erfahrungsgemäß umso rascher, je mehr Bewegungsmöglichkeit den Kälbern zur Verfügung steht.

▶ Bei *mittelgradig* verkrümmten Vorderbeinen, die sich manuell weitestgehend strecken lassen, leisten unter die Klauensohlen geklebte Holzbrettchen, die vorne ca. 3–4 cm überstehen, gute Dienste **(Abb. 107).** Durch die Hebelwirkung der Brettchen können die Kälber stehen, ohne ständig einzuknicken. Infolge des ständigen Zuges an den betreffenden Beugesehnen kommt es zu einer allmählichen Streckung derselben.

▶ Kälbern mit *mittelgradigen* Vordergliedmaßenverkrümmungen, bei denen eine passive

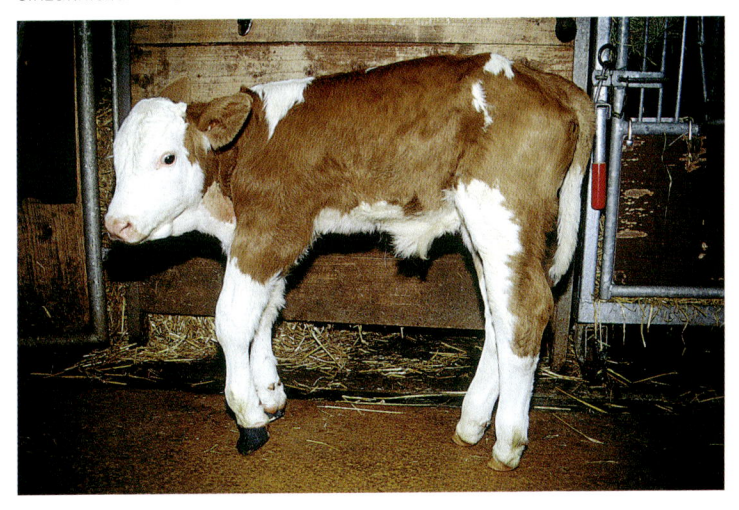

Abb. 107: Behandlung der mittelgradigen Vordergliedmaßenverkrümmung mit Hilfe von Holzbrettchen.
Bei Kälbern mit mittelgradig verkrümmten Vorderbeinen, die sich manuell weitestgehend strecken lassen, kann man durch unter die Klauensohlen geklebte Holzbrettchen erreichen, dass sie stehen können, ohne ständig einzuknicken. Die Brettchen müssen vorne ca. 3–4 cm überstehen.

Kälberkrankheiten

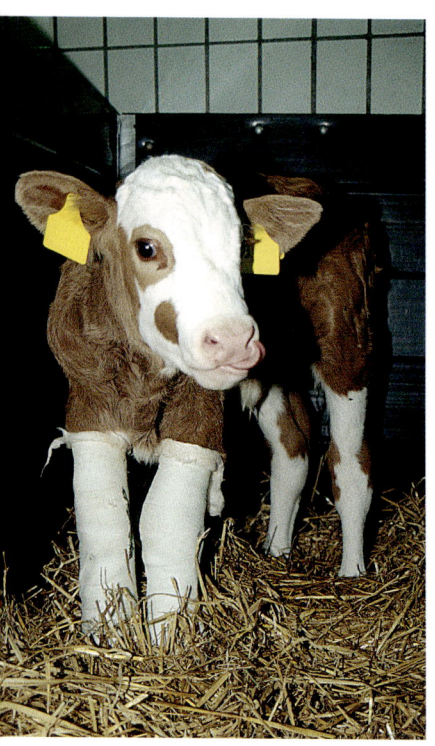

Abb. 108: Behandlung der mittelgradigen Vordergliedmaßenverkrümmung mittels Streckverbänden.
Diesem Kalb mit mittelgradiger Vordergliedmaßenverkrümmung wurden Streckverbände aus Kunststoff angelegt. Zusätzlich mussten an beiden Beinen die Beugesehnen durchtrennt werden. Die Kälber kommen mit diesen Verbänden meist gut zurecht.

lenksentzündung, Keimstreuung) gekommen ist.
Provisorische Streckversuche mit eingewickelten Holzstücken, Metall- oder Kunststoffteilen als »Streckschienen« sowie mangelhaft gepolsterte Streckverbände verschlimmern in vielen Fällen die Situation (Druckschäden oder Schnürstellen an der Haut). Diese Maßnahmen sollten besser unterlassen werden.
Wegen der erblichen Veranlagung des Leidens sollten Kälber mit angeborener Gliedmaßenverkrümmung nur zur Mast, jedoch keinesfalls zur Zucht verwendet werden.

4.3 Angeborene Herzfehler

1. Wesen
Das Rind ist vergleichsweise häufig von dieser Art Missbildungen betroffen. Der Anteil von Kälbern mit **angeborenem Herzfehler** wird meist mit ca. 1 % angegeben.
Es kommen verschiedene Formen angeborener Herzfehler vor (Verlagerungen des Herzens, Defekte in der Scheidewand zwischen den Herzkammern, offene Verbindung zwischen zu- und abführenden Gefäßen), die am lebenden Kalb meist jedoch nicht eindeutig unterschieden werden können.
Je nach Form und Ausprägung der Anomalie sind die betroffenen Tiere bezüglich ihrer Lebensfähigkeit und -qualität in unterschiedlicher Weise beeinträchtigt. Der plötzliche Tod einzelner Kälber kann u. a. die Folge einer angeborenen Herzerkrankung sein.

2. Krankheitserscheinungen
In Abhängigkeit von Art und Schweregrad der Missbildung sind sehr unterschiedliche Krankheitserscheinungen möglich. Schwer betroffene Kälber können schon während oder unmittelbar nach der Geburt sterben.
In leichten Fällen können sich die Tiere hingegen nahezu ungestört entwickeln. Am häufigsten fallen die Kälber durch eine allgemeine Lebensschwäche (rasches Ermüden bei körperlicher Anstrengung) und durch mangelhafte Entwicklung auf. Die sichtbaren Schleimhäute sind oft blass-bläulich verfärbt. Viele der betroffenen Kälber haben eine auffällig hohe Atemfrequenz, was nicht selten als Anzeichen einer Lungenentzündung fehlgedeutet wird. Solche Tiere werden häufig in mehreren Perioden erfolglos gegen »Grippe« behandelt. Ein Teil der Betroffenen neigt jedoch tatsächlich vermehrt zu Atemwegserkrankungen. Unterschiedlich stark gestaute Halsvenen können ebenfalls die Folge einer Herzmissbildung sein.
Die sehr selten auftretende Verlagerung des Herzens aus der Brusthöhle heraus ist naturgemäß leicht zu erkennen.
Im Rahmen einer gründlichen Untersuchung – insbesondere durch Abhören der Herztöne – kann der Tierarzt vielfach weitere wichtige Befunde feststellen. Weitergehende Untersuchungen zur Abklärung wären grundsätzlich möglich (z. B. durch Ultraschalluntersuchung), sind jedoch beim Kalb meist unrentabel und werden deshalb nur in Ausnahmefällen angewendet. In der Regel ist die genaue Art der Missbildung nur im Rahmen einer Sektion festzustellen.

3. Behandlung
Eine praktikable Behandlung entfällt beim Rind. Kälber, die auf Grund einer angeborenen Herzmissbildung in stärkerem Maße beeinträchtigt sind, sollten aus Tierschutz- und wirtschaftlichen Gründen eingeschläfert werden.
Zugekaufte Kälber, bei denen eine Herzmissbildung festgestellt wurde (z. B. im Rahmen einer Einstellungsuntersuchung, Seite 30), können zurückgegeben werden. Sind die Kälber nur wenig in ihrer Vitali-

Angeborene Erkrankungen

tät und Entwicklung beeinträchtigt, kann man sie oft ausmästen.

4.4 Missbildungen im Bereich der Darmanlage

Verschluss des Enddarmes

1. Wesen

Bei dieser Missbildung endet der Enddarm blind. Es ist kein After angelegt **(Abb. 109)**. In manchen Fällen fehlt auch ein unterschiedlich langes Stück des Enddarmes.

Bei weiblichen Kälbern kann es vorkommen, dass zwar kein After, jedoch eine Verbindung zwischen Enddarm und Scheide ausgebildet ist (= Kloakenbildung). Solche Tiere setzen dann Kot über die Scheide ab. Ganz selten kommt es vor, dass der Enddarm in die Harnblase mündet.

2. Krankheitserscheinungen

Am auffälligsten ist natürlich, dass kein After vorhanden ist. Die Kälber trinken die ersten Mahlzeiten meist gut, bevor sie dann plötzlich die Tränkeaufnahme verweigern. Sie pressen unter teilweise lautem Klagen auf Kot. Dabei stehen sie oft mit aufgekrümmtem Rücken und abgehaltenem Schwanz. Während dieser Pressphasen wölbt sich meist unter der Haut im Bereich des fehlenden Afters das blinde Darmende als teigig-weiche Umfangsvermehrung vor.

Des Weiteren zeigen die Kälber unterschiedlich ausgeprägte Kolikerscheinungen (Auf- und Niedergehen; Schlagen mit den Beinen). Mit zunehmender Dauer wird der Bauch immer voller. Ohne operative Behandlung verfallen die Kälber zusehends, wobei sie vielfach keine Kolik mehr zeigen.

3. Behandlung

Bei frühzeitiger Erkennung bestehen sehr gute Heilungschancen. In den meisten Fällen kann durch eine vergleichsweise einfache Operation ein After angelegt werden. Die Tiere sind in der Regel normal auszumästen.

Bei weiblichen Kälbern mit Kloakenbildung muss auch die Verbindung zwischen Enddarm und Scheide verschlossen werden. Kälber, bei denen der Enddarm in die Harnblase mündet, sollten eingeschläfert werden.

Unvollständige Darmanlage

1. Wesen

Hierbei handelt es sich um verschiedene Erkrankungsformen, bei denen der Darm im Bereich von Dünn- oder Dickdarm blind endet. Anteilsmäßig am häufigsten treten derartige Missbildungen im Bereich des Dickdarms – und zwar an verschiedenen Stellen der Grimmdarmspirale – auf. Nach einem unterschiedlich langen fehlenden Darmabschnitt ist der nach hinten folgende Darm und insbesondere der Enddarm wieder »normal« ausgebildet.

Da mit Ausnahme ganz weniger Fälle auch immer ein After vorhanden ist, fällt das Erkennen der hier zu beschreibenden Darmverschlussformen schwerer als beispielsweise bei Verschluss des Enddarmes.

2. Krankheitserscheinungen

Wie die Kälber mit Verschluss des Enddarmes trinken auch solche mit unvollständiger Darmanlage die ersten Mahlzeiten meist gut. Auch das sonstige Verhalten entspricht zunächst dem gesunder Kälber. Im Verlauf weniger Tage wird die Tränkeaufnahme schlechter und schließlich vollständig verweigert.

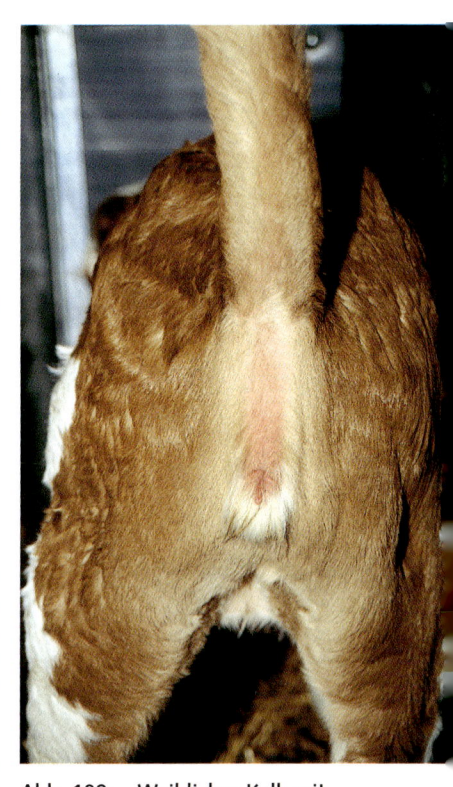

Abb. 109: Weibliches Kalb mit fehlendem After.
In den meisten Fällen kann durch eine vergleichsweise einfache Operation ein After angelegt werden.

Im Enddarm befindet sich meist nur wenig pappiger Schleim, der vielfach fälschlicherweise für Darmpech gehalten wird. Die weiteren Krankheitserscheinungen werden durch die Veränderungen innerhalb der Bauchhöhle (zunehmende Ausdehnung der gestauten Därme, dadurch Schäden an der Darmwand, Bauchfellentzündung) und deren Auswirkungen auf den

Kälberkrankheiten

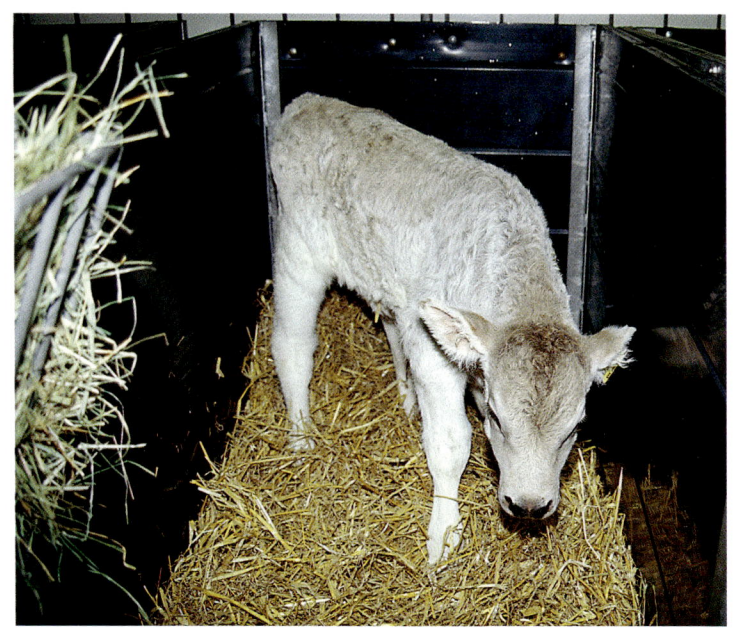

Abb. 110: Wenige Tage altes Kalb mit unvollständiger Darmanlage.
Da in den meisten dieser Fälle ein After vorhanden ist, wird oftmals nicht gleich an diesen schwer wiegenden Krankheitszustand gedacht. Im Verlauf der ersten Lebenstage sich verschlechternde Tränkeaufnahme, Kolikerscheinungen und voller werdender Bauch sind neben fehlendem Kotabsatz Hinweise auf die Erkrankung.

Gesamtorganismus verursacht. So sind Kolikerscheinungen **(Abb. 110)**, voller werdender Bauch, Austrocknung (Augen sinken ein) und mit Fortbestehen des Zustandes rascher körperlicher Verfall fast regelmäßig zu beobachtende Symptome. Bei manchen Kälbern zeichnen sich die gestauten Darmenden an der rechten Bauchseite ab.

3. Behandlung
Bei Kälbern mit unvollständiger Darmanlage sind Operationsversuche vergleichsweise schwierig, aufwändig und im Ausgang mehrheitlich unbefriedigend.
Betroffene Kälber sollten deshalb aus wirtschaftlichen und insbesondere aus Tierschutzgründen nach Diagnosestellung (gegebenenfalls während der Operation) eingeschläfert werden.

4.5 Erbkrankheiten bei Braunvieh-Kälbern

Neben dem **Weaver-Syndrom**, bei dem erste Krankheitserscheinungen frühestens bei über ca. 6 Monate alten Rindern beobachtet werden können, sind in den letzten Jahren weitere Erbkrankheiten beim europäischen Braunvieh aufgetreten. Gemeinsam ist diesen Erkrankungen, dass sie jeweils bei jungen Kälbern vorkommen und mit einer entweder von Geburt an bestehenden oder im Verlauf der ersten Lebenswochen fortschreitenden Beeinträchtigung des Stehvermögens einhergehen.

Diese Erbleiden stehen im Zusammenhang mit der Einkreuzung verschiedener amerikanischer Brown-Swiss-Bullen, die als Anlageträger erkannt sind.

Die Ursache für die Krankheitssymptomatik liegt in für die jeweilige Erkrankungsform typischen Veränderungen nervaler Strukturen des Rückenmarks. Diese können bei der histologischen Untersuchung festgestellt werden.

Nachfolgend werden kurz die Krankheitserscheinungen der zwei vergleichsweise schon gut erforschten Leiden beschrieben.

Spinale Muskelatrophie (SMA) – Bei SMA sind die Kälber entweder schon von Geburt an betroffen oder sie fallen im Verlauf der ersten Lebenswochen auf. Infolge der Veränderungen im Rückenmark kommt es zu einem auffälligen Muskelschwund an den Gliedmaßen und am Rumpf und dadurch unterschiedlich rasch zum Verlust des Stehvermögens. Die Tiere liegen dann meist mit nach vorne gestreckten Vorderbeinen fest. Die Vorderbeine sind z. T. zusätzlich unterschiedlich stark verkrümmt.

Da auch die Zwerchfellmuskulatur betroffen ist, haben die Kälber in der Regel eine angestrengte pumpende Atmung. Im weiteren Verlauf verschlimmert meist eine Lungenentzündung das Krankheitsgeschehen. Die Tränkeaufnahme ist anfangs oft ungestört, mit Fortschreiten der Erkrankung ist sie jedoch zusehends beeinträchtigt.

Da sich das Befinden der Kälber nach 1- bis 2-wöchiger Krankheitsdauer meist deutlich verschlechtert, sollten sie bei entsprechender Verdachtsdiagnose frühzeitig eingeschläfert werden.

Spinale Dysmyelogenese (Dysmyelinisierung; SDM) – Kälber mit spinaler Dysmyelogenese sind immer bereits von Geburt an auffällig. Sie liegen entweder in Brust-Seitenlage oder in Seitenlage fest. Häufig werden die Hinterbeine (und z. T. auch die Vorderbeine) extrem gestreckt gehalten. Dabei werden die Hinterbeine manchmal nach vorne gestreckt.
In Seitenlage werden der Kopf und der Hals oft überstreckt gehalten, anfallsweise (besonders bei Aufregung) zeigen die Kälber ruckartige Kopfbewegungen und Streckkrämpfe der Gliedmaßen. Ebenfalls bei Aufregung ist ein Muskelzittern im Bereich von Kopf, Hals und Brust zu beobachten.
Im weiteren Verlauf kommt oft eine Lungenentzündung hinzu. Meist müssen die Kälber spätestens nach 1- bis 2-wöchiger Krankheitsdauer eingeschläfert werden.

Vorbeuge
Die Anlageträger sind entweder bereits bekannt oder können durch eine Genanalyse ermittelt werden. Durch konsequente zuchthygienische Maßnahmen (Auswahl der Vatertiere!) ließe sich bereits gegenwärtig das Auftreten dieser Erbleiden weitestgehend verhindern.

5 Sonstige Kälberkrankheiten

5.1 Trinkschwäche

Trinkschwäche im engeren Sinn bedeutet, dass ansonsten »unauffällige« neugeborene Kälber keine oder nur wenig Milch aufnehmen (**= primäre Trinkschwäche**). Meist sind hiervon nur einzelne Kälber eines Betriebes betroffen. Mitunter tritt diese Problematik jedoch auch bestandsweise gehäuft auf.
Ob, wie viele Landwirte und Tierärzte häufig vermuten, die Kälber bestimmter Rassen vermehrt von diesem Phänomen betroffen sind, ist gegenwärtig für die in Deutschland gehaltenen Rassen nicht wissenschaftlich untersucht. Dass es regionale Unterschiede gibt, ist hingegen unbestritten.
Wenn dagegen bei Kälbern, die nach der Geburt zunächst gut getrunken haben, die Trinkunlust im Verlauf einer anderen Erkrankung auftritt, so bezeichnet man dies als **sekundäre Trinkschwäche**. Korrekter wäre diese zuletzt genannte Form jedoch mit **krankheitsbedingter Appetitlosigkeit** umschrieben.
Da die Krankheitserscheinungen und insbesondere der -verlauf jedoch sehr ähnlich sind, werden nachfolgend beide Formen der Trinkschwäche gemeinsam abgehandelt.

1. Ursachen
Die Gründe für die von Geburt an bestehende, zum Teil sehr hartnäckige Tränkeverweigerung können sehr vielfältig sein.
In einer Reihe von Fällen ist trotz sorgfältiger Untersuchung der trinkschwachen Kälber und gründlicher Nachforschung in den jeweiligen Betrieben keine Abklärung möglich.

Mögliche Ursachen für »Trinkschwäche«:
A) Bei vereinzeltem Auftreten:
▸ Geburtsverletzungen,
▸ Schädigung des Gehirns durch vorübergehend bestehenden Sauerstoffmangel bei Schwergeburten,
▸ angeborene Saug- oder Schluckstörungen (z. B. Missbildungen des Gehirns),
▸ andere von Geburt an bestehende Erkrankungen (z. B. Fruchtwasseraspiration; Unreife der Lunge).
B) Bei bestandsweise gehäuftem Auftreten:
▸ Mängel in der Vitamin-E- und/oder Selen-Versorgung,
▸ Folgen von BVD-Virusinfektionen während der Trächtigkeit,
▸ unsachgemäßes Geburtsmanagement,
▸ Fehler im Tränkemanagement (besonders mangelhaftes Anlernen),
▸ Folge lokaler und/oder allgemeiner Erkrankungen neugeborener Kälber.

Vereinzelt auftretende Trinkschwäche – Bei vereinzelt auftretenden trinkschwachen Kälbern muss unter anderem an folgende Ursachen gedacht werden:
▸ *Geburtsverletzungen:* Diese können das Trinkvermögen des Kalbes direkt (z. B. bei Verletzungen des Kiefers oder der Zunge) oder indirekt (z. B. schmerzhafte Verletzungen anderer Körperteile wie Gliedmaßenbrüche) beeinflussen.
▸ *Schädigung des Gehirns* infolge von vorübergehend bestehendem Sauerstoffmangel bei Schwergeburten: Dazu kann es kommen, wenn das Kalb während des Auszugs »einige

Kälberkrankheiten

Zeit« im Geburtskanal stecken bleibt. Unter dieser Voraussetzung werden die Nabelgefäße oft völlig abgedrückt, so dass kein Blut mehr durchfließen kann. Da das regelrecht eingekeilte Kalb in dieser Situation auch nicht atmen kann (Brustkorb kann nicht erweitert werden), kommt es rasch zu einem Sauerstoffmangel. Besonders die sehr empfindlichen Gehirnzellen können dauerhaft geschädigt werden.

Dies kann sich unter Umständen dadurch auswirken, dass zum Trinkvorgang erforderliche sehr komplexe Reflexabläufe nicht mehr richtig funktionieren. Derart betroffene Kälber sind – wenn überhaupt – nur durch geduldiges Anlernen zum Trinken zu bringen.

▶ *Angeborene Saug- oder Schluckstörungen:* Durch Missbildungen des zentralen Nervensystems kann es ebenfalls zu einer Beeinträchtigung der zum Saugen und Abschlucken erforderlichen Reflexabläufe kommen. Solche Missbildungen könnten unter anderem als Folge einer während der Trächtigkeit abgelaufenen BVD-Virusinfektion auftreten (siehe Seite 52 ff.). Dagegen sind andere Missbildungen – wie z. B. Gaumenspalten – nur sehr selten. Zudem sind solche Kälber in der Regel andersartig in der Tränkeaufnahme behindert (eingesaugte Milch läuft beispielsweise wieder aus der Nase!).

▶ *Andere von Geburt an bestehende Probleme* (wie Fruchtwasseraspiration, Unreife der Lunge oder Komplikation im Bereich des Nabels) können ebenfalls für eine von Beginn an bestehende Beeinträchtigung der Tränkeaufnahme verantwortlich sein.

Bestandsweise gehäuft auftretende Trinkschwäche – Treten dagegen plötzlich oder während eines längeren Zeitraums bestandsweise gehäuft trinkschwache Kälber auf, sollten unter anderem nachfolgende bestandsinterne Abklärungen angestrebt werden:
▶ *Vitamin E- und Selen-Versorgung* (siehe hierzu Seite 132),
▶ *Bestimmung des BVD-Virus-Herdenstatus* (siehe Seite 57),
▶ *Geburtsmanagement im Betrieb:* In zahlreichen Betrieben, in denen gehäuft Kälber mit von Geburt an bestehender Trinkschwäche vorkommen, können Fehler im Rahmen der Geburtshilfe ausschlaggebend sein. So wird in vielen Betrieben verfrüht aktiv in den Geburtsablauf eingegriffen. Beim übereilten Auszug durch die noch nicht genügend geweiteten Geburtswege wird das Kalb (im Übrigen natürlich auch die Mutter) viel stärker belastet. Großrahmige Kälber mit hohen Geburtsgewichten sind dabei naturgemäß besonders betroffen.
Solche Kälber sind vielfach zu erschöpft, um das fristgemäß angebotene Kolostrum zu trinken. Hinzu kommen die möglichen Folgen eines vorübergehenden Sauerstoffmangels, die vorstehend für den Fall der Schwergeburt bereits erläutert wurden. In manchen Betrieben wird der Anteil »trinkschwacher Kälber« durch unsachgemäße Geburtshilfemaßnahmen wesentlich angehoben.
▶ *Tränkemanagement im Betrieb* (insbesondere Verabreichung der Kolostralmilch): In diesem Zusammenhang ist von besonderer Bedeutung, wie die betreuende Person während der ersten Kolostralmilchverabreichung mit den Kälbern umgeht.

Das Saugverhalten ist den Kälbern zwar angeboren, besonders das Trinken aus einem Eimer ist jedoch immer mit einem Lernvorgang verbunden. Viele Kälber müssen in diesem Lernvorgang unterstützt werden, was menschlicherseits eine gewisse Geduld erfordert. Bei menschlichen Säuglingen ist dies übrigens nicht anders!
Dass durch eine Schwergeburt belastete Tiere (siehe oben) noch größerer Zuwendung bedürfen, sollte nicht unberücksichtigt bleiben. Vorschnelle Zwangsmaßnahmen (z. B. Einmelken oder Einschütten der Milch mit der Flasche, der Maulsonde oder mit Drencher) verleiden einer Reihe von Kälbern die Tränkeaufnahme von Anfang an und manchmal auf Dauer.
Wir bekommen vermehrt Kälber in die Klinik eingeliefert, die tagelang keine Tränke aufgenommen haben. Die erste(n) Mahlzeit(en) trinken sie auch in der Klinik nicht. Sie sind dem Menschen gegenüber ausgesprochen verängstigt und haben zunächst keinerlei Saugreflex. Bemüht man sich um diese Kälber jedoch einige Minuten lang zunächst im Sinne von Stressabbau, so gewinnen sie meist rasch an Zutrauen und trinken oft dauerhaft problemlos. Vor diesem Hintergrund müsste in manchen Betrieben weniger von *Trink*schwäche der Kälber als vielmehr von *Tränk*schwäche der betreuenden Person(en) gesprochen werden.
▶ *Gehäuftes Auftreten anderer Krankheiten:* Die Ursachen für die bei jungen Kälbern auftretende krankheitsbedingte Appetitlosigkeit erklären sich durch die jeweilige Grundkrankheit

Sonstige Kälberkrankheiten

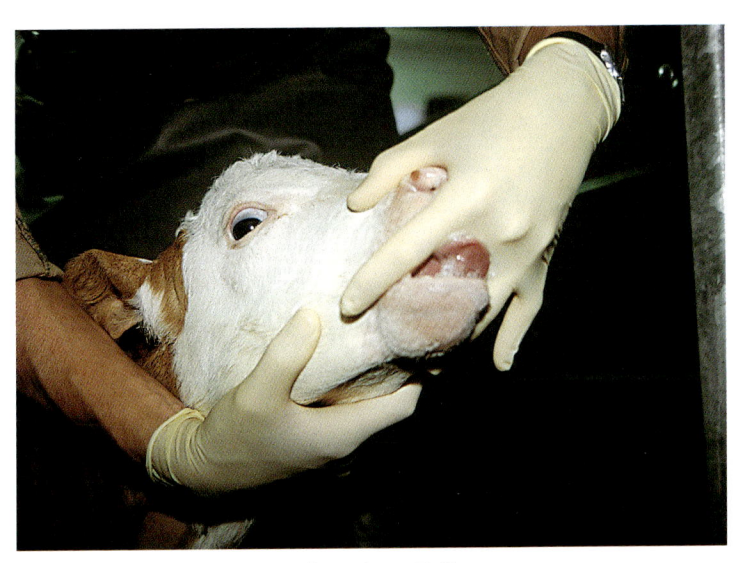

Abb. 111: Prüfen des Saugreflexes beim Kalb.
Kälber mit solch kräftigem Saugreflex trinken üblicherweise die angebotene Tränke rasch und problemlos. Trinkschwache Kälber lassen beim Prüfen des Saugreflexes häufig die Zungenspitze seitlich aus der Maulspalte hängen. Gleiches Verhalten zeigen sie oft auch beim Versuch, sie am Eimer zum Trinken zu bewegen. Die Gründe für dieses Verhalten können sehr verschiedenartig sein.

(z. B. Durchfall, Nabel-, Lungen- oder Ohrentzündung sowie Entzündungen der Maulschleimhaut) und deren Folgen (z. B. Austrocknung, Blutübersäuerung, Schmerzen). In zahlreichen Fällen wird jedoch leider versäumt, nach diesen Gründen für die Tränkeverweigerung zu suchen.

2. Krankheitserscheinungen und Folgen

Unabhängig von der jeweiligen Ursache verweigern **Kälber mit Trinkschwäche** entweder teilweise oder vollständig die Tränkeaufnahme. Der Saugreflex kann unterschiedlich stark herabgesetzt sein oder ganz fehlen. Manche Kälber lassen beim Prüfen des Saugreflexes (Abb. 111) die Zungenspitze seitlich aus der Maulspalte hängen. Einzelne besaugen zwar die betreuende Person oder Gegenstände wie z. B. die Boxentüre und haben auch am Finger einen Saugreflex, verweigern jedoch trotzdem die angebotene Tränke. In vielen Fällen kann beobachtet werden, dass Kälber zu den Tränkezeiten einen hungrigen Eindruck machen, dem Akt der Tränkeaufnahme und dem beteiligten Menschen jedoch mit großer Skepsis begegnen.

Die **Folgen** – insbesondere der von Geburt an bestehenden Trinkschwäche – sind immer die gleichen:
- Keine oder mangelhafte Kolostrumaufnahme,
- dadurch keine oder ungenügende Versorgung mit Antikörpern (Schutzstoffen) gegen die stallspezifischen Infektionserreger,
- dadurch erhöhte Krankheitsanfälligkeit,
- mit zunehmender Dauer der Tränkeverweigerung Unterzucker und allmähliche Auszehrung,
- Pansenübersäuerung als Folge von Pansentrinken (zum Teil deshalb, weil trinkschwache Kälber zwangsgetränkt werden!) mit all den möglichen Komplikationen dieser Erkrankung (siehe Seite 83 ff.).

3. Behandlung

Im Falle einer **krankheitsbedingten Appetitlosigkeit** (sekundäre Trinkschwäche) ist zunächst die zu Grunde liegende Erkrankung entsprechend zu behandeln. Auch bei Kälbern mit von Geburt an bestehender Trinkunlust muss immer nach der Ursache gesucht und gegebenenfalls das Primärproblem beseitigt werden.

Entscheidend ist in vielen Fällen das behutsame Anlernen der Kälber zum Trinken (Streicheln der Kälber, Stimulieren des Saugreflexes durch Saugenlassen am Finger, wiederholtes Anbieten der Milchtränke). Bei manchen Kälbern lohnt sich die Verabreichung eines Medikamentes mit appetitanregender Wirkung unmittelbar vor dem Tränken. Ebenso bewährt sich vielfach eine Blutübertragung (ca. 1 Liter) von der Mutter oder einer älteren Kuh des Bestandes, um das Kalb auf diesem Wege mit Antikörpern zu versorgen. Manche Kälber werden dadurch in ihrem Befinden so beeinflusst, dass sie anschließend trinken.

Weiterhin empfiehlt sich die Versorgung betroffener Kälber mit Vitamin E und dem Spurenelement Selen nach Vorschrift (!). Beide Stoffe sind wesentlich am Muskel-

Kälberkrankheiten

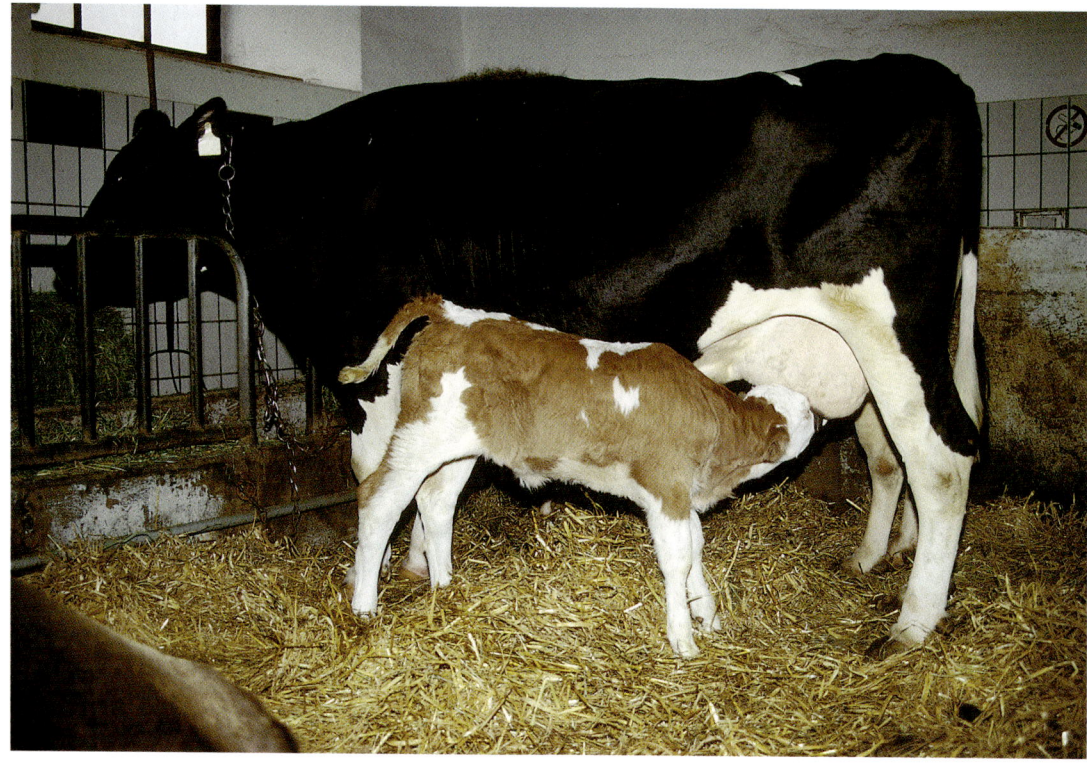

Abb. 112: »Trinkschwaches« Kalb trinkt an der Kuh.
Einzelne Kälber, die trotz aller Bemühungen die Tränkeaufnahme aus dem Eimer verweigern, trinken an der Kuh problemlos. Für manche »hartnäckig« trinkschwache Kälber ist dies eine Möglichkeit, sie »über die ersten Lebenswochen zu bringen«.

stoffwechsel beteiligt, und Muskelkraft ist für ein funktionierendes Saugen und Schlucken unentbehrlich.

Für Kälber, die trotz aller Bemühungen die Tränkeaufnahme aus dem Eimer verweigern, bleibt noch der Versuch, sie direkt an der Kuh trinken zu lassen. Viele dieser Kälber trinken an der Kuh (dabei muss es sich nicht unbedingt um die Mutter handeln) in erstaunlicher Weise **(Abb. 112)**.

Einzelne Kälber sind durch Ausschöpfen aller Möglichkeiten nicht zum Trinken zu bringen. Sie sollten eingeschläfert werden, da gerade bei Tieren dieser Gruppe eine erbliche Veranlagung nicht auszuschließen ist. Zwangstränkung mit Maulsonde oder Drencher – unter Umständen bis zum Tod – ist aus Gründen des Tierschutzes abzulehnen (siehe auch Seite 38).

4. Vorbeuge

Die Vorbeugebemühungen müssen den vielfältigen möglichen Ursachen von Trinkschwäche Rechnung tragen. Dazu zählen unter anderem:

▶ Herabsetzung der Schwergeburtsrate durch gezielte Auswahl von Bullen für Erstgebärende,
▶ schonender Geburtsablauf durch sachgemäße Geburtshilfe,
▶ behutsames Anlernen der Kälber zum Trinken mit besonderer Betreuung erkennbar trinkschwacher Kälber,
▶ konsequente Behandlung aller unmittelbar nach der Geburt auftretenden Erkrankungen des neugeborenen Kalbes,
▶ optimale Fütterung der Kühe; Abklärung der Vitamin-E- und

Sonstige Kälberkrankheiten

Selen-Versorgung im Betrieb; bei Mangelversorgung Zufuhr dieser Wirkstoffe an die Mutter (vor der Kalbung) und an das Kalb (unmittelbar nach der Geburt),
▶ Abklärung des BVD-Virus-Herdenstatus und darauf aufbauend Durchführung betriebsspezifischer Bekämpfungs- und Vorbeugemaßnahmen (siehe Seite 52 ff.).

Die vielfach von Landwirten und Tierärzten geäußerte Vermutung, dass Kälber bestimmter Rassen sowie einzelner Bullen- bzw. Kuhlinien vermehrt von Trinkschwäche betroffen sind, ist gegenwärtig wissenschaftlich nicht bewiesen. Trotzdem sollten »ehemals hartnäckig trinkschwache Kälber« von der Zucht ausgeschlossen werden. Inwieweit regionale und rassebedingte Einflüsse tatsächlich eine Rolle spielen, bedarf in den nächsten Jahren einer wissenschaftlichen Abklärung.

5.2 Auffällige Atmung unmittelbar nach der Geburt

Eine Reihe verschiedener Krankheitszustände kann unmittelbar nach der Geburt zu **auffälliger Atmung** beim neugeborenen Kalb führen. Als Ursache kommen unter anderem in Frage:
▶ Schwere angeborene Herzfehler,
▶ mangelhafte Lungenentfaltung,
▶ Asphyxie (Atemdepression),
▶ Einatmen (Aspiration) von Fruchtwasser,
▶ »Verschlucken« von Milch in die Lunge während der ersten Tränkversuche.

Die Tiere zeigen unter anderem erhöhte Atemfrequenz, angestrengte Atmung, röchelnde Atemgeräusche und anfallsweise Husten. Als Ausdruck der ungenügenden Sauerstoffversorgung ist das Flotzmaul meist blass-bläulich verfärbt. Das Befinden und die Tränkeaufnahme der betroffenen Kälber kann in unterschiedlichem Ausmaß gestört sein. Da die Erkrankten deshalb meist kein bzw. keine ausreichende Menge Kolostrum aufnehmen können, sind sie mit Schutzstoffen unterversorgt und deshalb gegenüber Infektionskrankheiten vermehrt anfällig.

Bei neugeborenen Kälbern mit auffälliger Atmung kommen folgende **Sofortmaßnahmen** in Frage:
▶ Ausstreichen von Schleim aus der Nase und Hochheben des Kalbes an den Hinterbeinen, damit die Atemwege zumindest von einem Teil des eingeatmeten Schleims bzw. Fruchtwassers befreit werden,
▶ Anregen der Atemtätigkeit durch Übergießen mit kaltem Wasser,
▶ Stimulieren der Atemtätigkeit durch Medikamente,
▶ »künstliche Beatmung« durch rhythmisches Anheben und Andrücken der obenliegenden Vordergliedmaße gegen den Brustkorb.

Je nach Art und Ausprägung des Krankheitszustandes sind weitere gezielte, tierärztliche Behandlungsmaßnahmen erforderlich und möglich. Jedoch sind nicht alle der oben aufgeführten Krankheitszustände sinnvoll zu behandeln.

Aus all diesen Gründen sollte möglichst rasch ein Tierarzt zugezogen werden, der das jeweilige Kalb gründlich untersucht und sachgemäß behandelt.

5.3 Wundstarrkrampf (Tetanus)

Wundstarrkrampf kommt in Europa bei allen Säugetieren und beim Menschen vor, wobei Rinder vergleichsweise wenig anfällig sind. Tetanus ist nicht ansteckend.

1. Ursache

Die Krankheitserscheinungen werden durch die Wirkung eines Giftes bestimmter Bakterien (*Clostridium tetani*) verursacht. Die Sporen (Vermehrungsformen) dieser Bakterien sind im Erdreich weit verbreitet. Sie gelangen meist über Verletzungen oder Wunden in den Körper. Die häufigste Eintrittsstelle bei jungen Kälbern ist der Nabel.

Im Verlauf des Wachstums der Keime werden verschiedene Giftstoffe gebildet und freigesetzt. Die Wirkung eines dieser Gifte führt zu den nachfolgend genannten Krankheitssymptomen, die mehrere Tage bis wenige Wochen nach Eindringen der Sporen auftreten.

2. Krankheitserscheinungen

Zu Beginn der Erkrankung fallen die Tiere durch einen steifen, breitbeinigen Gang und eine meist sägebockartige Körperhaltung auf. Zunehmende Verhärtung der Muskulatur (insbesondere am Rücken und am Hals), abgehaltener Schwanz, steif aufgestellte, nach hinten stehende Ohren, Krampf der Kaumuskulatur (Maul kann nicht mehr geöffnet werden), infolgedessen zunehmende Beeinträchtigung der Tränke- und Futteraufnahme, Vorfall des dritten Augenlides und Pansenblähung sind weitere, regelmäßig auftretende Krankheitssymptome.

Die Erkrankten fallen insbesondere durch eine erhöhte Erregbarkeit auf. Besonders junge Kälber kommen rasch zum Festliegen in Seitenlage (steif vom Körper weggestreckte Gliedmaßen, z. T. Überstrecken von Kopf und Hals). Nicht immer ergeben sich Hinweise auf die mögliche Eintrittspforte (z. B. Nabelentzündung, Enthornungs-

Kälberkrankheiten

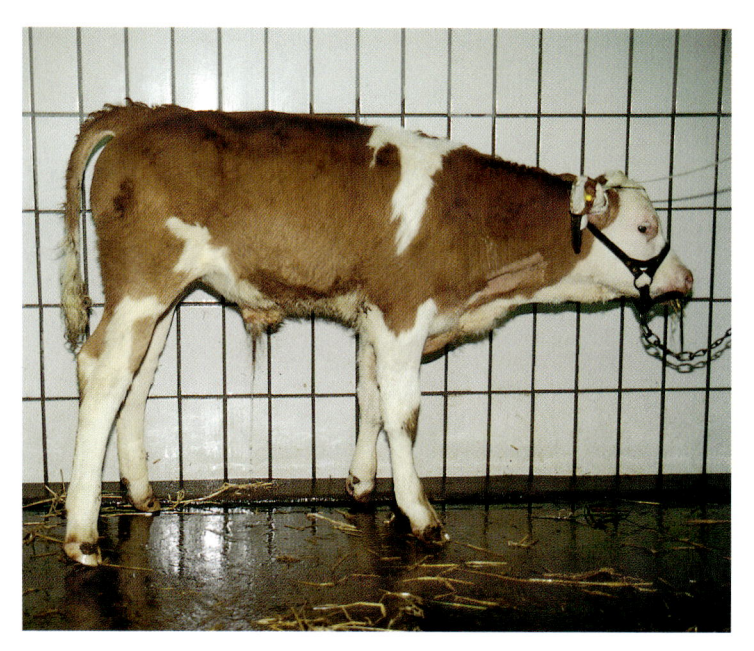

Abb. 113: Älteres Kalb mit Wundstarrkrampf im Anfangsstadium.
Charakteristische Krankheitssymptome sind eine sägebockartige Körperhaltung, der steife, breitbeinige Gang, steif nach hinten stehende Ohren und der leicht vom Körper abgehaltene Schwanz. Auf Grund eines fortschreitenden Krampfes der Kaumuskulatur werden die Tränke- und die Futteraufnahme zunehmend beeinträchtigt. Bei Kälbern sind die Heilungsaussichten noch schlechter als bei erwachsenen Rindern.

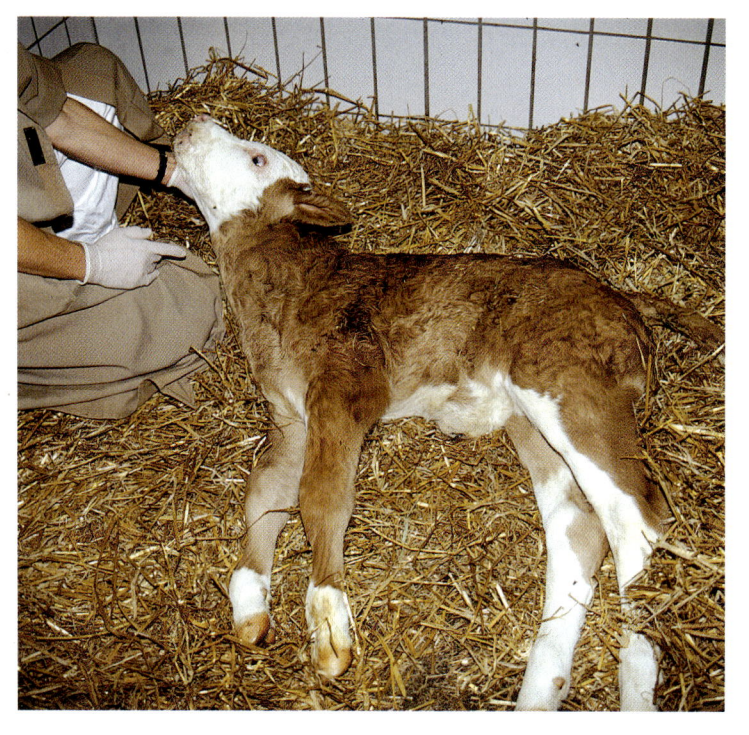

Abb. 114: Wundstarrkrampf im fortgeschrittenen Krankheitsstadium.
Das ca. 2 Wochen alte Kalb liegt in Seitenlage mit steif vom Körper weggestreckten Gliedmaßen fest. Der Kopf und der Hals sind überstreckt. Die gesamte Muskulatur ist verhärtet und derart verkrampft, dass beim Anheben des Kopfes der gesamte Körper des Tieres mitbewegt werden kann. In dieser Krankheitsphase sind Rinder mit Tetanus nicht mehr zu retten.

Sonstige Kälberkrankheiten

stellen, Verletzungen unterschiedlicher Art, Operationswunden). Die Diagnose »Tetanus« kann nur am lebenden Tier anhand der Krankheitssymptome gestellt werden **(Abb. 113 und 114)**.

3. Behandlung

Beim Tetanus des Kalbes sind die Heilungsaussichten noch schlechter als bei erwachsenen Rindern. Bereits festliegende Tiere sollten deshalb eingeschläfert werden.

Ein Behandlungsversuch empfiehlt sich nur bei frisch erkrankten und wertvollen Rindern. Die Behandlung ist in den meisten Fällen sehr aufwändig und langwierig (erst wenn 10–14 Krankheitstage überstanden sind, kann man auf eine Genesung hoffen). Sie besteht in einer Sanierung der Eintrittspforte (z. B. chirurgische Entfernung des Nabels bei bestehender Nabelentzündung; gegebenenfalls Spülung vorhandener Wunden oder Verletzungen), mehrtägiger Behandlung der Kälber mit Penicillin sowie erforderlichenfalls Verabreichung ruhigstellender und muskelkrampflösender Medikamente am besten im Dauertropf.

Bei geblähten Rindern sollte möglichst frühzeitig eine Pansenfistel angelegt werden, über welche die Tiere dann auch mit Flüssigkeit und Nährstoffen versorgt werden können. Bei fehlender Nahrungsaufnahme müssen insbesondere Kälber vorübergehend über Dauertropfinfusion ernährt werden.

> An Tetanus erkrankte Rinder dürfen nicht geschlachtet werden.

4. Vorbeuge

Da die Sporen in der Umgebung der Rinder verbreitet vorkommen, empfiehlt sich Hygiene und Sauberkeit in allen Bereichen. Chirurgische Eingriffe dürfen nur mit sterilen Instrumenten durchgeführt werden. Nabelentzündungen sollten frühzeitig und sachgemäß behandelt werden (siehe Seite 75 ff.). Eine vorbeugende Impfung ist möglich, angesichts des nur sporadischen Auftretens von Tetanus beim Rind jedoch kaum wirtschaftlich.

5.4 Kolik

Kolik ist keine eigenständige Krankheit, sondern ein *Symptom* (eine Verhaltensäußerung des Tieres) bei verschiedenen krankhaften Zuständen. Da gerade beim Rind (und besonders beim Kalb) eine Reihe von Erkrankungen mit Kolikerscheinungen einhergeht, soll das Krankheitssymptom »Kolik« gesondert beschrieben werden.

1. Ursachen und Schweregrade

Der Begriff Kolik stammt aus dem Griechischen und bedeutet so viel wie »Darmkrankheit«. Der überwiegende Teil der Koliken beim Rind hat seine Ursache in schmerzhaften Prozessen innerhalb der Bauchhöhle. Von diesen echten Koliken müssen so genannte *Scheinkoliken* unterschieden werden, die durch verschiedene andere krankhafte Zustände verursacht werden (z. B. Ektoparasitenbefall, schmerzhafte Verletzungen, bestimmte Stoffwechselstörungen, verschiedene zentralnervöse Veränderungen).

Die Schmerzen bei der echten Kolik entstehen infolge Verkrampfung, Drehung, Blähung bzw. Dehnung, Abschnürung, Einklemmung oder Verklebung bzw. Verwachsung bestimmter Eingeweideorgane. Je nach Ursache, Krankheitsphase und Zustand des betroffenen Tieres können Kolikerscheinungen unterschiedlich lange und in unterschiedlicher Intensität beobachtet werden.

> **Auswahl von Erkrankungen, die mit echter Kolik einhergehen** (geordnet nach dem Schweregrad der Kolik):
> ▶ Darmdrehung,
> ▶ Darmverschlingung,
> ▶ Labmagendrehung,
> ▶ Harnröhrenverschluss,
> ▶ Dehnung von Magen und/ oder Darm,
> ▶ Darmmissbildung,
> ▶ Darmanschoppung (= Darmverstopfung),
> ▶ Darmeinschiebung,
> ▶ Verklebungen und/oder Verwachsungen von Eingeweideteilen,
> ▶ Krampfkolik (spastische Kolik) →kann in allen Schweregraden auftreten!

In unserer Klinik werden folgende Kolikgrade unterschieden:
▶ **Hochgradige Kolik:**
  – Häufiges, heftiges Schlagen mit den Hinterbeinen (im Stehen und im Liegen) zum Bauch **(Abb. 115)**,
  – ständiges Auf- und Niedergehen,
  – sich Niederwerfen und/oder sich Wälzen.
▶ **Mittelgradige Kolik:**
  – Wiederholtes Schlagen mit den Hinterbeinen zum Bauch **(Abb. 116)**,
  – Auf- und Niedergehen,
  – Liegen mit vom Körper weggestreckten Hinterbeinen und gelegentliches Schlagen zum Bauch aus dieser Position.
▶ **Geringgradige Kolik:**
  – Gelegentliches, wechselweises Heben der Hintergliedmaßen,
  – Trippeln mit den Hinterbeinen,
  – Liegen mit zur Seite gelegtem

Kälberkrankheiten

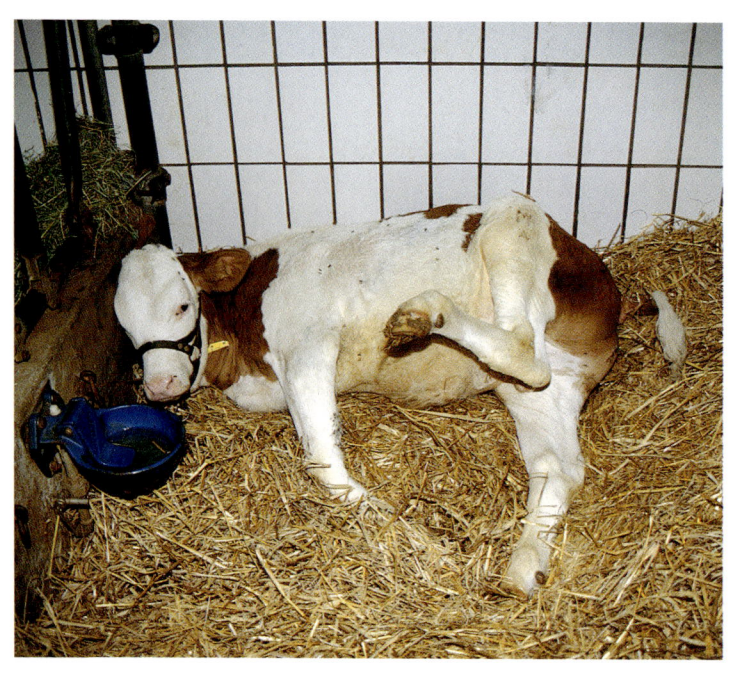

Abb. 115: Kalb mit schwerer Kolik.
Häufiges, heftiges Schlagen mit den Hinterbeinen zum Bauch (im Stehen oder im Liegen) sind Anzeichen hochgradiger Kolik. Falls solche Kolikerscheinungen nicht spätestens 1–2 Stunden nach einer sachgemäßen Behandlung mit krampflösenden und/oder schmerzlindernden Medikamenten verschwinden und das Befinden des betroffenen Tieres wieder ungestört ist, muss unter anderem eine Darm- oder Labmagendrehung vermutet werden. Solche Rinder sind dann nur noch durch eine rasch durchgeführte Operation zu retten.

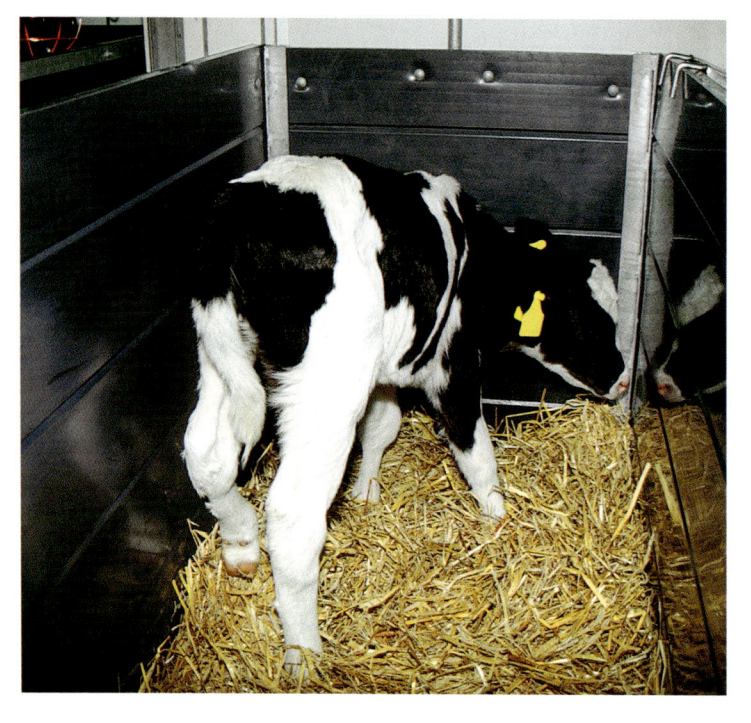

Abb. 116: Kalb mit mittelgradiger Kolik.
Dieses erst wenige Tage alte Kalb schlug wiederholt mit einem Hinterbein zum Bauch. Grund für die Kolik war eine angeborene Darmmissbildung.

Sonstige Kälberkrankheiten

Kopf und weggestreckten Beinen,
- vereinzeltes »in die Knie gehen« (Hinterbeine werden etwas gebeugt und dann wieder gestreckt).

Hochgradige Koliken werden besonders bei Rindern mit Darmdrehung, Darmverschlingung sowie Labmagendrehung im Anfangsstadium der Erkrankung beobachtet. Auch Tiere mit Harnröhrenverschluss zeigen zu Beginn der Erkrankung fast immer unterschiedlich starke Kolik. Demgegenüber verlaufen Darmeinschiebungen und Darmanschoppungen oft nur mit geringgradigen Kolikerscheinungen. Wie die Erfahrung zeigt, werden gerade solche geringgradigen Koliken von Landwirten häufig übersehen, wenn das Verhalten der Tiere nicht regelmäßig sorgfältig kontrolliert wird.

2. Behandlung und Behandlungsaussichten

Je nach Ursache der Kolik sowie Zeitpunkt und Art der Behandlung bestehen sehr unterschiedliche Heilungsaussichten. Unter Praxisbedingungen kann die Mehrzahl der auftretenden Koliken durch die vorschriftsmäßige Verabreichung eines krampflösenden und/oder schmerzlindernden Medikamentes erfolgreich behandelt werden. Dies liegt vermutlich vor allem daran, dass es sich häufig um so genannte »Krampfkoliken« handelt, die bisweilen auch ohne Behandlung wieder vergehen.

Falls jedoch die Kolikerscheinungen spätestens binnen 1–2 Stunden nach einer Behandlung nicht verschwinden und das Befinden und insbesondere der Appetit der Tiere nicht wieder ungestört sind, sollten sie von einem Tierarzt gründlich untersucht und bei Bedarf operiert werden.

Dies gilt auch für die Fälle, in denen zwar die Kolik nachlässt oder gar aufhört, jedoch das Befinden und die Futteraufnahme sich nicht entsprechend normalisieren. In vielen Fällen könnten Kälber beim Versagen der herkömmlichen Koliktherapie durch eine rasch durchgeführte Operation noch gerettet werden.

Auszug aus der Tierschutz-Nutztierhaltungsverordnung

(i. d. F. der Bek. vom 22. 8. 2006)

Abschnitt 2

Anforderungen an das Halten von Kälbern

§ 5
Allgemeine Anforderungen an das Halten von Kälbern

Kälber dürfen, unbeschadet der Anforderungen des § 3, nur nach Maßgabe der folgenden Vorschriften sowie der §§ 6 bis 10 gehalten werden:

1. Kälber dürfen nicht mehr als unvermeidbar mit Harn oder Kot in Berührung kommen; ihnen muss im Stall ein trockener Liegebereich zur Verfügung stehen.

2. Maulkörbe dürfen nicht verwendet werden.

3. Kälber dürfen nicht angebunden oder sonst festgelegt werden.

Satz 1 Nr. 3 gilt nicht, wenn die Kälber in Gruppen gehalten werden, und zwar für jeweils längstens eine Stunde im Rahmen des Fütterns mit Milch- oder Milchaustauschertränke, und die Vorrichtungen zum Anbinden oder zum sonstigen Festlegen den Kälbern keine Schmerzen oder vermeidbare Schäden bereiten.

§ 6
Allgemeine Anforderungen an das Halten von Kälbern in Ställen

(1) Kälber dürfen in Ställen nur gehalten werden, wenn diese den Anforderungen der Absätze 2 bis 7 entsprechen.

(2) Ställe müssen

1. so gestaltet sein, dass die Kälber ungehindert liegen, aufstehen, sich hinlegen, eine natürliche Körperhaltung einnehmen, sich putzen sowie ungehindert Futter und Wasser aufnehmen können;

2. mit einem Boden ausgestattet sein,
a) der im ganzen Aufenthaltsbereich der Kälber und in den Treibgängen rutschfest und trittsicher ist,
b) der, sofern er Löcher, Spalten oder sonstige Aussparungen aufweist, so beschaffen ist, dass von diesen keine Gefahr der Verletzung von Klauen oder Gelenken ausgeht und der Boden der Größe und dem Gewicht der Kälber entspricht,
c) bei dem, sofern es sich um einen Spaltenboden handelt, die Spaltenweite höchstens 2,5 Zentimeter, bei elastisch ummantelten Balken oder bei Balken mit elastischen Auflagen höchstens drei Zentimeter beträgt, wobei diese Maße infolge von Fertigungsungenauigkeiten bei einzelnen Spalten um höchstens 0,3 Zentimeter überschritten werden dürfen, und die Auftrittsbreite der Balken mindestens acht Zentimeter beträgt,
d) der im ganzen Liegebereich so beschaffen ist, dass er die Erfordernisse für das Liegen erfüllt, insbesondere dass eine nachteilige Beeinflussung der Gesundheit der Kälber durch Wärmeableitung vermieden wird;

3. mit Lichtöffnungen und mit einer Kunstlichtanlage ausgestattet sein, die sicherstellen, dass bei einer möglichst gleichmäßigen Verteilung im Aufenthaltsbereich der Kälber eine Lichtstärke von mindestens 80 Lux erreicht wird.

(3) Außenwände, mit denen Kälber ständig in Berührung kommen können, müssen ausreichend wärmegedämmt sein.

Tierschutz-Nutztierhaltungsverordnung

(4) Seitenbegrenzungen bei Boxen müssen so durchbrochen sein, dass die Kälber Sicht- und Berührungskontakt zu anderen Kälbern haben können.

(5) Im Aufenthaltsbereich der Kälber sollen je Kubikmeter Luft folgende Werte nicht überschritten sein:

Gas	Kubikzentimeter
Ammoniak	20
Kohlendioxid	3000
Schwefelwasserstoff	5.

(6) Im Liegebereich der Kälber soll die Lufttemperatur 25 Grad Celsius nicht überschreiten sowie während der ersten zehn Tage nach der Geburt eine Temperatur von 10 Grad Celsius, danach eine Temperatur von 5 Grad Celsius nicht unterschreiten. Die relative Luftfeuchte soll zwischen 60 und 80 Prozent liegen.

(7) Die Absätze 3, 5 und 6 gelten nicht für Ställe, die als Kaltställe oder Kälberhütten vorwiegend dem Schutz der Kälber gegen Niederschläge, Sonne und Wind dienen.

§ 7
Besondere Anforderungen an das Halten von Kälbern im Alter von bis zu zwei Wochen in Ställen

Kälber im Alter von bis zu zwei Wochen dürfen nur in Ställen gehalten werden, wenn

1. ihnen eine mit Stroh oder ähnlichem Material eingestreute Liegefläche und
2. bei Einzelhaltung eine Box, die innen mindestens 120 Zentimeter lang, 80 Zentimeter breit und 80 Zentimeter hoch ist,

zur Verfügung stehen.

§ 8
Besondere Anforderungen an das Halten von Kälbern im Alter von über zwei bis zu acht Wochen in Ställen

(1) Kälber im Alter von über zwei bis zu acht Wochen dürfen einzeln in Boxen nur gehalten werden, wenn

1. die Box
a) bei innen angebrachtem Trog mindestens 180 Zentimeter,
b) bei außen angebrachtem Trog mindestens 160 Zentimeter lang ist und
2. die frei verfügbare Boxenbreite bei Boxen mit bis zum Boden und über mehr als die Hälfte der Boxenlänge reichenden Seitenbegrenzungen mindestens 100 Zentimeter, bei anderen Boxen mindestens 90 Zentimeter beträgt.

(2) Kälber im Alter von über zwei bis zu acht Wochen dürfen vorbehaltlich des § 10 in Gruppen nur gehalten werden, wenn bei rationierter Fütterung alle Kälber der Gruppe gleichzeitig Futter aufnehmen können. Satz 1 gilt nicht bei Abruffütterung und technischen Einrichtungen mit vergleichbarer Funktion.

§ 9
Besondere Anforderungen an das Halten von Kälbern im Alter von über acht Wochen in Ställen

(1) Kälber im Alter von über acht Wochen dürfen nur in Gruppen gehalten werden. Dies gilt nicht, wenn

1. in dem Betrieb jeweils nicht mehr als drei nach ihrem Alter oder ihrem Körpergewicht für das Halten in einer Gruppe geeignete Kälber vorhanden sind,
2. mittels tierärztlicher Bescheinigung nachgewiesen wird, dass ein Kalb aus gesundheitlichen oder verhaltensbedingten Gründen einzeln gehalten werden muss, oder
3. andere Haltungsanforderungen für die Dauer einer Quarantäne zur Vermeidung von Ansteckungsrisiken notwendig sind.

(2) Kälber im Alter von über acht Wochen dürfen vorbehaltlich des § 10 in Gruppen nur gehalten werden, wenn bei rationierter Fütterung alle Kälber der Gruppe gleichzeitig Futter aufnehmen können. Satz 1 gilt nicht bei Abruffütterung oder technischen Einrichtungen mit vergleichbarer Funktion.

(3) Kälber, die nach Absatz 1 nicht in Gruppen gehalten werden müssen, dürfen einzeln in Boxen nur gehalten werden, wenn

1. die Box
a) bei innen angebrachtem Trog mindestens 200 Zentimeter,
b) bei außen angebrachtem Trog mindestens 180 Zentimeter lang ist und
2. die frei verfügbare Boxenbreite bei Boxen mit bis zum Boden und über mehr als die Hälfte der

Boxenlänge reichenden Seitenbegrenzungen mindestens 120 Zentimeter, bei anderen Boxen mindestens 100 Zentimeter beträgt.

§ 10
Platzbedarf bei Gruppenhaltung

(1) Kälber dürfen vorbehaltlich des Absatzes 2 in Gruppen nur gehalten werden, wenn für jedes Kalb eine uneingeschränkt benutzbare Bodenfläche zur Verfügung steht, die nach Maßgabe des Satzes 2 mindestens so bemessen ist, dass es sich ohne Behinderung umdrehen kann. Entsprechend seinem Lebendgewicht muss hierbei jedem Kalb mindestens eine uneingeschränkt benutzbare Bodenfläche nach folgender Tabelle zur Verfügung stehen:

Lebendgewicht in Kilogramm	Bodenfläche je Tier in Quadratmeter
bis 150	1,5
von 150 bis 220	1,7
über 220	1,8.

(2) Kälber dürfen in einer Gruppe bis zu drei Tieren nur in einer Bucht gehalten werden, die im Falle

1. von Kälbern im Alter von zwei bis acht Wochen 4,5 Quadratmeter,
2. von Kälbern von über acht Wochen 6 Quadratmeter Mindestbodenfläche hat.

§ 11
Überwachung, Fütterung und Pflege

Wer Kälber hält, hat, unbeschadet der Anforderungen des § 4, sicherzustellen, dass

1. eine für die Fütterung und Pflege verantwortliche Person das Befinden der Kälber bei Stallhaltung mindestens zweimal täglich überprüft;
2. Kälbern spätestens vier Stunden nach der Geburt Biestmilch angeboten wird;
3. für Kälber bis zu einem Gewicht von 70 Kilogramm der Eisengehalt der Milchaustauschertränke mindestens 30 Milligramm je Kilogramm, bezogen auf einen Trockensubstanzgehalt von 88 Prozent, beträgt und bei Kälbern, die mehr als 70 Kilogramm wiegen, eine ausreichende Eisenversorgung erfolgt, wodurch bei den Kälbern ein auf die Gruppe bezogener durchschnittlicher Hämoglobinwert von mindestens 6 mmol/l Blut erreicht wird;
4. jedes über zwei Wochen alte Kalb jederzeit Zugang zu Wasser in ausreichender Menge und Qualität hat;
5. jedes Kalb täglich mindestens zweimal gefüttert wird, dabei ist dafür Sorge zu tragen, dass dem Saugbedürfnis der Kälber ausreichend Rechnung getragen wird;
6. Kälbern spätestens vom achten Lebenstag an Raufutter oder sonstiges rohfaserreiches strukturiertes Futter zur freien Aufnahme angeboten wird;
7. bei Stallhaltung Mist, Jauche oder Gülle in zeitlich erforderlichen Abständen aus dem Liegebereich entfernt werden oder dass regelmäßig neu eingestreut wird;
8. Anbindevorrichtungen mindestens wöchentlich auf beschwerdefreien Sitz überprüft und erforderlichenfalls angepasst werden;
9. die Beleuchtung
a) täglich für mindestens zehn Stunden im Aufenthaltsbereich der Kälber eine Lichtstärke von 80 Lux erreicht und
b) dem Tagesrhythmus angeglichen ist und möglichst gleichmäßig verteilt wird.

6 Anhang

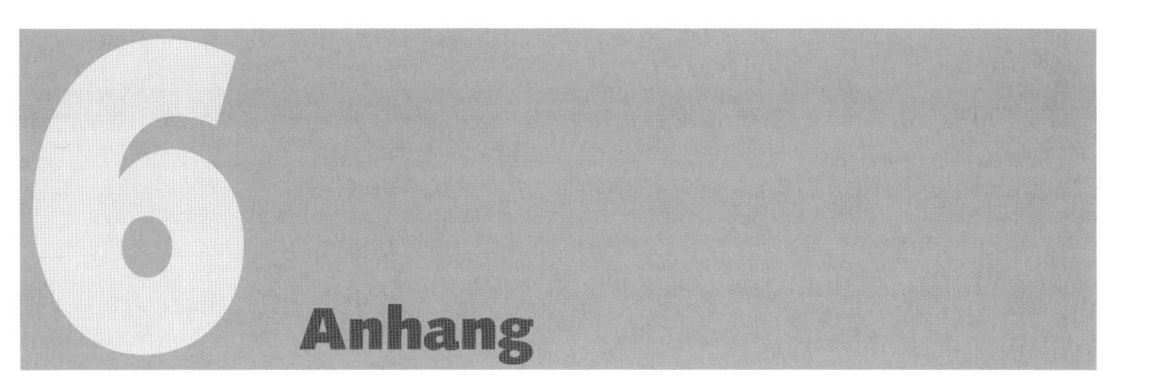

Glossar

Einige weniger gebräuchliche Fachausdrücke werden im Glossar kurz erläutert.

Abort: Vorzeitige Beendigung einer Trächtigkeit durch Ausstoßung der Frucht.

Alkoholanästhesie: Die Verabreichung von reinem Alkohol in den hinteren Abschnitt des Wirbelkanals zur Behandlung des ständigen Pressens auf Kot (Tenesmus). Dadurch kann u. a. die Schmerzempfindung (Schmerzwahrnehmung) im Bereich des Enddarms längerfristig (über Wochen bis Monate) ausgeschaltet werden. Dabei muss die Dosierung so gewählt werden, dass das Stehvermögen des Tieres und die Entleerung der Harnblase ohne nennenswerte Beeinträchtigung bleiben. Nähere Informationen hierzu können Tierärzte direkt vom Autor erfragen.

Anästhesie: Völlige Unempfindlichkeit gegen Schmerz-, Temperatur- und Berührungsreize. Anästhetika sind Medikamente, durch deren Verabreichung dieser Zustand erreicht wird.

Analgesie: Aufhebung der Schmerzempfindung (z. B. durch Medikamente; diese werden als Analgetika bezeichnet).

Antigen: Ein Agens (z. B. ein Erreger oder ein Teil davon), das von einem Organismus als fremd erkannt wird und dadurch eine spezifische Abwehrreaktion (Bildung von Antikörpern) auslöst.

Antikörper: Eiweißkörper, die als mögliche Antwort des Abwehrsystems nach Kontakt des Organismus mit Antigenen gebildet und in verschiedene Körperflüssigkeiten (z. B. Blut und Milch) abgegeben werden.
Durch die Bestimmung solcher Antikörper kann indirekt nachgewiesen werden, dass sich ein Organismus (ein Individuum) mit einem bestimmten Erreger (oder einem Teil davon) auseinander gesetzt hat (siehe auch serologische Untersuchung).

Aspiration: Das Ansaugen von Gasen oder Flüssigkeiten. Im medizinischen Sinne ist darunter das Eindringen flüssiger oder fester Stoffe in die Atemwege während der Einatmung zu verstehen. Als mögliche Stoffe kommen Fruchtwasser, Speichel, Blut, Mageninhalt, Medikamente oder Fremdkörper in Frage. Als direkte Ursachen sind u. a. (Schwer-)Geburten in Hinterendlage, Schluckbeschwerden im Zusammenhang mit verschiedenen Erkrankungen, Hochwürgen von Vormageninhalt und fehlerhaftes Eingeben von Tränke oder Medikamenten möglich.
Im schlimmsten Fall kann das betroffene Tier ersticken. Häufig entwickelt sich eine schwere Lungenentzündung (Aspirations- oder Eingusspneumonie).

Aspirations- oder Eingusspneumonie: Durch Einatmen oder Einschütten in die Lunge gelangendes Fremdmaterial (vergleiche Aspiration) kann zu einer schweren eitrig-ulzerierenden (gewebszerstörenden) Entzündung der Lungen mit abszedierender oder jauchiger Einschmelzung von Lungengewebe führen. Die Einschmelzungen können zur Folge haben, dass der Entzündungsprozess in die Brusthöhle durchbricht. Die Heilungschancen bei Aspirations- oder Eingusspneumonie sind grundsätzlich schlecht bis aussichtslos.

Dauerausscheider: Klinisch gesunde Individuen, die nach Überstehen einer Krankheit oder auf Grund einer persistierenden Infektion einen Erreger dauerhaft beherbergen und diesen kontinuierlich oder zeitweise ausscheiden.

Anhang

Ektoparasit: Auf einer anderen Spezies lebender tierischer Schmarotzer (z. B. Läuse, Haarlinge und Räudemilben).

Embryo: Bezeichnung für die Frucht in der Gebärmutter während der Zeit der Organentwicklung (beim Rind ca. die ersten 2 Trächtigkeitsmonate).

Endoparasit: Innerhalb des Organismus einer anderen Spezies lebender tierischer Schmarotzer (z. B. Einzeller und Würmer).

Epiduralanästhesie: Die Verabreichung eines Anästhetikums (Betäubungsmittels) in den Wirbelkanal. Beim Rind ist die Injektion zwischen Kreuzbein und erstem Schwanzwirbel oder zwischen erstem und zweitem Schwanzwirbel am gebräuchlichsten. Durch die Wirkung des Anästhetikums wird eine unterschiedlich große Region im hinteren Rumpfbereich unempfindlich gemacht und gelähmt. Die Wirkung üblicher Anästhetika hält wenige Stunden an (vergleiche Alkoholanästhesie).

Faktorenkrankheit: Eine Krankheit, zu deren Zustandekommen das Zusammenwirken verschiedener Faktoren erforderlich ist. Die beiden wichtigsten Faktorenkrankheiten der Kälber sind der Durchfall neugeborener Kälber und die Rindergrippe (Enzootische Bronchopneumonie). In beiden Fällen sind neben infektiösen Faktoren (Erreger) jeweils nichtinfektiöse Faktoren (Umweltbedingungen, Abwehrlage der Tiere) erforderlich, damit es zu Erkrankungen kommt.

Fetus (Fötus): Bezeichnung für die Frucht in der Gebärmutter nach Abschluss der Organentwicklung bis zum Ende der Trächtigkeit.

Ikterus: Grobsinnlich erkennbare Verfärbung von Körpergeweben durch Gallenfarbstoffe. Dies ist am deutlichsten an den Schleimhäuten und an der Lederhaut des Augapfels erkennbar.

Immunität: Die im Laufe des Lebens aktiv oder passiv erworbene Abwehrkraft eines Individuums. Diese kann gegen Erreger, deren Gifte (Toxine) oder gegen bestimmte Zellen oder Substanzen gerichtet sein.

– **aktiv erworbene:** Entwickelt sich im Verlauf einer Auseinandersetzung zwischen einem Individuum und einem Erreger bei einer natürlichen Infektion oder im Rahmen einer Impfung mit inaktivierten Erregern oder bestimmten immunisierenden Substanzen.

– **passiv erworbene:** Kommt z. B. dadurch zu Stande, dass von einer immunen Mutter Antikörper (Schutzstoffe) auf die Frucht oder auf das Neugeborene übergehen. Beim Rind wird die passive Immunität praktisch ausschließlich über die Kolostralmilch auf das neugeborene Kalb übertragen. Deshalb ist die vorschriftsmäßige Kolostralmilchversorgung für den Immunstatus des neugeborenen Kalbes von entscheidender Bedeutung.

Immunstatus Die jeweilige Abwehrlage eines Individuums. Sie wird von zahlreichen Faktoren beeinflusst und ist deshalb keine konstante Größe.

Immuntoleranz (spezifische): Das Ausbleiben üblicherweise ablaufender Abwehrmechanismen gegen einen ganz bestimmten Erreger (oder ein anderes Antigen). Ein klassisches Beispiel für eine spezifische (= auf einen bestimmten Erreger bezogene) Immuntoleranz ist die Entstehung eines persistent virämischen Tieres infolge einer BVD-Virusinfektion während der Trächtigkeit. Voraussetzung für diese Form der spezifischen Immuntoleranz ist, dass zu dem Zeitpunkt, an dem der Erstkontakt mit dem Erreger stattfindet, das Abwehrsystem der in der Gebärmutter heranwachsenden Frucht noch nicht ausgereift ist und somit das Virus nicht als »fremd« erkannt und »abgewehrt« werden kann. Später – bei voll entwickeltem Abwehrsystem – wird das sich bereits im Körper der Frucht befindende Virus nicht mehr als »fremd« angesehen und somit nicht attackiert. Das Virus kann sich in der Folgezeit dauerhaft im infizierten Organismus vermehren und wird zeitlebens ausgeschieden (siehe Dauerausscheider).

Inkubationszeit: Zeit zwischen der Ansteckung und dem Auftreten erster Krankheitserscheinungen. Bei manchen Krankheiten ist die Inkubationszeit sehr kurz und konstant (z. B. bei der Corona-Virus-Infektion neugeborener Kälber knapp 1 Tag), bei anderen ist sie sehr lang und variabel (z. B. bei Tollwut meist mehrere Wochen bis Monate).

Jungtierfenster: Darunter versteht man die serologische Untersuchung von Blutproben von nicht gegen BVD geimpften Jungrindern im Alter von 6–24 Monaten. Befinden sich serologisch positive Tiere darunter, so bedeutet dies, dass sie Kontakt mit einem BVD-Virusausscheider haben oder hatten (über Biestmilch passiv erworbene mütterliche Antikörper sind zu diesem Zeitpunkt bereits wieder abgebaut). Diese Stichprobe lässt nur eine Aussage über die Tiere zu, die sich im Kontaktbereich des Ausscheiders befinden.

Meläna: Teerartig aussehender Kot infolge gleichmäßiger Beimengung von anverdautem Blut aus dem vorderen Verdauungsapparat (meist Hinweis auf ein blutendes Labmagengeschwür).

Glossar

Mutation: (Zufällige) Veränderung des Erbmaterials.

Nekrose: Zerfall einzelner Zellen oder eines Gewebes als Reaktion auf bestimmte Einwirkungen (bei lebenden Individuen).
– nekrotisch bedeutet abgestorben, brandig.

Oozysten: Infektionstüchtige Dauerformen von einzelligen Parasiten (z. B. Kokzidien). Sie sind zum Teil sehr widerstandsfähig und können längere Zeit (bis zu 1 Jahr) in der Außenwelt überleben. Ihr Auskeimen wird durch Wärme und Feuchtigkeit gefördert, durch Kälte und Austrocknung gehemmt.

Pneumonie: Akute oder chronische Entzündung des Lungengewebes.

Resorption: Aufnahme von Stoffen (z. B. Nahrungsmittel, Medikamente, Gewebswasser) über die Haut, die Schleimhaut oder aus Geweben in die Blut- oder Lymphbahn.

Sekundärinfektion: Auf eine bereits bestehende Infektion folgende zusätzliche Infektion. So kann auf eine Virus-Infektion beispielsweise eine Infektion mit Bakterien folgen.

Sepsis (Septikämie): Von einem lokalen Infektionsherd (z. B. Nabel) aus gelangen ständig oder phasenweise Bakterien in den Kreislauf. Die deutsche Bezeichnung für Sepsis ist Blutvergiftung.

Serologische Untersuchung (Serologie): Untersuchung auf Antikörper in einer Körperflüssigkeit (z. B. Blut oder Milch). Im Rahmen serologischer Untersuchungen wird die spezifische Bindung zwischen einem Antigen und den im Organismus dagegen gebildeten Antikörpern unter Laborbedingungen nachvollzogen und diagnostisch genutzt. Antikörper und Antigen reagieren miteinander. Ein Reaktionspartner der beiden ist jeweils bekannt. Der andere kann damit nachgewiesen werden.

Serotypen: Unterarten eines Erregers, die sich immunologisch abweichend verhalten. Wenn man z. B. gegen bestimmte Serotypen impft, können trotzdem andere noch »krank machen«.

Stille Feiung: Ohne erkennbare Krankheitserscheinungen verlaufende Auseinandersetzung zwischen Wirt und Erreger. An deren Ende ist der Erreger eliminiert und der Wirt besitzt erregerspezifische Antikörper, die durch eine serologische Untersuchung nachgewiesen werden können.

Superinfektion: Auf eine noch bestehende Infektion erfolgende neuerliche Infektion mit dem gleichen Erreger.

Tankmilchprobe: Serologische Untersuchung der Tankmilch auf Antikörper zur groben Einschätzung des Durchseuchungsgrades einer Kuhherde mit einem bestimmten Erreger. Dies ist ein vergleichsweise kostengünstiges Verfahren zur Erhebung und regelmäßigen Kontrolle des BHV1- oder BVDV-Status einer Kuhherde.

Tenesmus: Andauerndes schmerzhaftes Drängen auf Kot oder Harn.

Trojanisch: Zu der antiken Stadt Troja gehörend.

Das trojanische Pferd war der Sage nach ein großes hölzernes Pferd, in dessen Inneren sich die besten griechischen Krieger verborgen hatten. Als die Trojaner das Pferd erbeutet und in ihre Stadt gezogen hatten, stürmten die griechischen Krieger heraus und eroberten Troja.

Virulenz: Der Grad der krankmachenden Eigenschaften. Die Virulenz kann innerhalb einer Erregerart stark schwanken. Sie bezieht sich immer auf einen bestimmten Stamm eines Erregers (zu einem bestimmten Zeitpunkt in einem bestimmten Wirt). Ursache für eine Veränderung der Virulenz kann beispielsweise eine Mutation sein.

Virämiker (persistenter): Ein Individuum, bei dem dauerhaft infektionstüchtiges Virus vorhanden ist und ausgeschieden werden kann (vergleiche Dauerausscheider).

Zyanose: Blaufärbung der Haut und der Schleimhäute infolge einer Abnahme des Sauerstoffgehaltes im Blut. Meist ein Hinweis auf eine schwere Beeinträchtigung des Kreislauf- oder Atmungsapparates.

Anhang

Stichwortverzeichnis

Abkalbebox 20, 45
Abkalbung 20
Abmagerung 50
Abort 54, 151
Abszess 115
– des Harngangs 77
After, fehlender 135
Alkoholanästhesie 50, 151
Allgemeininfektion, bakterielle 79f.
Analgesie 151
Anämie 120
Anästhesie 151
Anbieten von Kraftfutter 28
Angeborene Erkrankungen 129
– Saug- oder Schluckstörungen 138
Angeborener Herzfehler 134
Ansteckende Nasen-Luftröhren-Entzündung des Rindes 72
Antigen 151
Antikörper 151
–, Funktionen 22
Anzeigepflicht, BHV1 74
–, Leukose 117
–, Bovine Virusdiarrhoe (BVD) 58
–, Salmonellose 51
Appetitlosigkeit, krankheitsbedingte 137
Asphyxie 141
Aspiration 151
Aspirationspneumonie 151
Atemdepression 141
Atemnot, hochgradige 70
–, Mastbulle 70
Atemwegserkrankung, schwere 69
Atmung, gesunder/kranker Kälber 16
Aufblähen, fütterungsbedingtes 93
–, wiederkehrendes 88
Aufgasung und Drehung des Blinddarms 100
Aufgussverfahren 111
Aufstallung in Iglus 23
–, Kalb 23
–, neugeborener Kälber in Iglus 25
Augäpfel, Gründe für Einsinken 15
Augen, gesunder/kranker Kälber 14
Ausmerzung persistent virämischer Rinder 57
Austrocknung 41
Auszehrung 35, 41

Babygruppe 26, 99
Bakterielle Allgemeininfektion 79f.
Bakterien, *Escherichia coli* 40
–, Streuung 79
Bauch, gesunder/kranker Kälber 16
–, vermehrte Füllung 16
Bauchfellentzündung 107f.
–, jauchige 107f.
Bauchumfang, birnenförmiger 106
Behandlungmaßnahmen, Durchfall 42
Beläge, asbestartige 113
–, kleieartige 113
Belecken 111
Beleuchtung von Stallungen 149
Beugehaltung, Karpalgelenke 133
BHV1 72
–, Anzeigepflicht 74
–, Bekämpfungsmaßnahmen 74
–, Infektion, Verlaufsformen 72
–, Quarantänezeit 73
–, Verhinderung der Einschleppung 73
Biestmilch 21
Biestmilchversorgung 21
–, Empfehlung 21
Bleivergiftung 13, 127
Blinddarm, Aufgasung und Drehung 100
Blindheit 124, 127
Blutarmut 50, 120ff.
–, Behandlung 121
–, Formen 120
–, Ursachen 120
Bluterguss 114ff.
– im Penis 102
Blutkörperchen, ungenügende Bildung roter 120
–, vermehrte Zerstörung roter 120
–, Zerfall roter 128
Bluttransfusion 97, 121
Blutübersäuerung 41, 44
Blutübertragung 120
Blutungsneigung 115
–, krankhafte 120
Blutvergiftung 153
Bovine Virusdiarrhoe (BVD) 52, 54
Bovines Herpes-Virus-1 72
Bovines Respiratorisches Synzytial-Virus 69

Braunvieh, Erbkrankheiten 136
Bronchopneumonie, Enzootische 62
BRSV, allergisches Geschehen 69
–, Diagnostik 70
–, Erkrankung, Maßnahmen 71
–, hochgradige Atemnot 70
–, Impfung 72
–, Infektion 69
–, möglicher Teufelskreis 71
–, Notimpfung 72
–, Sauerstoffversorgung verbessern 71
–, schwere Verlaufsform 69f.
–, Verlaufsformen 69
BRS-Virus 69
Bruchpforte 130
Bruchsack, äußerer 130
–, innerer 130
Brustfellentzündung 65
BVD-MD, Allgemeines 52
–, Bekämpfungs- und Vorbeugemaßnahmen 58
–, Impfmaßnahmen im Zuchtbetrieb 59
–, Impfung von Masttieren 60
–, inaktivierte Impfstoffe, Totimpfstoffe 59
–, Lebendimpfstoffe 59
–, trojanische Kuh 53
–, trojanisches Kalb 53
–, Zeitpunkt der Impfungen 59
BVDV, Infektion nach der Geburt 55
–, Infektion während der Trächtigkeit 55
BVDV-freie Bestände, nötige Maßnahmen 58
–, Herdenstatus im Zuchtbetrieb, Diagnostik 58
BVD-Virusinfektion, Diagnostik 57
–, infizierte Tiere 53
–, Krankheitsbilder 54
–, Verlaufsformen 54
–, Virusverbreitung 53

Chronischer Magen-Darm-Wurmbefall 60
Coli-Bakterien, Toxin (Giftstoff) 40
Corona-Viren 39

Stichwortverzeichnis

Darmanlage, unvollständige 135f.
Darmanschoppung 36, 100f.
Darmaufgasung 100
Darmausguss 50
Darmdrehung 100
Darmeinschiebung 100f.
Darmparasiten, einzellige 40, 49
Darmscheibendrehung 100
Darmschleimhaut, Regeneration 40
Darmverkrampfung 100
Darmverschlingung 100
Darmverschluss 99
Darmverschluss-Zustände 99
Darmverstopfung 36
Dasselbeulen 115, 117
Dauerausscheider 51, 54f., 151
–, Anteil in Rinderpopulation 54
Dauerformen, infektionstüchtige 50, 153
Dauertropfinfusion 43
Diät- oder Ersatztränken 33ff.
–, mögliche Probleme 36
–, Schlussbemerkung 38
–, zu konzentriert angerührt 125
Diät 35
–, Durchfallkalb 49
–, traditionelle Empfehlungen 34
Diätmaßnahmen, negative Auswirkungen 44
–, unzeitgemäße 45
Diättränken 33ff.
Durchfallerkrankungen älterer Kälber 49
Durchfall älterer Kälber 49
–, Antibiotikabehandlung 43
–, Behandlungsmaßnahmen 42
–, blutiger 120
–, Folgen 40
–, Früherkennung 23, 41
–, fütterungsbedingter 49
–, junger Kälber 39
–, mittelschwerer 40
–, Tränkeplan 43
Durchfallkalb, Austrocknung 41
–, Austrocknungsgrad 41
–, Dauertropfinfusion 47
–, Flüssigkeitsbedarf 36
–, unterstützende Pflege 44
Dysmyelogenese, Spinale 137

Eingeweideteile, Verklebung 101
–, Verwachsung 101
Eingusspneumonie 151

Einklemmung des Labmagens im Nabelbruch 93
Einstellungsuntersuchung, tierärztliche 30, 66
Einzelhaltung, Kälber 23
Eisenmangel 120
–, Anämie 121
Ektoparasiten 152
–, Befall 111
Elektrolyttränke 42
–, zu konzentriert angerührt 125
Embryo 152
Emphysem 115
Enddarm, Verschluss 135
Endoparasit 152
Energiebedarf, Kalb 41
Energiemangel 34
Entzündung, bösartige 115
–, Mittelohr 74
Enzootische Bronchopneumonie 62
Epiduralanästhesie 152
Erbkrankheiten, Braunvieh 136
Erkrankungen, angeborene 129
–, Atmungsapparat 62
–, des Labmagens 93
Ersatztränken 33ff.
–, quellende Inhaltsstoffe 36, 100
Erstkolostrum, eingefrorenes 22
–, überschüssiges 46

Fahrbare Boxen 45
Faktoren, infektiöse 39
–, nichtinfektiöse 39f.
Faktorenkrankheit 9, 39f., 152
Feiung, stille 54, 69, 153
Festfutteraufnahme 28
Festliegen 13, 78
–, Kalb 35
–, Ursachen 13
Festliegendes Kalb, Blutübersäuerung 44
Fetus 152
Fieber 10
–, Gründe 10
Flotzmaul, nasses 98
Flüssigkeits-Elektrolyttränken 42
–, Anmerkungen zum Einsatz 37
–, Schlussbemerkung 38
Flüssigkeitsverluste, durchfallbedingt 42
Fötus 152
Fruchtresorption 54
Frühentwöhnung 95
Früherkennung, Durchfall 23

–, Krankheiten 9
–, Rindergrippe 66
Futteraufnahme, gesunder/kranker Kälber 13f.
Fütterung 26

Gasansammlung im Unterhautgewebe 115
Geburt, Allgemeines 19
–, auffällige Atmung 141
Geburtshilfe 20
Geburtsmanagement 138
Gehirnflüssigkeit, Untersuchung 80
Gehirn-Hirnhaut-Entzündung 13, 79f.
Gelbsucht 128
Gelenke, gesunder/kranker Kälber 15
Gelenksentzündung, vielörtliche 78
Gesichtsausdruck, leidender 14
Gesichtsnerv, Lähmung 75
Gesundheitskontrolle 30
–, regelmäßige 9
Gewebswasser 115
Giftstoffe (Toxin) 40
Glatzflechte 112
Gleichgewichtsstörung 75
Gliedmaßenverkrümmung, angeborene 132
Gruppenbildung, Handhabung 26
Gruppenzusammensetzung 26

Haarausfall 85, 109
–, Anal- und Schwanzbereich 109f.
–, Kalb 109
–, ohne anfängliche Veränderungen der Haut 109
Haarkleid, gesunder/kranker Kälber 15
–, schütteres 111
Haarlinge 110f.
Haarlingsbefall 109f.
Hals, Umfangsvermehrung 114
Haltungsbedingungen, optimale 68
Harnabsatz, gesunder/kranker Kälber 17
Harnansammlung in der Bauchhöhle 105f.
– in der Unterhaut 103f.
Harngang, Abszess 77
–, Entzündung 75
Harngrieß 102f.

155

Anhang

Harnödem 103
Harnröhre, Verschluss 101
–, Verschluss durch Kompression 102
Harnröhrenfistel 106
–, Anlegen einer 103
Harnröhrenobstruktion 101
Harnröhrenverschluss 101
–, Heilungsaussichten 101, 103
–, Komplikationen 103
–, Operation 103
–, sägebockartige Körperhaltung 102
Harnsteinbildung 103
Hauben- und Pansenschleimhaut, Entzündung 86
Haut, gesunder/kranker Kälber 15
Hautleukose 117
Hautpilz 112
Herpes-Virus 72
Herzfehler, angeborener 134
Heu 27f.
Heubauch 91
Heudiät 91
Hintergliedmaßen, Steilstellung 118
Hirnödem 124
Hirnrinde, Schwellung 124
Hirnrindennekrose 13, 124
Hirnschwellung 126
Holzbrettchen 133
Hungertod durch Energiemangel 34
Hygiene 45
Hypernatriämie 125

IBR 72
–, Diagnosestellung 72
–, Frühsymptome 73
–, Krankheitserscheinungen 72
Iglu 46
–, Erfahrungen 25
–, Grundsätze 24
–, Haltung 23
–, häufige Fehler 25
Ikterus 152
Immunität 152
–, aktiv erworbene 152
–, passiv erworbene 152
Immunstatus 152
Immuntoleranz, spezifische 56, 152
Impfmaßnahmen, Anmerkungen 31f.
Impfungen 31, 48
Infektionskrankheiten 39ff.
Infektiöse Bovine Rhinotracheitis 72

Infusion 43
Inkubationszeit 152
ISTMEM 81
–, Krankheitsfrüherkennung 81
–, Untersuchung der Gehirnflüssigkeit 81

Juckreiz 111
Jungrind, chronischer Magen-Darm-Wurmbefall 60
Jungtierfenster 57, 152
Jungtierleukose 117f.
–, Beihilfe 118

Kalb mit Durchfall, Dauertropfinfusion 47
– –, Gesamt-Flüssigkeitsbedarf 43
– –, tief liegende Augen 42
– –, unterstützende Pflege 44
– mit Harnödem 104f.
– mit Kokzidiose 50
– mit Rindergrippe, Lunge 65
–, abgemagert infolge unnötiger Diät 33
–, abgemagertes 33, 34
–, Aufstallung 23
–, durchgebrochenes Labmagengeschwür 97f.
–, Energiebedarf 41
–, festliegendes 35
–, Haarausfall 109
–, krankes 14
–, kümmerndes 11
–, Läusebefall 109, 111
–, leidender Gesichtsausdruck 14
–, Milchmangel 48
–, Mittelohrentzündung 74
–, mittelschwerer Durchfall 40
–, Neugeborenen-Durchfall 40
–, persistent virämisches 55
–, Tränkefehler 125
–, trinkschwaches 38, 140
–, unterernährtes 48
–, Wasserversorgung 127
–, Weißmuskelkrankheit 123
Kälber, Einzelhaltung 23
–, Fütterung 24
–, Gruppenhaltung 26
–, kranke 14
–, Merkmale gesunder/kranker 9ff.
–, Pflege 149
–, vorbildliche Aufstallung 24

Kälberabteil 23
Kälberbox 23
Kälberdiphtheroid 81f.
Kälberflechte 112
Kälberhaltung, häufig begangene Fehler 33ff.
Kälberkrankheiten 39
–, Zielsetzungen 9
Kälbertyphus 51
Karpalgelenke, Beugehaltung 133
Kaumuskulatur, Krampf der 142
Kehlgang, nasser 98
Keimstreuung 76
Kindergruppe 26, 99
Kloakenbildung 135
Kochsalzvergiftung 13, 36, 125f.
Kokzidien 49
–, Infektionen, Bedeutung 51
Kokzidiose 49
Kolik 143
–, echte 143
Kolostrum 21
–, eingefrorene 22
–, Ersatzpräparate 22, 46
–, Qualität 22
–, Schutztränkung 22
–, stallspezifische Antikörper 46
Kolostrumversorgung 46, 80
–, Empfehlung 46
–, mangelhafte 79
Konstitution 10
Kontrolle, regelmäßige 26
Körperhaltung 12
–, sägebockartige 12, 100, 131, 142
Körperlymphknoten, Vergrößerung 118
Körpertemperatur 10
Körperverfassung 10
Kot bei einem Kalb mit blutendem Labmagengeschwür 97
Kotabsatz, gesunder/kranker Kälber 16
Kraftfutter 27f.
Krankenbox 20, 26
Krankheiten, Früherkennung 9
Krankheitssymptome, einschätzen 9
Kryptosporidien 39f.
Kuh, trockenstehende 19
Kümmern 12
–, persistent virämischer Rinder 57
–, Ursachen 12
Kupfervergiftung 128
–, chronische 128

Stichwortverzeichnis

Labmagen, Abflussstörung 98
–, blutende Geschwüre 97
–, Einklemmung im Nabelbruch 93, 131
–, Fassungsvermögen 26, 84, 87
–, nichtinfektiöse Erkrankungen 93
Labmagenanschoppung 93, 98
Labmagendrehung 96
Labmagenerkrankung, nichtinfektiöse 93
Labmagenerweiterung 93f.
Labmagengeschwür 93, 96
–, blutendes 97, 120
–, durchgebrochenes 97f.
Labmagenprobleme, Faktoren 93
Labmagenruptur 96
Labmagenüberdehnung 93f.
Labmagenverlagerung, nach links 93ff.
–, nach rechts 93 ff.
–, Operation 96
Labmagenzerreißung 93, 96
Läuse 110f.
Läusebefall 109f.
–, Kalb 111
Leukose, Anzeigepflicht 117
–, enzootische 117
–, staatliche Bekämpfung 117
Leukoseformen, sporadische 117
Luftansammlung unter der Haut 70
Lungenblähung 69, 115
Lungenentzündung 62

Magen-Darm-Würmer, Aufstallungsbehandlung 61
–, Austriebsbehandlung 61
–, Krankheitserscheinungen 61
–, strategische Behandlung 61
Magen-Darm-Wurmkrankheit 60
–, Aufgussverfahren 61
–, Entwurmungsmittel 61
–, Langzeitbehandlung 61
–, regelmäßige Behandlung 61
Magenrinne 38, 83
Magnesium-Mangel 125
Mangelkrankheiten 120ff.
Mastbulle, hochgradige Atemnot 70
–, kümmernder 11
Maul- oder Nasenschlundsonde 90
Maulschleimhaut, Kälberdiphtheroid 82
Maulschleimhautentzündung, ansteckende knötchenförmige 82
MD, Anzeigepflicht 58

–, Beihilfe 57
–, Diagnostik 57
–, Erosionen im Zwischenklauenspalt 56f.
–, klassisches Krankheitsbild 56
–, Kot eines erkrankten Rindes 56
–, Krankheitssymptome 56
–, Schleimhautveränderungen 56
Medikament, appetitanregendes 88
Medikamentenabgabe, Tierärzte 69
Meläna 97, 152
Mensch, Trichophytie 112f.
Milch, Tagesbedarf 26, 43, 94
Milchaustauscher, zu konzentriert angerührt 125
Milchaustauschertränke 26
–, Eisengehalt 149
Milchkälber, Haarausfall 109
Milchkontingentierung 94
Milchmangel 48
Milchmenge, nicht bedarfsdeckende 48
Mineralstoffe 48
Missbildungen 13, 129ff.
–, Darmanlage 135
Mittelohrentzündung 74
–, Krankheitserscheinungen 74
–, Spülungen 75
Mucosal Disease 52, 54, 56
Mundgeruch, stechend-süßlicher 82
Muskelatrophie, Spinale 136
Muskeldystrophie 122
Muskulatur, verhärtete 142
Mutation 129, 153
Muttertierimpfung 19, 48
–, Erfolg 48
–, Vorteile 48

Nabel, gesunder/kranker Kälber 15f.
Nabelabszess 75, 78
–, Kalb 76
–, Vorgehensweise 78
Nabelarterienentzündung 75
Nabelbruch 130
–, eingeklemmter 75, 131
–, Einklemmung des Labmagens 131
–, Erblichkeit 130
–, inkarzerierter 131
–, unkomplizierter 75, 130
Nabelbruchoperation 131
Nabelentzündung 75
–, akute 75

–, Kalb 76
–, Keimstreuung 76
–, mögliche Komplikationen 76
–, Ursachen 75
Nabelerkrankungen 75ff.
–, Behandlung 76
Nabeloperation 77
Nabelvenenentzündung 75
Nabelversorgung 21
Nachzucht, eigene 19
Nase, gesunder/kranker Kälber 14
Nasenbluten 120
Nekrobazillose, Erkrankungen 81
Nekrose 153
Neugeborenen-Durchfall 39f.
–, Ansatzpunkte für Vorbeuge und Behandlung 49
–, Antibiotikabehandlung 43
–, betriebsspezifische Maßnahmen 45
–, Höhe der Flüssigkeitsverluste 41
–, Schlussbemerkung 49
–, Tränkeplan 43
–, Vorbeugemaßnahmen 45
Neugeborenes Kalb, Unterbringung 45
–, Versorgung 21
Nissen 111

Ödem 115
–, entzündliches 115
Ohren, gesunder/kranker Kälber 14
Ohrentzündung 74
Oozysten 50, 153
Operation, Harnröhrenverschluss 103
–, Nabelbruch 131
Organkrankheiten 83ff.

Pansenblähung 88, 114
–, Formen 88
–, schaumbrechende Mittel 92
–, schaumige Durchmischung des Inhaltes 88, 91
–, Vergrößerung der Gasblase 88
Pansenfistel, operativ angelegte 90
Pansennerv, Schädigung 88
Pansenspülung 85
Pansentrinken 83f.
–, erzwungenes 38, 84
–, geheiltes Kalb 87

Anhang

Pansentrinken
–, Heilungsaussichten 86
–, Krankheitserscheinungen 84
–, Maßnahmen zur Vermeidung 88
–, Ursachen 84
–, Vorbeugemaßnahmen 87
Pansentympanie 89
Pansenübersäuerung 86
Parese, Spastische 118
Penishämatom 102
Penisverletzung 103
Peritonitis 107
Persistierende Infektion,
  Diagnostik 57
Pflege der Kälber 149
Phlegmone 115
Platzbedarf, Gruppenhaltung 149
Pneumonie 153
Polyarthritis 78
Pressen auf Kot 50, 102
Punktion durch die Bauchwand 108

Regeneration, Darmschleimhaut 40
Reinigung mit Dampfstrahler 45
Resorption 153
Rezidivierende Tympanie 88
Rind mit IBR 73
Rind, Leukoseformen 117
–, persistent virämisches 56
Rindergrippe 62ff.
–, Bakterien 63
–, Behandlung 65
–, belebte Faktoren 62f.
–, crowding assoziierte Form 63
–, Faktoren 62
–, Faktorenkrankheit 63
–, Formen 63
–, fortgeschrittenes Stadium 64
–, Früherkennung 66
–, Grundprinzipien 66
–, Heilungsaussichten 65
–, Krankheitssymptome 65
–, Managementfehler 67
–, Mykoplasmen 63
–, saisonale Form 63
–, Schlussbemerkung 69
–, Schutzimpfungen 68
–, unbelebte Faktoren 62f.
–, Viren 63
–, Vorbeugemaßnahmen 68
Rota-Viren 39
Rote Ruhr 50
Rückfluss von Tränke aus dem
  Labmagen 84

Ruderbewegungen, anfallsartige 124
Ruhr, Rote 50
Rülpsvorgang, Störung 88

Salmonellen 51
–, Blutvergiftung 52
Salmonellen-Infektion, Folgen 51
Salmonellose 51
–, Ansteckungsgefahr für Menschen 51
–, Anzeigepflicht 51
–, Behandlung 52
–, Durchfall 52
–, Impfung 52
–, Tötungsanordnung 52
Salzleckstein 29, 51, 103
Saug- oder Schluckstörungen,
  angeborene 138
Saugreflex 87, 139
Scheinkolik 143
Scheuern 111
Schiefhaltung des Kopfes 75
Schlafkrankheit der Bullen 63, 81
Schleimhäute, Blass-Gelbfärbung 128
–, entzündliche Veränderungen 15
–, gesunder/kranker Kälber 15
Schleimhauterkrankung 81
Schleimhautfarbe, Ursachen für
  Abweichungen 15
Schleimhautkrankheit 52, 56
Schleimhautveränderungen, MD 56
Schleimpfropf im Enddarm 100
Schluckimpfung 48f.
Schlund, Kompression 88
Schlundrinne 38, 83
Schlundrinnenschluss, Störungen 83
Schraubtrokar, Einsetzen 90
Schutztränkung 22
SDM 137
Sekundärinfektion 153
Selen-Gehalt 122
–, Mangel 122
–, Versorgung 122
Sepsis 79, 153
Septikämie 52, 79, 153
Serologie 153
Serologische Untersuchung 153
Serom 115
Serotyp 153
Sleeper syndrome 81
SMA 136

Spastische Parese 118
– –, Operationsverfahren 119
– –, Veranlagung 118
Spinale Dysmyelogenese 137
– Muskelatrophie 136
Spritzenabszess 116
Spülung des Pansens 85
Spurenelemente 48
Stallklima, Ansprüche 149
Stauungsödem 115
Steilstellung, Hintergliedmaßen 119
Steinfrucht 54
Sterngucker 124
Sternguckerkrankheit 13, 124
Stille Feiung 54, 69, 153
Stomatitis papulosa 82f.
Streckverbände 134
Stress 68
Superinfektion 153

Tagesbedarf an Milch 94
Tankmilchprobe 57, 153
Temperaturkontrolle 31
–, tägliche 66
Tenesmus 153
Tetanie der Milchkälber 13, 125
Tetanus 141
Thymusleukose 117
Tier, persistent virämisches 54
Tierärzte, Medikamentenabgabe 69
Tierschutz-Nutztierhaltungsverord-
  nung 147ff.
Tränkeaufnahme, gesunder/kranker
  Kälber 13f.
Tränkeeimer 26
Tränkefehler, Kalb 125
Tränkemanagement 138
Tränkeplan 42f.
Tränkung 26
Trichophytie 109, 112f.
–, Impfstoffe 114
–, Mensch 112f.
Trinkschwäche 138
–, bestandsweise gehäuft auftretende 138
–, primäre 137
–, sekundäre 137
–, vereinzelt auftretende 137
Trinkschwaches Kalb 140
Trinkwasserversorgung 27, 103
Tympanie, rezidivierende 88

Stichwortverzeichnis

Überstrecken von Kopf und Hals 13
Umfangsvermehrung, Hals 114
Umfangsvermehrungen 114
Unterhaut, gesunder/kranker Kälber 15
–, Schwellungen 114
–, Umfangsvermehrung 114f.
Untersuchung, serologische 153
Untertemperatur 10, 44
Unterzucker 13
Uroperitoneum 105

Venenstauung 114
Vergiftungen 120ff.
Verhalten, gesunder/kranker Kälber 13
Verkrümmung, Vordergliedmaßen 132
Verträntung großer Milchmengen 94
Virämiker 54
–, persistenter 153
Virulenz 153
Virus, nicht zellzerstörendes 56
–, zellzerstörendes 56

Virusausbreitung durch Dauerausscheider 53
Virusdurchfall der Rinder 52
Virus tragendes Kalb 53
Virusträger, lebenslanger 55
Vitamin-B_1-Mangel 124
Vitamine 48
Vitamin-E-Gehalt, Grundfutter 122
Vitamin-E-Mangel 122
Vollmilch, Tagesbedarf 42
Vorbeugemaßnahmen, allgemeine 19
Vordergliedmaßenverkrümmung 132
Vormägen, mangelhafte Entwicklung 88

Wälzen des Kalbes 95
Wärmelampe 10
Wasch- oder Sprühbehandlung 111
Wasser 27
Wassermangel 125
Wasserversorgung 27

Weaver-Syndrom 136
Weißmuskelkrankheit 122f.
Wiederkehrendes Aufblähen 88f.
–, Anmerkungen 91
–, chirurgische Behandlung 90
Wundstarrkrampf 13, 141f.

Zähneknirschen 85
Zerreißen von Lungenbläschen 69
Zuchttiere mit Trichophytie 112
Zukauf von Kälbern, Grundsätze 29
Zukaufkälber, Allgemeines 29
–, Gesundheitszustand 29
Zwangstränkung 88, 140
–, Einmelken der Tränke 38
–, mit Drencher 38
–, mit Sonde oder Drencher 84
–, mit Schlundsonde 38
Zwischentränken 37f., 42
Zyanose 15, 153

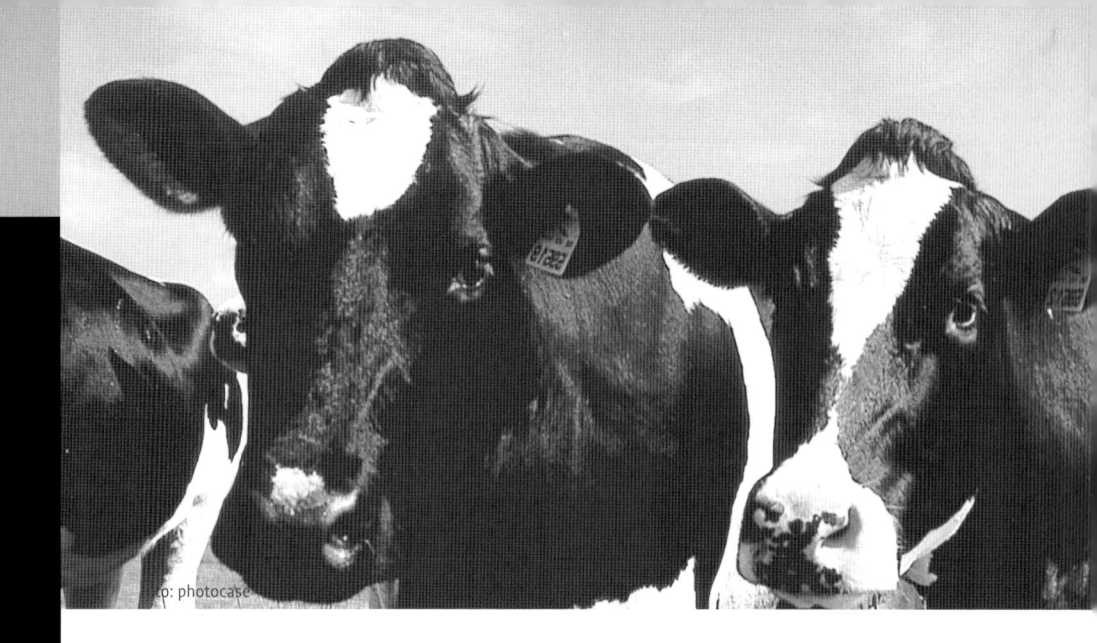

Rinderkrankheiten schnell erkennen!

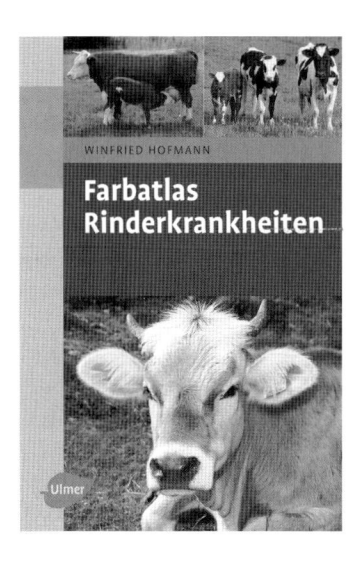

- jede Krankheit mit Symptombildern
- für Vordiagnose und erste Einschätzung

In diesem Farbatlas werden die auffälligsten äußeren krankhaften Veränderungen in den Vordergrund gestellt. Mit vielen Fotos werden leicht erkennbare „Leitsymptome" dargestellt, die das **Erkennen der jeweiligen Krankheiten erleichtern.** Eingeteilt sind diese anhand der betroffenen Körperregionen, sodass auch auf diese Weise systematisch gearbeitet werden kann. Für veterinärmedizinisch ungeübte Tierhalter ist dieses Buch eine große Hilfe zur Groberkennung von Krankheiten, Veterinärmedizinern dient es als Nachschlagewerk.

Farbatlas Rinderkrankheiten.
W. Hofmann. 2007. 256 S., 240 Farbabb., geb. ISBN 978-3-8001-4812-7.

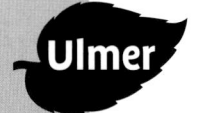

Ulmer Ganz nah dran.